U0934145

· 福建省社科项目“近代福建与东南亚中医药跨域流动研究”（编号 FJ2019B040）阶段性成果

· 教育部人文社科项目“馆藏民国时期中医稿抄本目录编制与研究”（编号 20YJA870002）阶段性成果

·闽台中医药文化丛书

吴瑞甫全集

蔡鸿新　王尊旺　张孙彪　主编

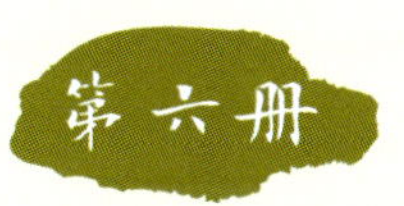

张亮亮　主编

厦门大学出版社
XIAMEN UNIVERSITY PRESS
国家一级出版社
全国百佳图书出版单位

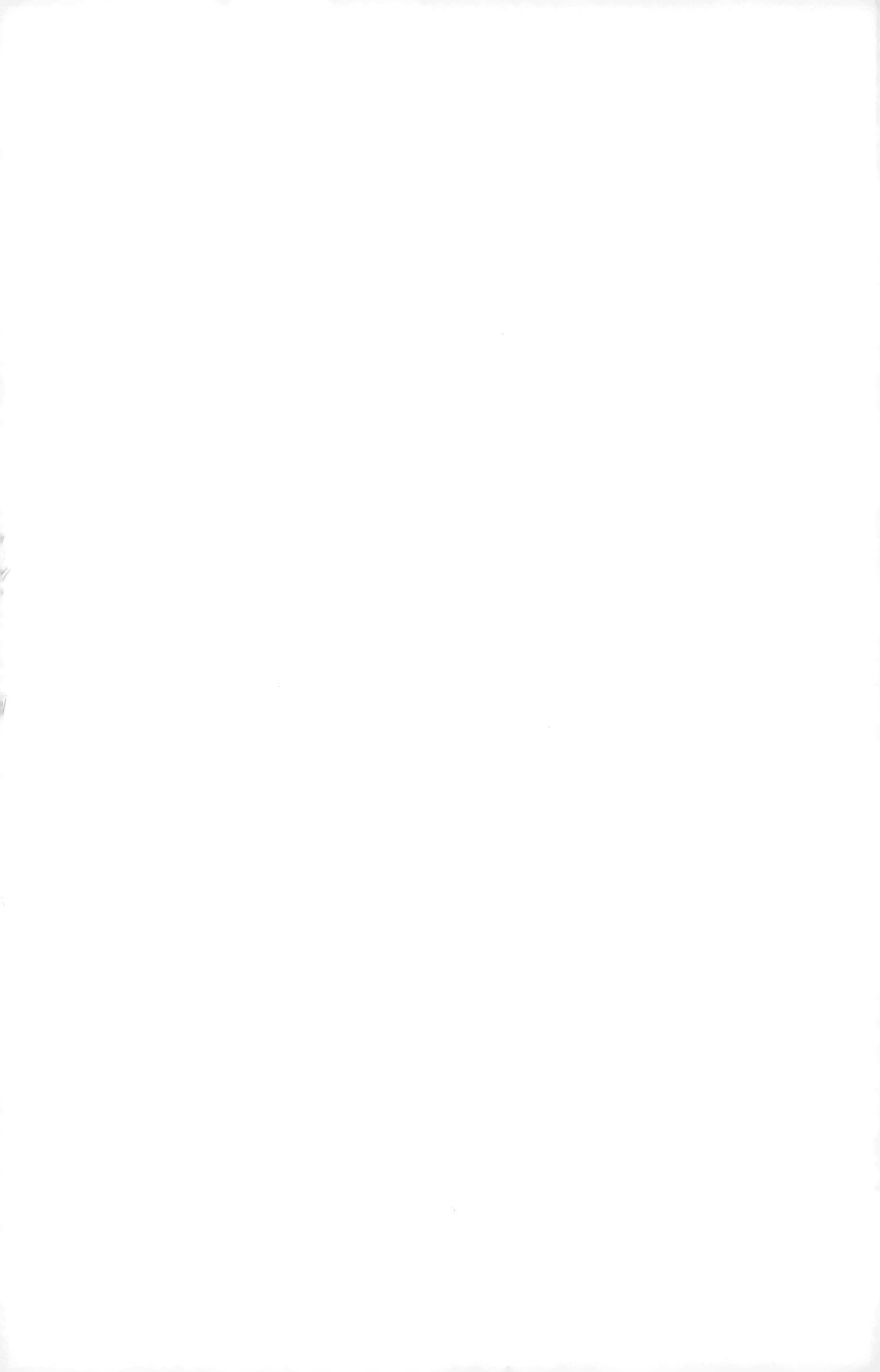

目　录

麻疹专科讲义

伤寒纲要讲义

四时感症讲义

中西药物学讲义

麻疹专科讲义

吴瑞甫　撰述
李其芮　校注

内容提要

《麻疹专科讲义》系吴瑞甫结合自身临床经验，以清代闽北儿科名医邓乐天《保赤指南车》中有关麻疹的论述为蓝本编写的学校教材。全书不分章节，共十三目，主要讨论了麻疹的诊断、用药禁忌、治疗方法等问题，强调要注意分辨麻疹在不同阶段的基本特征和各种变化，提出治疗麻疹“宜清不宜补”的基本原则。本书仅存厦门国医专门学校1934年油印本，全一册。版心题“麻疹讲义”、“麻疹专科讲义”、“麻疹科讲义”等，由此推测整本讲义并非一次性印刷而成，故前后有所不同。本书卷首有吴瑞甫所撰序言，从具体内容分析，该讲义多系摘录自《保赤指南车》《种痘新书》《麻疹活人书》等历代医家的麻科著作。

目　　录

麻疹专科讲义

绪　言

余自十四岁时，先君子以医为世业，嘱璜读岐黄家言，俾世代衣钵相传勿替，谨志之，不敢忘。因麻、痘两科未得要领，遂习业于大田县杨氏，见其察症治法，悉本《种痘新书》。时先君子适阅是书，璜朝夕侍奉，以该书木版多舛，问难考稽，亥豕鲁鱼①，诸多订正。届年余，而诊察痘科大法颇觉明了，独惜此书于麻疹一门多未完备。后得吾闽邓旒先生《麻科》读之，细微精切，一字一珠，若《麻疹活人书》《麻疹集成》等皆不及也。余细读是书，于治麻各法，颇能举其大要。窃谓麻初见点，以出尽为吉，其不吉者，出未尽故也。欲其出尽，非重加发散不可。麻后以火清为吉，其不吉者，火未清故也。欲其火清，非重用寒凉不可。缘麻乃火毒，出麻时有一分未透，即麻后必留一分之火，以发生他症。与其治之于麻后，不若治之于麻前。当其见点时，咳嗽眼赤，流泪喷涕，审知确系麻而非痘，尽可用麻葛大加发散。痘惧发散，麻不惧焉。发散透，则麻必尽透，麻出透，则里自无热，必然理也。又方书每以鼻扇、鼻干、胸高气喘为不治，不知此病若在麻后，用清肺解毒频灌之，亦有愈者。若在见麻时期，切须发散，盖麻发透至手足，方能转危为安，恒有延至七八日始发透者，未可以常法论也。倘用轻剂以治重症，亦鲜能有效。此又本集中所见不到之处，用特揭出，以为治麻症之难治者为先机之导。

吴瑞甫

岁在甲戌十一月书于厦国医专校

---

① 亥豕鲁鱼：指文字在传写或刻印过程中的错误。

麻疹专科讲义

一、论 麻

疹虽胎毒，却因时令不正，男女传染而成。其发也，与痘相类。其变也，比痘非轻。盖毒起于脾，热流于肺，始终之变，惟肾无症。腑脏之伤，肺则尤甚。闭门问途，不如路中寻径；扬汤止沸，不如灶内抽薪。初时发热，亦似伤寒，目出泪而不止，鼻流涕而不干，咳嗽太急，烦燥难安。以火照之，隐隐皮肤之下，以手摸之，磊磊肌肉之间。其形若疥，其色如丹，随出随没，乍隐乍见。根窠若肿兮，麻而兼瘾；皮肤如赤兮，疹而夹斑。似锦而明兮，十有九活。如煤而黑兮，百无一生。

疹毒最重，治法不同。微汗常出，毒势越而不留。清便自调，邪气行而无壅。腠理或郁兮，即当解散。肠胃闭结兮，急与疏通。苟不思终而慎始，恐变吉而为凶。其衄不必忧，邪从衄解。其痢不必止，毒以痢松所喜，身上清凉，可畏喉中肿疼，啜水不休。法在生津养血，饮食欲减，方须救胃和中。出之若迟，发表为贵；出之太速，解毒为宜。毋伐天和，当视岁气。寒风凛凛，毒气郁而不行。火日炎炎，邪气乘而作厉。或施温补，勿助其邪，当用清凉，休伤其胃。制其过，心得其平。驱其邪，勿伤其正。或寒或热，药性之阴阳各殊。为实为虚，人品之强弱有异。其麻既出，调理甚难，坐卧欲暖，饮食宜淡。风寒若受兮，为肿为热；咸酸不禁兮，为咳为喘；秽若触兮，发痒；寒若搏兮，没消；便带脓血兮，肠胃夹热；咳多痰涎兮，华盖伤寒。口烂唇疮，心脾之火未退；毛焦发槁，营卫之液将枯。苟不明于临症，何以称为折肱[①]？

二、又 论

麻痘，淫火之毒，自脏发为痘，自腑发为麻。麻属阳者气，故下出上没而

① 折肱：比喻经过磨炼而经验丰富。

不可浆；痘属阴者血，故宜温补以助脓。二者相去径远，岂可以治痘之方而治麻哉？盖麻毒激烈，一发即蒸于肺。肺主皮毛，故发之初，鼻流清涕，咳嗽喷嚏，音哑咽疼，见症独多。而所以异于伤寒者，只有眼胞略肿，目泪洋汪，面肿腮赤，是以知为麻耳。其初发也，最忌风寒，及食辛热之物、生冷之果。用药必须疏散，使之易出，首尾以滋阴养血为主。若潮热往来，二便不秘，饮食如常，精神清爽，身润泽而有汗，唇下紫而自荣，舌无黄白之苔，口无腥臭之气。此其内毒最轻，知其症之必顺，不须用药费心。若或鼻衄吐血，此毒从血解，呕吐毒攻胃管，泄泻莫作虚看。腹疼痛多属内热，惊谵语，心经火旺。不畏疮之稠密，惟喜色之红活，故麻色明润，虽一片成毡，不怕。若疮来紫黑，虽希疏不密，难治。是以红色者轻，紫色者险，青色者则不治之症。盖血活则清，毒壅则血热，转黑则毒凝血死，又安能活乎？治此之法，如点来焦紫，必以清热为主，尤以凉血为先。人虽甚弱，不可妄投补剂，不过以解毒中用人参略扶元气。麻虽热症，又不可因热症而过用寒凉，以致耗其元神。此治麻之法，宜清不宜补也。

三、免疹丹

生下小儿至三朝，或五朝，脐带脱落，取致新瓦上，用炭火四围，烧至将尽为度。将脐取起，放地上，以瓦盏盖之，令其存性。研为细末，预将明透朱砂，亦研极细，用水飞过，再用戥秤之。假如脐带五分，则入朱砂二分五厘，减半而已。用生地黄、当归身煎浓汁一二蚬壳，调和前二味，抹儿上腭及乳母乳上，令儿吮之，自辰至晚，药已吮尽。次日，大便遗下污秽浊垢之物，则终身永无痛疹，兼除百病。此方最灵，大有奇验。

四、麻科忌药

凡出麻比于出痘似轻，然疹家禁忌，比痘尤甚。误食鱼肉，必定重出；误食酸咸，则劳嗽不止；误食五辛，则惊热不除。胃感风寒，则生麻风恶疮，终身受害，极宜慎之。

一麻前后，忌诸肉、鱼、酒、鸡、鸭之类，恐惹终身咳嗽，只宜用老鸡精，慢火煮烂，淡食可也。

一麻忌服升麻、人参、半夏、白术等剂，此理固然，但不可执。如小儿有病之后，元气不足，阴血虚损，更或泄泻无度，脾土有伤，白术亦宜少用。此参苏饮内用人参，略详其意，只临用时，贵乎细审其当耳。

五、经验麻症治法

麻出自六腑，发热之初，增寒壮热，鼻流清涕，身体疼痛，呕吐泄泻，症候果的，宜参苏饮去人参，苏葛汤去砂仁、陈皮。若腹痛，宜用厚被盖之得汗，自头至足方散。渐减衣被，则皮肤疏通，腠理开豁，而麻易出。即不出，亦不可再汗，恐致亡阳之变。宜常以葱白汤服之，其麻自出，且服此又无发搐之患。或麻出不快，内服解毒之剂。汗出不彻者，外以芫荽、葱糟之类，绢包蒸热，自头面至周身四肢，逐一摸擦，勿令见风。衣被温厚，自然出快，妙不可言。凡麻初出，多见于耳后、项上、腰眼及四肢为齐。与痘同，独麻要头面愈多为佳。

六、麻科首尾分治

一麻发热之初，既经表解，切忌风寒，生冷瓜果。如不戒，则皮肤闭塞，毒不能泄，遂变紫黑而死。倘遇此症，须服消毒饮散。或渴欲饮水，略服葱白汤少许，使出微汗，皮肤湿润可也。最忌香鲜甘甜香料之物，恐惹疳虫上行。

一麻泄泻，须分新久，寒热，伤食伤冷。若新泻者，用四苓散加木香、木通；寒泄者，十难救一；或伤食伤冷作寒泄，四肢冷，不得已用理中汤止之。久泻者，宜六君汤加肉果之类，或豆蔻丸，或五倍子烧灰，米饮调下涩之。如再不止，用醒脾散一服，神效。

七、麻初发热诸方

升麻葛根汤　治麻初热。

升麻少许，葛根、甘草，加苏叶、葱白、灯心。咳嗽，加贝母，去升麻。急喘，换藿梗，加陈皮。头痛，加川芎。腹痛，加姜汁。水煎热服，被盖出汗，汗后鲜红润活，再服即见。

参苏饮　治麻壮热、痰咳、身痛。

陈皮、茯苓、桔梗、紫苏、干葛、前胡、甘草、山楂，去人参、半夏。

苏葛汤　治初发热，症候未分，通用。

苏叶、葛根、白芷、木通、元参、黄连、连翘、柴胡、防风、黄芩、甘草，各等分。葱三根为引，水煎服。冬月无汗，加麻黄。热甚，加牛蒡。

消毒散　治麻已出，或即出即没，作胀喘急。

牛蒡、僵蚕、贝母、防风、紫荆花、蟾酥、地龙，共为末。每服一钱，竹叶□煎汤，调下。

芫荽糟，治麻出不快。取芫荽切细片，加葱白，入酒糟，共捣成饼，蒸熟，用绢袋包，遍身摸擦，即红活出现，最验。

一麻症作喘，鼻干燥者，宜白虎汤。若麻后胃虚弱者，切忌白虎汤，宜以清肺散治之。

璜按：此症仍用后三拗汤为合，专用白虎，须防冰毒，以加麻黄为效。

白虎汤　知母、石膏、甘草。

清肺饮　麦冬、花苓、防风、牛蒡、桑皮、地皮、知母、甘草，水煎服。

一麻出作喘急，宜用三拗汤。既出，三日后作喘急，宜清肺饮治之。

三拗汤　麻黄、杏红、甘草，加石膏治麻初出作喘，不快。

又方治麻没后，咳嗽作喘。

麻黄、杏仁、北味、枳实、杭冬。咳嗽，加苏子、玄参、白芥子。

一麻初出，必要咳嗽，则腠理疏通。鼻血，则热毒随解，泄泻则上下热毒得通，呕吐俱无妨。

一麻本出自肺、胃二经，故二经热毒，只宜以解毒为主。六一散与至宝丹，二者乃麻科之礼门义路也。若夫失血诸症，四物汤加黄芩、黄连，大有奇功。如麻既出之后，再有咳嗽、泄泻、鼻血、呕吐者，前方不可过服，急宜消毒饮最妙。

六一散，即益元散。

飞过滑石六两，甘草一两，共研细末。

四物汤　当归、白芍、川芎、生地，加黄芩、黄连。

一麻欲出不出，隐隐不见者，危症也。急用消毒散，加麻黄、山甲服之。麻出则无后患，如不出再服，总以开表解毒为要。

消毒散　方见前，加麻黄炒、山甲炒。

一麻既出，而即没者，乃外感风寒，麻毒内攻。若不早治，烂胃而死，可用清毒饮热服。如三日麻退后，或有风寒之症，更可用消毒散。

消毒饮，治麻毒内攻。

牛蒡、黄芩、防风、连翘、玄参、桑皮、红花子、甘草。

一麻既出，已过三日，不能没者，乃内有实热，宜四物汤进之。如口鼻出血，总属心热，加犀角解之。

四物汤

方见前，加通天犀角。

一麻浑身壮热，口渴烦躁，渐至羸瘦。此热积心肺，宜四物汤，加甘草、五味、知母、石膏、麦冬，水煎服。

一孕妇出麻，无论强弱，当以四物汤，倍加条芩、艾叶，安胎清热为主。如胎气上冲，急用苎根、艾叶煎汤，磨生槟榔服之。更以四物汤大剂进之，立捷。

一麻正出，但得其色淡红润泽，虽不进饮食，亦不为害。盖因热毒未解，内蕴实热，故不欲饮食明矣。若麻退之后不食，当进四物汤，加六曲、麦芽、山楂、砂仁，三剂自然饮食如常。或有胃气弱者，生地少减。

八、论麻轻重辨症

时热时退，无他症者，轻。头面不出者，重。出透三日而后渐收者，轻。红活润泽，头面匀净而多者，轻。赤紫惨点，干焦不润者，重。移热大肠变痢者，重。黑点干枯，一出即没者，死。鼻青粪黑者，死。鼻扇口张，目无神光者，死。胸高气喘，心前扇动者，死。咽喉肿痛不食者，重。冒风早没者，重。

一麻发热，眼白赤色，声哑喉肿，心烦口渴，腰腹疼痛，口臭出血，人事不清，大小便秘，狂乱不安，舌苔黄黑，口气腥臭，此名闭症。毒滞于中而不得出，将作内攻，急以清毒解表汤主之。若疹出可救，不出死。

清毒解表汤治毒闭麻不出

黄芩、升麻、荆芥、麻黄、连翘、知母、石膏、甘草、牛蒡、黄连、麦冬、防风、桔梗、蝉蜕，加无价散。

无价散　取无病小儿粪，阴干，以罐盛贮，盐泥封口外，以炭煨煅。取出存性，研末，入冰片小许。

一麻出或挟斑疹，以四物汤加犀角、红花治之。

九、联杏论麻心法

麻初发，或三四五日而出，或六七八九日而出，间有半月而出者，其症作渴作泻、咳嗽、喷嚏、烦躁、眼胞浮肿，皆麻症也。初时不见麻路，不可遽表，宜略清解，用甘桔汤、利咽散主之。如见麻路，葛根汤加桔梗、防风、葱白。

如不出，加麻黄，开提腠理，自然即出。既出之后，可用防风败毒散主之。不可无表，恐防内伏。麻大者如珠如豆，粒小者如粟如黍，此等皆吉兆也。

甘桔汤治麻声哑咽痛

甘草、桔梗，各等分，水煎服。

利咽汤治麻失声音

牛蒡、防风、玄参。

防风败毒散

防风、荆芥、生地、炒芩、川连、桔梗、玄参、甘草、连翘、升麻、牛蒡、炒柏、淡竹叶，各等分，水煎服。

加减葛根汤

干葛、黄芩、连翘、生地、赤芍、防风、荆芥、柴胡、木通、桔梗、甘草，葱白三根，生姜一片，水煎服。冬月加麻黄。

凡麻至热五日见形，宜用葛根汤加减，以后不可用升麻。

凡麻出如云一片者，此毒发出，宜清凉解毒降火主之。

凡麻出嗽咳不止，身热作渴，燥闷不食，脉洪，宜黄连解毒汤，加生地、地骨皮。

黄连解毒汤

黄连、黄芩、黄柏、栀子，加生地、地骨皮，各等分，水煎服。

凡麻发热见形，鼻衄者，乃心火上熏烦闷。其症无事，宜麻葛根汤，加生地、炒栀仁、薄荷叶，以散心火郁热，减去升麻。

升麻葛根汤

葛根、白芍、甘草，加生地、山栀仁、薄荷，各等分，水煎服。

凡麻初热烦躁，或隐而不出者，宜升麻葛根汤，调辰砂益元散，或荆防败毒散亦效。

凡麻出白色者，此血虚也，宜四物汤合升麻葛根汤主之。

凡麻出如粟收根急，心内热，嗽咳不食，或痰中带血，或气喘，或烦躁，或舌有黄苔、青苔，唇焦，宜用凉膈散。

凉膈散治麻诸般积热

连翘、栀仁、大黄、甘草、朴硝、黄芩、竹叶、薄荷，加灯心草，各等分，水煎服。

凡麻一片红，不高起，不显亮，与肌肉平平者，此症必宜发表。表后仍不起者，不治。

凡麻出气喘，嗽咳不止者，用葶苈散，清金降火。大便闭者加[①]炒牵牛，溏者不敢用。

凡麻症面青、唇红紫、烦闷、大便闭塞，未出之初，宜大承气汤下之，使毒大便经出，后用升麻葛根汤发出自安。

凡麻出，小便赤涩或淋，用五苓散，去肉桂，加葶苈、射干、灯心同煎，调益元散。

五苓散　猪苓、宅舍、茯苓、赤苓、苍术、葶苈子、射干、灯心，水煎，调益元散。

凡麻出透，迟延不收者，乃表实也。用石膏化斑汤，加人参。

化斑汤　石膏、知母、牛蒡、连翘、升麻、地骨皮、淡竹叶、甘草、人参。

凡麻出后，其皮肤或青或紫者，俱不妨。

凡麻上身热，下身凉，此乃膈热下凉，无患。

凡麻始终腹痛，皆毒所蕴。先期腹痛，宜发散。没后腹痛，宜山楂一味，煎水服。

十、麻科八十一款治法

（一）避风寒

风寒始终宜避，然后一身得吉。倘不防避于未出之先，则皮干燥，腠理闭塞，麻欲出不能。既出之后，亦宜谨慎，苟或有失，出必复没，积毒于内，变症无穷。当没之后，更不可失，恐余毒未清，轻转变重。必欲二七后，热退身凉，更无痰涎咳嗽，方弗忌也。戒之慎之！

（二）忌诸荤腥

荤腥油腻，麻症最忌，始终宜禁。必待二七之后，热退身凉，痰嗽俱却，方可免忌。若夫乳母，亦宜谨戒，盖麻之为病，与伤寒无异，荤腻不禁，祸生不测。

（三）忌酸辣热物

酸辣热物，患麻小儿每多酷好。盖麻属火，火蕴于内，必思得欲，则必痰

① 加：原作“如”，据文意改。

火暂快，为父母者切宜禁止，庶无后患。或怀溺爱之心，见其贪饮，辄以胡椒、茱萸做汤，或用醇酒、葱蒜、滚水之类，以顺其欲。暂时无事，久则痰火益盛，致麻色紫黑，或二便闭结，或血痢肠头露出，或烂牙疳、唇舌破，或喉中痰鸣齁船、五窍出血，或大热不止，致胃火益甚，饮食即吐，不能下咽。凡此均为辛辣热汤所致，患麻者固当自戒，即乳母亦忌。倘不守戒，症变无穷。

（四）忌生冷

麻之发热，必然口渴，喜饮冷水，但此最忌。盖初作热，其麻未见，斯时正欲透表，饮食最宜温暖。如食生冷，则毛孔闭塞，毒焉得出？即透表之后，亦忌生冷，如柿子、西瓜、梨、橘、菱藕之类，或略可用。至于甘蔗、李子，切忌之。

（五）干　渴

小儿唇红如丹，发渴，二便涩结，此热症也。治宜清凉之剂。若夫二便利，唇淡而渴，此先服凉药过多，致伤中气，宜用温中益气汤。若腹胀不食作渴者，则为败症，不治。

（六）热有远近而出

麻疹发热，不比于痘。痘之热，不过三五日即出。若麻之热，近有三、四、五、六日，远则七、八、九、十日，或经月、经年者有之。又有乍寒乍热，至于壮热经日不退者，亦有之。初热之间，必见外症，宜详察之，慎毋恍惚！

（七）壮　热

壮热，谓发大热而经日不退者。且如初热时，即发壮热，直至出时而不减，其麻必重。若初发微热，至出时即止，此吉兆也。间有麻出透，而壮热不退者，宜急服凉解疏利之剂。其麻没后，有壮热不退者，总宜凉解为上。

（八）乍　热

乍热多端，有热数日而止，过数日而复热者。或有一日之间，辰热午退，午热而暮止者，皆为乍热。总而言之，均为熟毒未透故也，宜用疏解之剂。间亦有因大病之后，中气虚甚，亦有如此。知医者，临症最宜斟酌。其麻没后，与未没犯者，皆为毒未出尽，急用凉解分利。

（九）微　热

微热者，言热轻而弗壮也。但在初时则吉，若正出时则凶。盖热不甚，则毒不透，麻不出。故当出之时，则宜壮热，吉。若见微热，宜用疏托之剂。若麻没之后，微热渐减者，毒轻而尽也，不须服药。

（十）不　热

不热者，谓身温凉而无热也。初时略安，主麻疏少。若正出时不热者，此为逆候，急须疏托。若麻已出，反没后不热者，其毒已尽，安逸无虞，不必再药。

（十一）潮　热

潮热者，朝夕由然，麻之初出，必先如此，则吉。若出尽，并没后见潮热者，多因气虚血弱，治宜退阳滋阴。

（十二）复　热

复热者，谓热已退而复再热。此必麻没，热退身凉已过三、五、七日，仍复作热。此系余毒复还，治宜清凉和解为妙也。

（十三）咳　嗽

干咳连声，此本肺家火旺。正麻之为病，但先时最喜多咳。夫麻得咳，则毛孔开通而出易透。若至出齐及没后，又以无咳为佳。倘遇此症，宜以清肺、消痰、降火为主。

（十四）少　咳

麻之为病，初时欲多咳为吉。倘咳少，当发散方中多加半夏以动咳，则麻易出。夫麻科本忌半夏，若不咳，又宜倍之。

（十五）出后咳嗽

麻之初热，二三日不咳者，至四五日有不咳者，及正出之时，反咳干嗽连声，俱难出透。必于方中倍加半夏，以动痰嗽，则毛窍得开，腠理通畅，自无难出之患。

(十六)微　汗

麻初出与未没之际,但宜身润微汗,则皮肤通畅,腠理开豁,而麻毒易透。但既有微汗,不宜过用升发之剂,否则祸生不测。

(十七)大汗过多

汗多有二:有因火热而发汗过多者,有因用升麻升发之剂而发汗过多者,二者因宜慎之,恐汗过多,致有亡阳之变。轻则症难脱体,重则多有不救。如遇隐黯不现者,权以大升发之剂,取其大汗,使毒后汗解。

(十八)无　汗

无汗者,多因外感风寒太重,致皮胃干燥,毛窍不开,而麻难出。多成内攻之症,且致腹胀疼痛,或发喘促。夏秋之时,略微升发,春冬严寒,重为发散,使浑身常得微汗为妙。又有一症,因热太极,郁而无汗,亦致皮胃干燥而不润活,多致难出。此等症候,在外必现唇舌破裂,二便涩结,昏沉壮热,或腹内胀痛,发喘、齁鮯、痰鸣等症。不分迟早,急用寒凉、降火、清肺之剂,佐以升发可也。否则,恐成败症。然自始至终,必以得汗为主。若终无汗,麻虽没后,必留余毒,重用寒凉可也。

(十九)不透表

麻不透表。有因风寒致皮肤干燥,毛窍耸然,当以疏托为主。有因火毒内作,热极不能透者,此等根脚头粒,混成一块而色红紫,急以清为安,佐以升发可也。若因中气亏虚,不能透表者,此候皮肤必燥,唇口淡白,二便如常,不宜过用寒凉,只可分利而已。假设虚热外炽,唇口虽红,其色亦淡。此等证候,欲透不能,宜内消为要。

但症既分,其形状亦宜明辨。不透者,谓浑身麻点隐于皮肤之间,欲出不能。古云:"隐隐之疹,此候多凶。"又有荨症,胸腹腰背温暖,只一二处见颗粒深红紫色,头面之间,渐见暂无。如此隐暗症候,不比前例,宜行凉药,其后必多迟延时日,谨慎可保。

(二十)出半身

麻发于阳,必以出透为吉。苟或上身出透,自头至肩至胸至脐,颗粒多密,虽然红活光润、饮食如常、精神爽利,内必有伏,变幻莫测,凶可立待。倘或下身出，上身无，其害更速。医者急须解毒清利为主，使其出透为吉。又有一种上身出透，自头至脐下颗粒稀少，肥润光泽，常有微汗，饮食如常，神清气爽，麻色淡红。此为毒轻，又当别论。不必过表，略用疏利之剂，便效。

（二十一）透　表

麻症透表，自无后患。何为尽透？其颗粒尖大，离肉收根是也。又有一种颗粒细小，离肉收根者，二症俱为出透。间有遍润红肿，大块之上，起有小粒。又有大块之上，离地结成小块，如疯毒红肿模样，粒平不尖。如此二候，虽然透表，其中必有留毒，后必多症，最宜临症施方。

（二十二）鼻干无涕

鼻干无涕，谓肺腑热极，闭塞不通也。此症殊重，但后或暂有暂无，虽重可救。又有先无涕，其后热退鼻通而有者，有因外感热气，鼻塞、干燥无涕者。以上数症，皆要通利肺气，则症虽凶而可治。若真鼻干无涕者，鼻内无物而枯燥也，此候无救。临症详察，切勿囫囵。

（二十三）鼻多涕

鼻通多涕，肺气顺也。麻得脏腑平和而鼻无阻塞，此吉候也。自始至终，总以涕多为易治。夫所谓涕多者，涕浓如常，非谓涕至此而宜多也。

（二十四）喷　嚏

喷嚏者，肺气通，毒得解而无滞也。初热未出之时，若得此症，必因外感而后得通。其候纵凶，无虑。

（二十五）阳部希密

麻乃腑候，肺胃主之，多属于火。先动阳气，故麻之出，阳部宜多，阴部宜少。谁为阳部？头乃众阳之宗，面乃诸阳之位，背亦属于阳，四肢外向皆为阳类。阳部多而透表者，吉，反是勿宜。

（二十六）阴部希密

麻先阳腑，后入阴经，故阴部宜希少不宜密。谁是阴部？胸腹属阴，腰为阴,四肢内向皆阴,举凡在中概[1]为阴。若阴部希而阳部密,或阳部透表而阴部即不能尽透,皆为吉兆。有二部俱希者,此候毒轻,不药自治。

(二十七)紫　点

麻变紫色,内热极矣。若得莹活润泽,粒头光耸者,可治,方须清凉解毒,佐以消痰定喘。若夫色紫带赤,枯燥不润,定无生理。间有一种见炉则红活,不暖则枯焦,此为风寒所闭,治宜凉解兼发散之剂。其细思之。

(二十八)鲜　红

鲜红者,其内多热,须有光活润色,颗粒离肉,皮肤莹泽,其症则轻。若颗粒平坦不起,色无莹活,其症殊重,宜急以清肺泻火之剂。

(二十九)淡　红

麻色淡红,正所宜也。盖以肺胃之毒本轻,其色固得正位。再得粒头高耸离肉,最为上吉。若粒低平而色焦躁,又因风寒外折,宜用疏解之剂。间有一种,其初发出,粒顶不起,色带淡红,唇口俱赤,二便秘结,此乃毒火内郁,大热症也。急投清凉之剂,佐以疏托。否则,越数日转变紫黑,虽神剂,又何益哉?

(三十)粒顶带焦

麻色透表而顶粒焦者,色虽淡红,皆为热极。知医者,宜熟察之。有一种形小如疥,与麻相若,间亦焦顶,别为他症。仔细详看,若果为麻顶头焦硬急,宜清肺凉胃,分利小便。如大便秘者,宜进清解之剂,更佐以凉血之药滋而润之。倘便不通,方用承气汤进之。宜早治,不可迟缓,否则袖手待毙。

(三十一)粒红肤白

粒红,谓麻粒高耸润泽而色淡红,肤白,因肺胃毒轻而肌放白,真为上吉,不借汤丸。有因毒从血化,又有毒从汗解所致,毒轻皆若此候,医症两安。

---

① 概:原作"慨"。

(三十二)色如肤白

麻初出色白如肤,但见粒头高耸,此表虚所致,宜用温暖之剂。但无感风寒,则过一二日,色自转回红活,古云“白疹温暖而后灭者”此也。又有一种,正出之时而冒风寒,亦白如肤,第其间必见毛窍耸然。此症必用疏散之剂,解毒、却风、散寒,方得红活。倘若失治,致毒未尽,变症多端。

(三十三)如云大片

麻出如云大片,其形微起,但此症亦有数端,有大片红肿而微离肉者,有红肿大片之间,见有小粒现于片内。以上二者,皆因火毒热甚,固当分辨其内外,用大寒凉之剂,或分利之,慎毋延迟,以致难挽。

(三十四)似发斑盾

发斑之症,乃血有余而气不足。夫麻乃火与血分相为煎熬,是阳旺而血虚也。何以辨之?初发热时,见于皮肤,却有似于斑者,此实非斑。盖因风寒外感在表而成瘾疹,治宜疏散之剂,内加清解,其瘾自退。慎勿误认作斑,而用紫草、红花、石膏等药,以致大便水泄不止,元气下降,陷邪不能起发。吁嗟!其症危矣。

(三十五)呕　吐

呕吐者,胃脏火毒不发,致伤胃气,治宜清热解毒,少加疏散可也。没后犯此症者,是余留于胃脘,宜用清胃凉膈之药,佐以分利之剂,兼用苓、术、藿香之味,以渐止之。若呕吐已除,三味亦宜却去,不可过用,恐致燥害。

(三十六)水　泻

水泻者,其色必黄而有沫,小便赤涩,口渴唇燥,皆因肺胃热甚。初热未出之时见之,此火毒所致。正出之时见之,此毒气得出。但二症俱不宜久,久则脾土有亏,麻毒难以透发,必致毒留为害。没后,恐成痢症而便紫血。方没并没后,得此症者,亦系留毒从泄而出,但不宜过多。若久不止,多成肿胀、便血、痢疾等症。又有自初至没,水泄不止者,宜清凉利水之剂,佐以升提。

(三十七)粪　溏

麻症粪溏,理所宜然,盖肺胃之火作,多致粪溏,毋得以常病为律。盖麻本火候,倘使便闭,则火毒内作,疹出必险,是宜溏为正候。初出及既出见之,其疹纵有险,可拯。正没并没后,见溏泄如黄褐,虽有变[1]症,必稳无虞。

(三十八)吐　虫

麻候吐蛔,多见于疹没并没后之际,盖因胃火上薰,以致火迫胃脘,饮食欲减,则虫无所养,寻上而出。多则七八条,少则一二条,此却不妨,再不可吐多,致有后患。然初热及见麻而吐者,此必胃败无救。若期将出及正出之时而吐蛔者,此候胃中有热、膈上有痰,蛔不能安,故上行也。蛔虫因无食而上者,能食则止,惟胃气虚败者,不治。若至疹没后热退能食,总宜调脾养胃,庶无他变。

(三十九)下　虫

下蛔多见于没后,盖因上膈壮热,水谷难入,蛔不安于上,是以下降,从广肠而出焉。此虽顺症,待热退后,不药自愈。

(四十)身　冷

痘疹一端,治分两经。若痘家头温足冷,忌为逆症,然疹又当别论。盖麻本自上焦主之,初时发热,始从头,次及足,故上热下冷无妨。再热及至足心,方为透表,麻得出齐也。出透遍身四肢,宜温暖为佳。一冷则逆,凡麻没后,亦宜通身温暖如常。若夫寒冷及壮热,均为勿宜也。

(四十一)难　没

麻出三日,应该收没,间有五七日磊磊不没者,为难没也,多属于热,必然肌肤热盛,手不可近。治宜解肌凉血之剂,佐以利水之需。若夫皮肤无点,但见其粒如云、平坦不高,此为易没而且未尽也,宜略用解肌之味。如有内热,只宜清凉。盖内热不除,必能没尽。若点带白燥之色,隐于皮间,似没非没,此必风寒所紊而不没耳。非难没也,宜用疏托,佐以寒凉为妙。

---

① 变:原作“辨”。

(四十二)易 没

麻之易没,必须出时顶尖高耸、红活润泽。此本毒轻,而表易透,肺无加咳,依期而没。又有一种火毒,虽甚重,施清解,肺胃火毒尽退,亦依期而没也。然疹没,必期三日为贵。或一二日忽然尽没者,而皮无疮痕形影,治者宜细详之。

(四十三)没 早

没早有三:一因正出末透,而冒风寒以致早没者;一因误食油腻,以致肺脏不通、毛孔闭塞而早没者。二症均宜疏托,惟食油腻者,佐以山楂、神曲、麦芽也。一因大病之余、久疾之后而发麻者,中气虚损,疹毒不能发越而没早者;一因初热泄泻,愈久,亦致中虚,方出未尽而即没者。二者亦宜疏托之剂。倘或毒滞,终难发尽,便须微而泄毒可也。急勿迟延,以致肺胃败坏,悔无及矣。且没早之候症,亦有三。未经三日,或一日二日,或半日而没尽,肌肤暖处绝无形影,此须没尽,未为全吉。其毒留闭于内,而未尽出,急宜消毒救之,庶可转凶为吉。

(四十四)沉 睡

沉睡者,谓昏睡不醒。盖麻本属火,以静安神,沉睡为妙,但此亦贵乎有时。若初发热及正出时,沉睡不吉,此是火郁于内,必有后变,若不早治,则见壮热、狂燥等症。及正没并没后之际,而沉睡者,火毒尽消,志宁神安则吉。夫麻疹初发出,宜发热、烦躁,没后瞌睡肃静,能食不渴,神精自如,是则为顺,反则为逆。间有一等昏沉久睡,唤醒不知人事,掐不知痛,又有昏睡不醒,二症俱难疗治,不必费心。如此"沉睡"二字,最宜临症审察。

(四十五)眼 闭

经曰:"闭目兮无魂。"盖众病见眼闭者,多注不吉。然麻疹正没及没后而闭者,此脾经火盛,故致两目终日闭之,却又非睡,唤则即应。宜除上焦之热,兼以清利之剂,火退而目自开也。

(四十六)口 疮

口疮者,脾有积热也。麻症多见于正没及没后,总因余毒未尽,留热于胃,大便燥结,小便赤涩。治宜清利心脾之火,兼滑大肠。若得二便通利,火则下降，其毒自消。再以清金散吹之，其散抹在母乳上，令儿吮之。若乳母有热，其药母子俱饮，更效。

（四十七）牙　疳

经曰龈宣息露，必是牙疳，此足阳明留火上冲，非若口疮，满口唇舌，黄赤白烂，而龈则不烂。此候常血出口臭，牙床腐烂。其毒最重，急宜清解养血，佐以润大肠之需，外以神金散涂之。迟则不治。

（四十八）唇舌破裂

唇舌破裂，乃心脾火盛，上蒸于口。色有红黑之辨，治当首尾之分。若初热时，其色红赤，此火稍轻，斯时毒尚未出。若得火轻血活，内能托出，口能嚼物，斯为可治。药用寒凉，加以疏托。若紫黑枯燥而血不活者，难救。或毒已出，当正没及没后而唇舌破裂，此候心脾二经已绝，必无生理。

（四十九）舌　苔

舌者，心之苗也。麻本属火，统归于心，舌固有苔，其色三样：有黄，有白，有黑。但白苔微热，黄苔热甚，俱为可救。黑苔者，火水未济，心已枯竭，枉费心机。此候无分首尾，总以清热疏利为要。

（五十）唇　燥

唇燥，主脾热，而其热有三：唇白而燥，其热尚微；唇红赤而燥，其热壮甚；唇紫黑而燥者，其热极，津液枯竭。急以大凉清利之剂，按症治之。

（五十一）衄　血

鼻之衄血，乃内热狂甚，邪火沸腾，血从肺胃上溢于鼻，名曰衄血。夫麻本于肺胃，未出之先，得此候者，则毒得解，非错经妄行可比。但不可久，倘出齐并没后，仍有此者，当以清泻肺火，佐以凉血之味。盖血止，则衄自退也。

（五十二）鼻　扇

鼻扇者，肺将绝也，兼得喘急痰鸣，神丹何济？却或咽清无喘，精神如常，声音嘹亮，十可救一，进以润肺消痰为上。

(五十三)齁　䶎

麻出肺胃,若咽喉中齁䶎而鸣。此本痰火,因毒火内结之极,不能发越。若见之于未出、已出之先,治以消痰、清肺、降火为主,十救一二。若见于正没及没后者,为毒火传里,多难解释。此症宜防之于前,莫待临时惊心怯胆。

(五十四)咽　哑

麻本属火,肺胃之传,音哑正所宜也。夫治麻不比于治痘,咽哑者多吉,无凶。治法宜清肺、降火、消痰。

(五十五)腹　痛

麻毒内攻,闭而不出,腹中作痛。若见于初热正出之时,治以疏托之剂,发出其毒而痛自止。若见于正没之时,此外所感,若未尽没者,宜疏托,佐以清解,使毒复出,其痛自除。如全没而无形影者,治宜清凉解毒,佐以却风之味少许,使毒内消,其痛如失。

(五十六)发　喘

喘之为病,痰火所致,气迫于喉,胸胁饱胀,坐卧不安。治法宜分虚实,强则易治,弱则难调。若大便溏泄,小便清利,唇白肌羸,身不壮热,皆为虚症。定喘方中,不过枳实、半夏、苏子、甘草、桔梗、陈皮、茯苓之类,多难取效。若夫大便坚结,小便短赤,治宜桔梗、甘草、陈皮、苏子、瓜蒌、枳壳、杏仁、桑皮、芩、连,天、麦二冬之类,多易见效。此症宜于大便时详之。

(五十七)咬　牙

麻家咬牙不比于痘,须分寒热。麻之咬牙多属于热,谓此为陷于阴也,故致发渴、手足俱热,喜饮冷水。治宜滋阴降火,其病自愈。若过喜热汤,手足稍冷,此候难治。若误服椒姜辛甜之物,袖手待毙,多致下血、喉痛、痰鸣而死。

(五十八)口　臭

凡口臭不堪闻者,其症因肺胃败烂也,不治。若原有此症者,又当别论,宜清肺降火为急。

（五十九）吐　沫

吐沫者，吐多清涕而有白沫也，亦系胃火旺盛。治宜降火为主。

（六十）吐　痰

吐痰有二：有吐白涎而带泡者，有吐浓痰而成块者。此皆肺胃之火而作也，俱宜清肺、化痰、降火为急。但化痰不可用半夏、南星诸般燥剂，宜用天花粉、贝母之类。清肺降火，及门冬、杏仁、桑皮、甘草、桔梗、芩、连之类，临施裁之。

（六十一）发　搐

麻症发搐，与寻常不同，必喉中有痰鸣者方是，须分时候而定吉凶。若见于发热及初出未透之期，则为吉疹，宜治以疏散之剂，少加清凉见效。若抽搐发于已出与正没及没后之际，俱为不祥。治宜清凉、清痰、清上焦之火，兼利小便，可活。

（六十二）急　促

气促者，肺热未清也，但详治法，因时致宜。麻家初热气促，治宜疏托。若当正没并没后，宜降心火，泄肺气。有痰，加以消痰之味。

（六十三）痢　疾

此候之发，始终须分调治，当别毋得混施。如见于正没与没后，治宜解毒、凉血、行滞之味，兼以疏风。若见于初热未出并正出之时，宜疏托为君，行滞为臣，解毒为使，细心详察审[①]。更有食积痢者，则消食化气之剂。若见或痢带紫黑，如痈脓，如屋漏水，如鸡冠色，气喘、燥渴、壮热、发狂、禁口不食，俱为不治。

（六十四）谵语狂言

内滞邪热，壅于心肺，精神朦胧，故发谵语。治者宜分别前后，初热未出与出时，明知毒火内攻，邪未得透，治宜疏托，佐以清凉分利，使麻尽出，前症自除。若见于已出正没并没后，当以清凉解毒，佐以分利凉血剂品，使火退

① 审：疑衍字。

毒消。速早治之,慎勿迟延。

(六十五)眼眶红烂多泪

此候因麻没时不避风寒,或被烟侵,皆致目赤烂眩而常流泪,速宜疏解。若久不治,则终身受害。

(六十六)四肢身体冰冷

麻家见此,本是逆症。盖有一说,先吉后凶。初出正出时,内毒未解,可救。若正没及没后,肢体冷者,此皆脾胃倒败,气血大虚,毒出未尽,定作黄泉之客。先后姑以八珍汤服之。

(六十七)胸膈膨胀

肺家热甚,郁结胸膛,故致膈胀,多见于麻正没及没后。此乃肺经败坏,难作长命之人。

(六十八)大便闭

麻发于肺胃,热传于大肠,广肠津渴,故致坚硬燥涩而肛门不通。夫麻之为病,大便宜滑而黄褐,则吉。而反不通,大非所宜。此候无论先后,当以通利清凉为要,速不可迟。若久色变紫黑,神丹无与初出之际,宜微润之,不敢通利。若正没及没后,则宜大用通润之剂,微溏数遍,则有生理。

(六十九)小便赤涩

心有积热,毒遗膀胱,小水不通,故溲赤涩。麻家初热及正出之时,是为正候。若麻正没及没后之际见之,仍内有热毒不消散,治宜通利小便。服后仍闭,必因脾病。经曰一脾受病,九窍不通,须大便燥结所致,大便得通而小便自利焉。

(七十)麻　痹

麻痹之症,痕于疥疮,多犯于麻没之后。盖因近生水太早,或沐浴太早,必待过月之后。敢用荆、防、艾叶之类,煎汤浴洗。但患生水而发者,亦宜早治,倘至经年,则成麻癞,一生受害。

（七十一）怀　孕

古云：胎过内热则堕，今麻候本属于火，腹中焉有不热？若发热及初出正出之期，疏托方中，佐以清凉。若已出及没后，须观其颜色之红淡，体势之重轻，或用寒凉之味，佐以疏散。切勿用实脾、行气、温暖之剂，犯之，恐致胎堕之变。

（七十二）下　食

麻本出于肺胃，上焦之病，火毒内发，胃受其制，焉得下食？若见于初热未出之先，治宜疏风解毒，麻得出透，自能饮食。若麻正没及没后，胃中仍有内热，不能下食，治宜清肺和胃，使火退毒消，自寻饮食。然麻之不食，乃是吉兆，须饥半月，亦无防碍。

（七十三）调养当分四时

古谚云："奮麻露痘。"言须近理，而医者亦宜量其天时，察其寒暑，譬如[①]春冬之令，最宜谨慎。牖窗密布，厚被重遮，虽痘亦然。假如夏后秋前，亦岂可拘泥其言哉？炎天土燥，犯之者多致焦紫，必变不救。盖夏秋之月，只宜避风，单衣挟被，清茶淡饭而已。

（七十四）升发有时

麻家初热，来出之先，敢用升发疏托之剂，正宜透表，不可误用凉寒之味，恐滞气凝血，皮毛不通，致麻不出。宜用温暖辛散之味，令表易透，既出则不可。

（七十五）凉血有时

麻用清凉，本其职也，然亦贵乎因时得宜。麻如初热出之时，切不可用，犯之，致麻难出。若正没及没后则用之，使毒易散消也。

（七十六）补　中

麻本属火，肺胃实热者多，虚寒者少，治宜寒凉、疏散之剂为要。然古方亦有补益之说者，何也？此盖先服寒凉过多，而脾胃伤损，故致麻没之后，多

---

① 譬如：原作"避如"。

致呕吐泄泻、色青唇白、身冷畏寒。或酌其轻重而用补中之剂，如四君汤，加苡仁、莲肉、砂仁、藿香、陈皮之类，佐以清凉，加苓、连微炒而用之。夫既用补，又佐以凉，何为？诚恐中气实，而邪火复作，故用之。若呕吐、泄泻之极者，亦当用此，轻则不宜。

（七十七）眼光如水

眼光如水者，盖因肝肾极热。麻之未发及初热时，必见此症，方知为麻出之候。否则，恐非麻也。

（七十八）眼眵多涕

眼多眵涕者，盖因肝脾火盛故也。无分前后，总以清降肝脾之火为需。

（七十九）眼白珠带红赤

眼珠之白，其脏属肺。今麻之发于初热未出之时，而带红赤，正合本脏。若已出没后，仍然如前，此则热毒末尽，治宜清肺泻火。

（八十）胎　麻

生下小儿未弥月而出麻者，有周岁而出者，皆为胎麻。俗云"未出痘，先出麻，谓有胎麻"，非也。盖胎麻者，即随热而出、随热而没，此乃风寒所凑，治宜疏风解痰之剂。又有经久难没，亦因风热壅盛，或经水太早，速宜疏解。不若正麻，热久方没。虽然胎麻禁忌亦多，子母俱要谨避风寒，忌食煎灼油荤之类，犯者必变。

（八十一）麻没出毒

麻至六七日，稍受风寒，未禁荤腻致麻。四肢、面部略有影点，一现即没，不能透出，所以毒归于内，腹角忽起红肿，似毒非毒，似痈非痈。初用玉枢丹，使洗数次，继用活命饮，后用参、芪、归、术、蝉蜕、木通之类，托出大毒，起顶出脓。外用敷药膏药，自愈。不可专谓麻喜清凉，所当见解毒也。

十一、治麻问答捷方

一问曰:“麻出,何以知其受于肺胃二经?”

答曰:肺主一身皮毛,相德之官。胃主纳,水谷之海。所以初出宜发散解表,先清胃经火毒。如不思饮食,必胃火壅滞,一发散则麻从表出。

“假用参苏饮,不出奈何?”

答曰:“以三仙散散之,则出。”

参苏饮　治麻初热发表,方见前。

三仙散　治麻出不快。

红花子、牛蒡子、川山甲,水煎热服。

二问曰:“麻忌人参、半夏、升麻,而痘更用升麻代参、芪、犀角以补气,斯何为辨?”

答曰:“麻出于六腑,最怕先动阳气,多耗阴血,故不浆。所忌升麻,升动阳气上冲,不敢内实,又不宜温补。痘出于五脏,专要内实,温补而助脓,故宜升麻代犀角。盖犀角地黄汤,用升麻以引生地,入阳明经也。”

三问曰:“麻初出咳嗽,何以治之?”

答曰:“宜白虎汤、三物汤。如不效,用五仙散主之。”

白虎汤　方见前。

三物汤　方见前。

加味五仙散　治麻咳嗽不止。

知母、贝母、桑皮、牙茶、款冬花、桔梗,共为末。每服一钱,杏仁汤下。

四问曰:“麻疹发热四五日,欲出不出,或作惊悸,吐泻交攻,何以治之?”

答曰:“此乃淫火之毒,内相攻搏,以致胃家受伤,因而作吐,胃脾相投,故又作泻。宜用济生散调服,万无一失。”

济生散　治麻欲出不出而生卒症,入口立效。

紫草、梅蕊、凤尾草、郁金、山甲、牛黄、退蝉,共为细末。每服一钱,麦冬汤下。

五问曰:“麻出一日,忽然尽没,腹中作胀,喘急难安,其故奈何?”

答曰:“出而又没,乃外感风寒所触,内伤生冷不调。腹中作胀,因麻毒内攻。喘息难安,是火蒸肺胃。急宜早治,迟则毒传三经,必不救矣。”

又问:“何以治之?”

答曰:“当服回生消毒散,使麻毒内解,庶无后患。”

消毒散　治麻出忽没，作胀喘急。

牛蒡、僵蚕、贝母、防风、紫荆花、蟾酥、地龙，共为末。每服一钱，竹叶煎汤调下。

倘再难出，外取池中浮萍，致锅内微火炒热，用绢袋包贮，将小儿周身按扑，其麻即出。

六问曰："麻服发散解毒之剂，仍不能出，而兼发斑，此症为何？"

答曰："服发散解毒，麻不出而发斑者，乃心君火盛而毒内作，当服通利之剂。名为灶内抽薪，使内热一解，则麻易出。纵不出，亦不为害，宜服清宁散。"

清宁散　即泻青丸。

大黄、山栀、羌活、川芎、防风、胆草、当归，共为末，白蜜水调服。

七问曰："麻没后，作泻不食，发热，多有难救，此症不解。"

答曰："麻没后，吐泻不食，乃脾胃二经之症。脾虚则泄，胃弱则吐，当理脾安胃为主。不可取[①]用人参、白术，只宜六仙散主之。而热不退，可徐用四物汤调治。若误用人参、白术，则助虚气上喘而死。"

六仙散治麻吐泻不食、发热。

蚂蚁花、藕节、石斛、陈米、莲肉、米仁，共为末，每服三钱，米汤送下。

八问曰："麻后，鼻干黑燥，人事昏沉，兼作喘急咳嗽，多有用白虎汤而死者，何也？"

答曰："麻后鼻干黑燥，乃火盛金衰。喘兼咳嗽，乃胃气虚弱。初出乃白虎之症，麻后乃肺胃邪火，服之过伤胃气，故死。但以清肺消毒饮服之，可保无虞。再若不应，可用复元散，一二剂自安。"

清肺消毒饮　治麻后作喘急，鼻孔如烟煤。

陈皮、荆芥、牛蒡、连召、桑皮、知母、贝母、茯苓、防风、桔梗、百合、甘草，各等分，煎服。

复元散　治麻鼻干黑燥。

贝母、桔梗、粟壳、百合、阿胶、枇杷叶，共为末，每服一钱，桑皮汤下。

九问曰："麻后牙疳溃烂，多致不救，何以治之？"

答曰："麻后牙疳，乃失血之症。虽用擦药，亦要明辨。夫牙疳有五不治：自外入内者不治，无脓血者不治，白色不治，牙落不治，口臭不治。除此五者，则有生理。宜服清毒饮，外擦牙疳散。"

---

① 取：原作"趣"。

清毒饮　治麻毒内攻，龈根溃烂。

牛蒡、黄芩、防风、红花子、连翘、木通、桔梗、玄参、桑皮、甘草。

走马牙疳

赤石脂、鸡肶胵、五倍子、海螵蛸、朱砂、枯矾、木香、冰片，共为细末。如速加牛黄、珍珠，共研细末，先用粟壳煎水洗净，擦之。

一方　治牙疳。

红蝎子（烧灰）、白梅（烧灰）、谷虫、人中白，上四六片，共为末，用韭根煎汤，洗净。

牙疳内用

枯矾、寸香、白毡灰，共为末，用竹筒吹牙上，徐徐立效。

十问曰："麻症有发斑通红而麻反不红者，其中何以故？"

答曰："发斑者，乃毒火太炽，麻被斑所并，故不红活。其过总出于胃，急宜治之，只以清热解毒，或用犀角化斑解毒汤，治麻发斑。石膏、知母、玄参、栀子、防风、荆芥、连翘、黄芩、牛蒡、甘草。"

十一问曰："麻初出，四肢浮肿，何以治之？"

答曰："乃蕴热流于四肢，以五加皮散主之。如不效，用木通散一二剂自愈。

五加皮散　治四肢浮肿。

大腹皮、茯苓皮、五加皮、老姜皮、陈皮，各等分，水煎服。

木通散　治麻四肢浮肿。

木通、地龙、通草，共为末。每服五钱，米汤送下。

十二、麻科捷诀

一、麻初类伤寒，咳嗽热甚，目赤颊红。一二日内出者轻，必须解表，最忌寒风、荤腥厚味。犯之，恐生咳嗽痰热，致变惊搐，不可救治。初起吐泻变作者顺，干霍乱者逆，欲出不现者危。

二、麻既出，红燥暗晦，此乃火盛毒炽。急用解毒汤，或四物汤，去地黄，加红花、黄芩，调六一散服效。

黄连解毒汤　方见前。

四物汤　方见前。

三、麻既出三日以后，久而不没，此乃内蕴实热，宜用四物汤。如失血之症，加犀角磨汁。

四、麻出如粟状，红如累起，间有不出者，或只头面有而四肢无者，此天行时气，湿热在脾，以致昏睡发热。麻不出现，当以清风散服之。如不应，用小柴胡汤，去半夏，加牛子、川芎、石膏之类。恐久变咳嗽难治，均是风寒热未散之故。

消风清毒散

荆芥、甘草、陈皮、厚朴、僵蚕、蝉蜕、人参、茯苓、藿香、羌活各一钱，共为末，每服一钱，白汤调下。

小柴胡汤

柴胡、黄芩、人参、甘草、牛蒡、川芎、石膏、僵蚕，各等分，水煎服。

五、麻没后，有余热，用消毒饮、六一散，服之立效。

六、麻后有潮热不退、饮食不进、咳嗽痰渴等症，俱属血热，只宜四物汤加减。渴，加麦冬、花粉或犀角汁；咳，加瓜蒌霜；痰，加贝母云。红，切忌参、术、半夏之类。盖麻属阳，血多虚耗，滋阴补血，其热自除。此养阴退阳之义也。

七、麻后牙根腐烂，臭血妄行，并诸失血之症。急宜四物汤，加茵陈、木通、栀子、犀角之类，以利小便，使热血下行。外用痘[①]科神授丹，如法治之，不可迟也。如牙疳疮白色者，为胃烂，此不治之症。或外用栗树皮，煮水洗，内用雄黄、五倍子、百草霜、枯矾为末，吹之。

八、麻后遍身瘙痒，因见风早所致，治宜消风散主之。

九、麻后鼻衄及失血症，用四物汤，加茅根。或有咳嗽，传于肺胃，宜清肺饮。呕吐，则脾肾虚，宜平胃散，加炒川连治之。

十、麻后痢者，或赤或白，用四物汤，重加白芍、当归，再加大黄少许。微溏数次，可用四物汤主之。赤痢，加姜炒黄地榆；白痢，加陈皮、白术、茯苓、木香；小便赤涩，加木通、炒车前；血痢，用黄连解毒汤，去栀仁、枳壳、当归。

凡麻后结喉，以甘草防风汤主之；凡麻后余毒发热，宜黄连解毒汤，加地骨皮、生地；凡麻后发热、遍身痛者，用黄连解毒汤加升麻，干葛汤加生地、炒栀仁、薄荷、荷叶；凡麻后，身大热，口渴不食，唇裂眼肿，大小便不利，宜服凉膈散，通利数次即效；凡麻后，产妇无乳，用四物汤，加通草；凡麻后，咳嗽、失聋、发热、喘急，用葶苈，加花粉、地骨皮。凡麻出后狂言，用淡竹汤，加辰砂益元散；凡麻后身热不除，烦躁不食，此为膈热，用凉膈散主之。再有一说，小儿体弱，面黄唇白，舌苔白，小便清，关纹细而淡红，脉浮迟而带细，更兼身

---

① 痘：原作"豆"。

热，虚烦不食。此必前服寒凉过多，致伤脾胃，可用四物汤加解毒之剂，或用人参。全赖医人神而明之，切不可指鹿为马。

凡麻后泄泻或痢者，用四物汤，加吴萸、炒川连、地骨皮。吴萸、炒川连（用吴萸四两煮汁，再取正川连四两，入于锅内，漫[慢]火炒热，再入吴萸汁伴炒，候干为度）。凡麻收之时，身上麻形，肌肤带紫色或青色，此内毒实热，用大连翘饮。凡麻收之时后贪食无厌者，乃胃火盛，宜大连翘饮，加灯心、栀仁、知母；凡麻后，口中流涎不止，乃胃有热，宜凉膈散加大黄，体弱者少用；凡麻后，脸青唇紫、身热不食者，乃火毒极盛，或泻或渴或咳嗽，宜黄连解毒汤，倍加栀仁、薄荷、地骨皮，一剂即愈。凡麻后有咬牙者，当别虚实，或服凉剂过多，伤耗气血，宜用四物汤加人参。实者，只用解毒之味方可。

凡麻前后吐蛔，乃胃热不进谷饭所致，治宜清肺解毒散为先。若麻后吐蛔，因胃虚弱，内无谷气，故蛔不安，从上而出，治当理胃安蛔为急。迟则胃败不治，宜七物散，加乌梅主之。若麻正没而吐蛔者，亦属胃虚，当以理脾养胃为要，治用六仙散。久为败症不治。凡麻后自汗者，属阳虚，若不急治，多成痉病。切忌见风，宜四物汤，治阴抑阳，使内热退，其汗自止。凡麻后不食而兼自汗之症，俱作真虚，甚为难治。若乱投药饵，则转变多端，收功难矣，切勿依"麻初出未没，可用辛温解散之剂"。如果脾热，可用泻黄散，斟酌加减。

泻黄散

藿香、山栀、石膏、防风、甘草，共为末，酒蜜调服。

十三、治麻诸方

治苏散　治麻初热，未明症候。

苏叶、柴胡、黄芩、枳壳、茯苓、陈皮、干葛、半夏、桔梗、甘草，姜葱引。

又丸　治麻初热，及伤寒初起并宜。

羌活、柴胡、独活、升麻、茯苓、枳壳、陈皮、川朴、半夏、苍术、甘草、桔梗、粉葛、苏合油、川芎、白芍、前胡，共研末，清水为丸梧子大，青黛为衣。每服一钱，滚汤送下。

白虎汤　治麻喘急咳嗽、鼻干里燥。

石膏、知母、粳米、甘草，水煎服。

加减葛根汤　治麻发热四五日方见点，此方极稳。

葛根、黄芩、麻黄、连翘、生地、赤芍、防风、荆芥、柴胡、木通、玄参、甘草、葱白(三根)、姜(一片),水煎服,出微汗。夏秋去麻黄。

加减养胃汤　治麻出色白。

生地、当归、红花、陈皮、甘草、姜(一片),水煎服。

加减竹茹汤　治麻吐泻不止。

陈皮、柿蒂、山杏、竹茹,水煎服。

平胃散　治麻呕吐腹痛。

苍术、陈皮、厚朴、甘草,加炒川黄连,各等分,水煎服。

麦冬清肺汤,治麻咳嗽,或出血或呛汤水。

麦冬、知母、贝母、黄芩、山楂、杏仁、丹皮、陈皮、枳壳、花粉、桔梗,各等分,水煎服。

加减清金降火汤　治麻出喘急。

陈皮、麦冬、桑皮、生地、瓜蒌、花粉、贝母、栀子、石膏、葶苈、地皮、苏子、黄芩,灯心引,水煎服。

解毒汤　治麻热甚,火毒不退,初出不用。

黄芩、黄连、桔梗、栀仁、木通,加地黄、犀角。

茅花汤　治麻鼻衄。

犀角、丹皮、生地、茅花、枳壳、黄芩、连翘、栀子、黄连、归尾、麦冬、甘草,灯心为引,水煎服。

加减四物汤　治麻红紫干燥。

当归、白芍、川芎、生地黄、柴胡、黄芩、葛根、连翘、龙眼肉,水煎服。

清凉饮　治麻出干燥,红紫暗晦。

干葛、红花、生地、黄连、防风、连翘、黄芩、栀仁、玄参、木通、石膏、白芍、当归、丹皮,灯心引,水煎服。若大便三四日不通,加凉膈丸利之。

加减清肌丸　治麻后发热。

柴胡、黄芩、生地、白芍、当归、地皮、茯苓、知母,竹叶为引,水煎服。

加减清胃汤　治麻口内生疮。

玄参、连翘、桔梗、大杭冬、木通、生地、黄柏、陈皮、茯苓、花粉、甘草,灯心为引,水煎服。

加减防风祛毒汤　治麻始终可用。

黄芩、防风、荆芥、蝉蜕、生地、连翘、牛蒡、干葛、柴胡、木通、薄荷、紫苏、升麻、玄胡、葱白(三根)、姜(二片)。气喘,去升麻,加花粉、枳壳;喘甚,加葶苈;不止,加石膏、麻黄。三日大便不通,加大黄。

加减黄芩赤芍汤　治麻赤白痢疾。

黄芩、白芍、黄连、当归、枳壳、槟榔、青皮、泽泻、山楂、甘草，槐花少许，灯心为引，水煎服。外加六一散。

大连翘饮　治麻后肌肤赤紫，并贪无厌等症。

连翘、荆芥、木通、麦冬、当归、羌活、甘草、赤芍、防风、柴胡、牛蒡、栀子、黄芩、半夏，水煎服。

授托丹　治麻出忽没，小腹结成肿毒。

人参、制黄芪、天生术、当归、川芎、淮山、肉桂、木通，加车前、赤芍。

附录　医　案

一小儿元气亏弱，毒盛火炽，麻出复没，目闭无魂，口不能言，请余诊。余曰：此毒陷内攻，不能疗矣。其父母哀告，再三求赐一方。余思非参连汤不可，曰：如必欲治，须用人参五钱、川连五钱。若减分厘，断难取效。其家果依余言，参、连各五钱，同煎一碗与服。奈不能进药，以茶匙灌入口中，即从口角溜出。余曰：药虽难进，亦有三分之一咽下，宜略缓之。再徐徐灌下，及至半夜，其药性已行，乃能吞药。服完，至次日天明，其眼方开，口音能言，仍用前方与服，痊愈。盖非连之多，不能解其毒；非参之重，不能扶其元。此重药而祛重病之故也。

一小儿麻后，热痰壅盛，咳嗽喘急，胸膈高起，心扇，音哑痰鸣，请余往视。余先用通关散少许，吹入鼻孔，须臾喷嚏流泪，吐出痰涎。再用镇惊丸，其心渐不扇，痰乃不鸣。其后用黄芩、归身、白芍、前胡、连翘、牛子、桔梗、陈皮、黄芩、花粉、贝母、兜铃、荆芥、知母、甘草、生地，等分为末，一服即愈。

以上二案，俱钞古格。

邓氏经验医案

一小儿四龄，五月天气出麻疹，初时发热，未分症候，请余往诊。憎寒壮热，其脉洪紧，予以苏葛汤一剂，咳嗽太急，目泪洋汪，鼻涕常流。次日，头面、耳后两项现出麻形，如粟倍垒，红活非常。予曰：此候正顺，不必过剂。至日晡，忽然四肢冰冷，面青烦躁，啜水无休，汗出如雨。予见之，心惊疑异，急以八珍汤一剂，至夜半手足温暖，汗收口润。至第四日早，以小柴胡汤加川芎、牛子、僵蚕一剂，须臾通身出透至涌[1]泉，形若朱砂，红活光彩，神意安静，病家个个心安。出透三日至第七日，头面将靥，精神自如，至午忽然寒

[1] 涌：原作“勇”。

战，目闭口张，乱喊谵语，遍身麻疹尽没。此系冒感风寒，以致毒郁于内。本该绝候，急用雄鸡芝麻膏将背上一盦，点三寸香为度，即解下。须臾，四肢温暖，其麻复出通红，精神爽利，百病皆除。至第八日，头面收没，第九日没至足心收齐，姑以四物汤加减，疗至一月痊愈。

雄鸡芝麻膏　邓氏自制。

川连、川朴、妖面、细辛、吴萸、升麻、人中黄、芝麻子（半升）、古文钱（三四十文）。

其盦法：先将麻子半升，同古钱放锅内，用文武火炒不住手，待钱色将变、麻子炒焦，取起拣去铜钱不用，将麻子用纸铺地上，去火性，再和前七味药，共研成膏。捉生雄鸡一只，不去毛，当背脊劈开，去藏留血，将药膏放入鸡内，乘热气敷在病人背上。应刻诸症迸解，麻出即快，此法最验。但不可久，以点三寸香为度。

一小儿十一岁，天行麻疹。初时发热，大泻三日，麻欲出不出，隐隐不起，惨暗焦顶，烦躁作渴。用疏解之剂，佐以川甲、僵蚕升托之味，更不能出，以致鼻黑如煤，牙齿变色，烦闷不安，大热谵语，形容顿改。急用四物汤，加天、麦二冬、洋参、葱枯、人中黄、黄芩、花粉、牛子，倍加川连，一剂略善。再服二剂，唇润鼻涕，精神清爽，只咽哑无音。再加山豆根八分，一剂痊安。原来此子先已大泻，元气亏损，不能送毒，固难出透。用此方使毒内解，正是灶内抽薪之理。

一小儿六龄，平素身体单弱，天行麻疹。初时不热，大吐，水浆不入，用疏解之剂，入口即吐，未能下咽。如此二日，予用四物汤加川连汁、炙吴萸（六分）一剂，其吐即止。腹内作胀，麻不出现，啜水无休，服疏托之剂，不应。迟延一日，以致咬牙昏闷、谵语大热，遍身发出黑点，似斑非斑，此症甚危。予用消毒散，不应，又用清宁散，亦未见效。再用雄鸡芝麻膏一敷，其黑点尽无，四肢透表，麻出朗现，形如云累，红活光润，身热如火，口鼻干燥。仍用四物汤，加花粉、麦冬、天冬、莲房、梨干、洋茶、山根、知母、炒芩一剂，即刻唇润，涕泪交流，其热渐除，出透三日渐没。不思饮食，大便秘结，目闭烦渴，进一绿豆汤，加生大黄，略溏一度。其脉右关沉实，左关浮大，舌苔黄。予用蜜导法，大便即通，仍用前方四物汤加减，连服数剂，舌苔转白，饮食渐进，身热即除。

雄鸡膏　方见前。

伤寒纲要讲义

吴锡璜　撰述

张亮亮　校注

内容提要

《伤寒纲要讲义》，私立厦门国医专门学校教材之一种。吴瑞甫撰写于1935年，后由其子吴树萱、吴树潭和侄孙吴庆福整理而成。该书由海军厦门要港司令林国赓题写书名，并题词"国医吴瑞甫先生　医林名宿　济世婆心"，卷首有前福建财政厅长陈培锟、厦门国医专门学校董事长洪鸿儒、前思明县长杨廷枢、厦门市立图书馆余少文序言四篇和参校门人姓氏一览表。1985年，台湾新文丰出版公司出版影印本，增补吴氏门生陈影鹤撰写的《吴师锡璜事略》，概述吴氏生平事迹。《参校门人姓氏一览表》增补一人："陈枫林，晋江，世泽痔疮专门院"。本书将《伤寒论》主要内容分伤寒原始、六气解、三阳治法概要、三阳三阴脉法之异同等四十三个专题论述，而以六经病的辨证论治为主。论述采引前人之说，参以己得，并结合临床应用。

现有1936年厦门国医专门学校铅印本、1985年台湾新文丰出版公司影印本。本次整理、校注以1985年台湾新文丰出版公司影印本为底本。

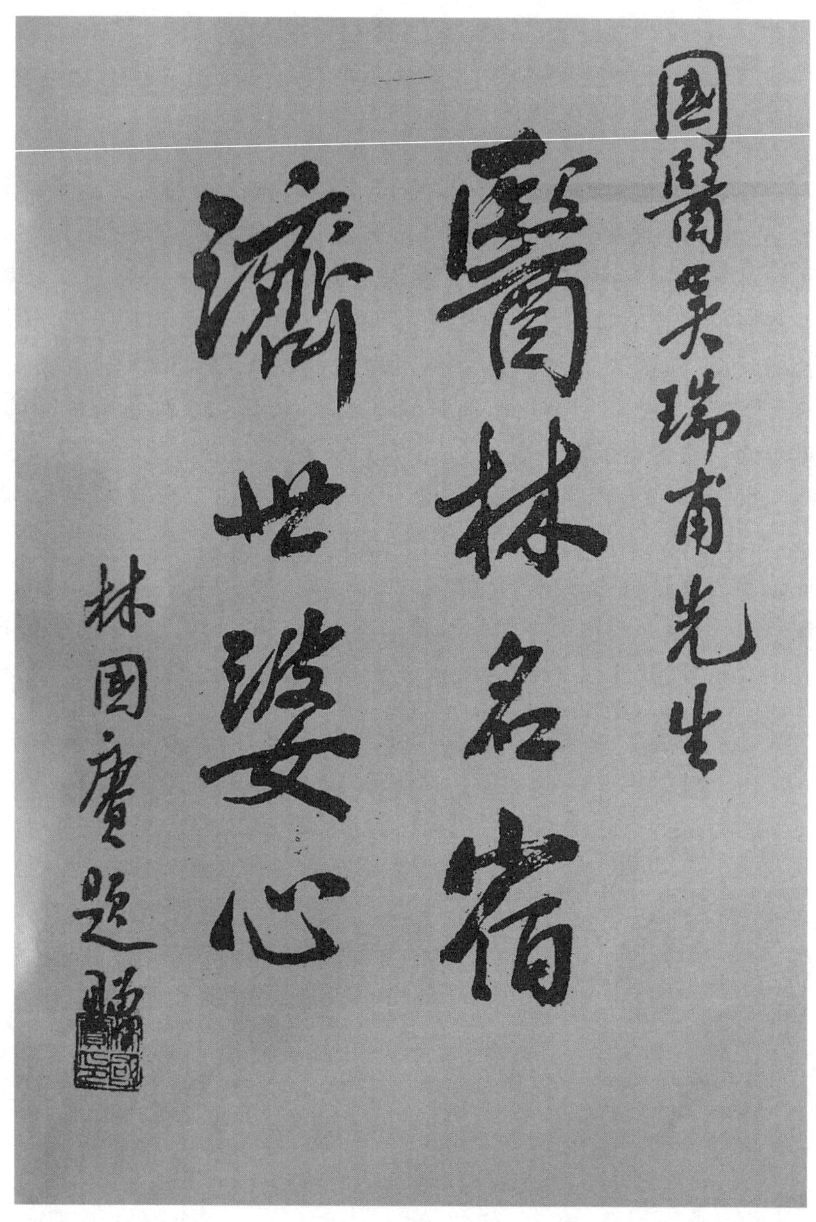
国医吴瑞甫先生
医林名宿
济世婆心
林国赓题

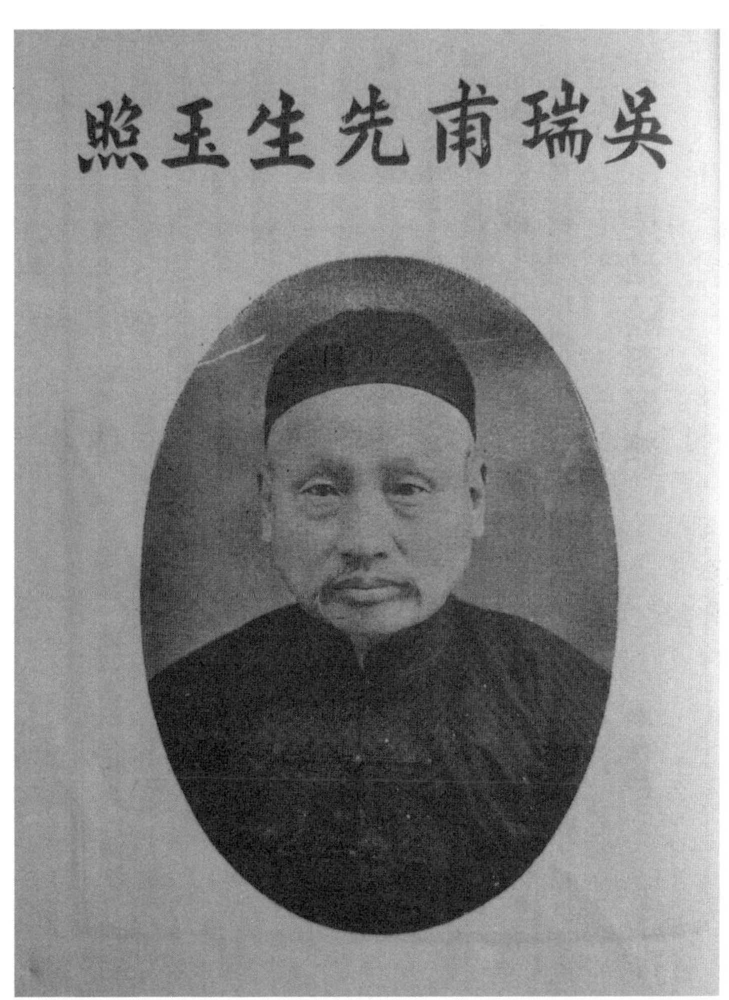
照玉生先甫瑞吴

吴师锡璜事略

陈影鹤

先师吴公锡璜，字瑞甫，号黼堂，福建同安人也。生于清同治十年（民国纪元前四十一年岁次辛未）。其先世有撝吉公者，精于医，此后代有传人。迄尊翁筠谷公，学富术高，施博望重，一方利赖之。师幼颖悟，过目不忘。胞兄吴孝廉瑟甫，古文学家也，督课极严。故师年甫十四，已通经史。并承庭训，兼习岐黄家言，尤嗜柯韵伯、王孟英二家之书，以为似其胸中所欲言者，具有夙根如此。

光绪十五年（民国纪元前二十三年），师行年十九，即以前列，而游泮水。继复食饩，文名医名籍甚。嗣清庭变法图强，废八股而重策论。师之古文，根柢盘深，逐于光绪廿九年，一举而捷秋闱，时年三十三。旋见清政不纲，且受革命思潮激动，于是绝意科名。间曾铨得候补知县，分发广西，竟不赴选。唯肆力于医学，搜集古今诸家，以及西医著籍译本，融会而贯通之。遐迩问医者，肩摩踵接，日不暇给。福建水师提督夫人卧病，延师往诊。师谓夫人数剂可愈，但以提督气色为虑，力戒出巡。弗听，果病发而卒于途，医名益噪。

鼎革后，军阀割据，残民以逞。师隶民党，追缉甚紧，乃变服避香港而转广州。与居公觉生等，时相往还，深受器重。既而，卜居沪渎，仍隐于医。寻应千顷堂主人之聘，校订《圣济总录》行世。并先后著有《中西温热解》《中西脉学讲义》，及《删补中风论》《删补喉症明辨》《评注三因方》，交由上海文瑞堂书局等刊行，学者宗之。至其倡导中西医学汇通之说，当时固有非议之者；但在今日，已为不磨之论焉。

民国十二年，邑人议修志乘，总纂难其选。师毅然出任，周咨博访，经纪万端，凡阅四寒暑，而同安县志以成。义例谨严，考订精确，言方志者，咸推重之。民国廿一年，中央国医馆设支馆于厦门市，师因众望所归，膺任馆长，即以创办医校为当务之急。未几，厦门国医专门学校成立，公推师兼任校长。所延教授，均为一时之俊；来学诸子，亦多操业中西医有年，志存深造者。师以坊间尚无相当教材，特手自编撰《伤寒纲要》《四时症》《诊断学》《病理学》《内科学》《妇科学》《儿科学》《卫生学》等讲义，并予印行。嘉惠后学，良非浅鲜！此外，筹设厦门国医图书馆，置备中西医药书籍，以供参稽；发刊国医旬刊（出版五十余期），阐扬中医学术，风行于国内外，蔚然成为东南中医复兴重心。民国廿四年，岁在乙亥，师六秩晋四寿诞，门弟子称觞鹭门。中枢自主席林公子超以次，各院部会首长，暨各省市当局，文坛巨子、医林硕彦，以逮方外，纷送诗文，为之祝嘏，都数百章，推崇备至，时人荣之。

卢沟桥变起，厦市居民，为策安全，多从内迁。师不忍弦歌中断，留主校政如故。越年（民国廿七年），日军陷厦门，师仓皇避鼓浪屿租界。日伪逼其出主厦门市政，严词斥拒之，遂远走星洲，师母廖太夫人、世兄吴树潭从焉。民国三十年，日军南侵，星洲沦陷。树潭世兄，领导青年志士，密谋反抗，见嫉日伪，旋以失踪闻。民国三十三年，师母病殁，师哀之甚。民国三十四年，日军投降，星洲重光。顾树潭世兄，踪迹渺然，知已殉国，悲感益深。民国三十八年，（下略）尤不胜其愤懑。驯至忧伤成疾，时卧床第。但仍主持星洲中医师公会，并与从游门弟子，讲学不辍，洵为中医学界之鲁殿灵光。民国三十八年重游泮水，星洲中医师公会，曾为征诗纪盛，得百余韵。迨一九五二年一月十三日（即辛卯年十二月十七日）下午四时四十分，疾革逝世，享寿八十有一。国内外人士闻耗，均甚震悼。旅星同安会馆、厦门公会、延陵联合会、中医师公会、佛教居士林等，组会治丧，饰终之典，备极哀荣。

师资秉天授，胸襟明豁，德性渊穆。丁干戈扰攘之世，而以匡济为怀，明夷夏邪正之辨，严伦常道德之防，功业节操，昭垂千古。洎乎功成身退，复以活人为务，所至生死人而肉白骨，夭关札瘥，同跻仁寿，有万家生佛之誉。继则视“医医”为己责，不厌不倦之精神，老而弥笃，春风化雨，遍及国内外。其待人也，热诚恳挚，从无疾言遽色。新进后学，偶有寸得片长，无不奖藉有加。对当代中医名宿，如张公山雷、何公廉臣，尤多推许。不没人善，可励末俗。每见病家困阨，拒收诊仪之外，甚至赠送药资。仁声义闻，驰于蛮貊。其治学也，披览极勤，不囿畛域之见。且记忆特强，悟性绝高，故能由博返约，择善固执，精进不已。《曲礼》所谓“博闻强识而让，敦善行而不怠”，于师有焉！他若文章纵横，挥笔立就，有如夙构；行楷墨宝，笔力遒劲，得者弥珍，盖其绪余耳！

参校门人姓氏一览表

姓名	次章	籍贯	住址
李在宽	敬敷	龙溪	厦门市厦禾路门牌405号健民药局
陈影鹤		同安	厦门马巷三恒内
李礼臣	子敬	同安	同安县东门外街泰兴堂药房内
许廷慈	兀公	厦门	厦门港澳水社门牌第48号
刘羲尊	铁庵	厦门	厦门联溪保顶井仔巷门牌23号
邱立塔		晋江	厦门港演武场厦门大学校内
黄尔昌		同安	厦门禾山庵兜社杏春园医药局
傅赓声		安溪	厦门市山仔顶门牌第19号
史悠经	字敬亭 号少春	厦门	厦门大中保草埔尾门牌35号史存耕堂
张子贞	雪痕	晋江	厦门市中山路中华书局
林秋瑞	春畴	南安	泉州西门外石坑乡
廖碧溪	字为德 号玉磐	安溪	厦门市厦禾路门牌154号
汪　洋	应龙	厦门	厦门城内瓮王门牌57号
林学琛	献亭	厦门	厦门城内墙仔顶门牌45号
吴庆福	茗泉	同安	厦门开元路82号退补斋医药局
郑耀经		龙溪	厦门大同路裕兴参行
孙博学	文广	同安	厦门开元路50号广回春医药局
杨太龄		龙溪	石码后街生生居药局
林锡熙	绩臣	厦门	厦门市中华路育和医药局
潘翀鹤		惠安	厦门市大元路太和医药局
吴钟廉		同安	厦门禾山梧沧社恒丰冰糖厂
陈祖方	竹亭	同安	厦门角尾路门牌250号
黄淑顺	佩贞	厦门	厦门中山公园南路慈仁医药局

郭斐成	伯章	南安	厦门城内民国路门牌 120 号
施玉燕	怀贞	安溪	厦门市妙香路门牌 17 号二楼
陈佩瑶	淑善	厦门	厦门中山公园南路慈仁医药局
余小梅	登榜	厦门	厦门思明南路门牌 371 号天水医药局
陈清溪	映云	同安	厦门大中保菜妈街门牌 47 号万源纸郊
黄奕昌	僾夫	同安	厦门禾山寨上社保元医药局
曾秀华	缎卿	厦门	厦门道平路门牌 10 号
郭天南	蓝田	厦门	厦门港中埔头门牌 37 号
陈德深	长恩	漳平	漳平永福圩卫生药房
吴仓庆		同安	厦门禾山梧沧社延德堂医药局
蔡奕川		晋江	晋江金井区坑西乡
张志民		龙溪	漳州南门蔡坂社
刘腾蛟	翼翔	南安	南安码头区刘林乡
黄瑶卿	延香	同安	同安铜鱼馆保元医药局
蔡仲默		晋江	晋江金井区玉山乡
林康年		厦门	厦门大同路 56 号
黄逸鹤	应南	龙岩	龙岩城内中兴街信利号内
洪文壬	绍南	同安	厦门马巷东坑乡
朱清禄	樱寿	同安	同安马巷状元街
王[illegible]梅		同安	厦门莲河珩厝乡建安医药局
林玉琨	友农	莆田	莆田城内驿前春芳医药局
洪文富	子海	莆田	莆田城内桃巷洪宅
黄南寿	廷献	厦门	厦门福茂宫名牌 61 号三楼
林景炯		厦门	厦门联溪保霞溪路门牌 191 号
郑伟铭	泰精	厦门	厦门中山路门牌 16 号
林大木	庆祥	安溪	厦门太平路林安春医药局
刘荣祺		龙岩	龙岩上井头成记纸栈
颜西林	紫峰	金门	金门后浦大街存德医药局
陈枫林		晋江	世泽痔疮专门院
翁清吉	钟英	安溪	厦门港太平桥街古天医药局
翁乃恭	克让	安溪	厦门港太平桥街古天医药局

刘俊瑛	冰冷	龙溪	漳州西门街天生药房
魏志坚		金门	金门县后浦东门境
王子中	济人	晋江	晋江金井区蓝田村
黄庆石	金载	连江	厦门市横竹路南丰参行
林有华	奕朱	闽侯	厦门市中山路万记药局
陈惜珍		海澄	浮宫大街振荣号
陈雨秋		龙溪	漳州东街天一贻号记
张琢成		龙岩	龙岩西门外门牌 19 号
陈汉相	国材	海澄	海澄县第六区新垵乡明慎医药局
施锦德	甘霖	晋江	晋江金井区溜江乡瑞和医药局
吴序斗		南安	厦门禾山寨上社礼拜堂前
吴碧霞		晋江	泉州新门外浮桥竹脚尾门牌 2 号
叶振成	东崑	台湾	台南市东町四丁目九三番

目　录

伤寒纲要讲义

序　一

《伤寒》一书，其为文精微淡远，其论病简括幽深，历代名医多宗之，为其理足方效也。顾汉《艺文志》载《黄帝内经》十八篇，无《素问》之名；而张仲景《伤寒论》自序仍云，撰用《素问》九卷。详考《汉书》，又无张仲景其人。北海[①]、郑文焯[②]并云：仲景《伤寒论》十卷，梁以前无称者，是其书虽存，已不无蠹简[③]遗篇之虑。考古者谓是论本仲景未成之书，由叔和裒集[④]以行世。迨宋庞安常、朱肱、许叔微、韩祇和更互相阐发，而叔和之学遂微。明方有执、刘能、皇甫中辈，并叔和而非之。清喻昌作《尚论篇》，攻击尤详，乃剿袭[⑤]方氏，以为复长沙旧本。康熙间，顺天林起龙又丑诋喻氏[⑥]，取方本点墨[⑦]而重刊之，俛得俛失[⑧]，各立门户。盖夏五郭公[⑨]之阙，帝犬先牛之误，由来久矣。

---

① 北海：即下文所指"顺天林起龙"，清初医家，字北海，渔阳（今北京市密云）人。

② 郑文焯：字俊臣，号小坡，又号叔问，别呈瘦碧，晚号大鹤山人，为晚清著名词人，兼善书画金石，通医理。有感于医善治疢者少，乃溯经方之原旨，辨其要义，评述唐以前医籍，并取经籍传注所记杂家言，为之疏证，按治经学之义例，著《医诂》（一作《医故》）两卷（1890年）。书中医史资料颇多，且观点鲜明，切中时弊。另著《千金方辑古经方疏证》八卷、《妇人婴儿方义》两卷，未见传世。

③ 蠹简：被蠹虫蛀蚀的书简，泛指破旧书籍。

④ 裒集：辑集。

⑤ 勦袭：因袭照搬。

⑥ 丑诋喻氏：丑诋，即诋毁。方有执著《伤寒论条辨后》，喻昌参以己意，编为《尚论仲景伤寒论重编三百九十七法》，即《尚论篇》刊行。方氏及其著作鲜为人知，康熙十三年（1674年），河北林起龙经对照方、喻二书后，发现喻昌所著基本是方有执书中内容，甚为气愤，认为喻氏剽窃了方有执著作，乃将《伤寒论条辨》重新评点出版，并附《尚论篇》于书末，作为对照，证明其事。

⑦ 点墨：以笔濡墨圈点文章。

⑧ 俛得俛失：指得失出于偶然。

⑨ 夏五郭公："夏五"和"郭公"均为《春秋》经文脱漏之处。《春秋·桓公十四年》"夏五"，杜预注："不书月，阙文。"又《庄公二十四年》"郭公"。杜预注："无传，盖经阙误也。"后因以"夏五郭公"比喻文字有残缺。

吾闽前辈陈修园先生，以淹博[①]之才，为传述之举，《伤寒浅注》[②]几于家有其书，流传之广，已如白香山[③]诗，老妪都晓。顾年移世易，欧西学说输入，领异标新，好奇之辈，趋之若鹜，入主出奴，是丹非赤[④]。炎黄盛业，瞬将废坠，环顾域中，精国医者，百不得一。

吴瑞甫先生奉中央国医馆令，创设私立厦门国医专门学校，编纂十余科讲义，钩玄提要，索隐穷源，于《伤寒讲义》，尤能挈领提纲，比类以通其变，俾读者一开卷，而仲景之全书大旨跃然纸上。是非于《卒病论》暨《金匮玉函》熟精有素，曷克臻此[⑤]？抑余尝考之，仲景《伤寒》一书虽裒集于晋太医令王叔和，而流传尚少。唐孙思邈《千金方》论伤寒，多引仲景之说，而云江南诸师秘仲景方不传。张居节[⑥]纂《史记正义》，引王叔和《脉经》，而不及仲景此论，是其书之晚出可证。夫以有关性命之书而及身[⑦]不传，必待历晋魏及南北朝以后始广其传，则其中之简断编残，在所不免。今吴君瑞甫独能穷毕生之精力，使《伤寒》全书条分缕析，以扶翊[⑧]国医学于不坠，其功亦不少矣。余故喜而为之序。

前福建财政厅长陈培锟韵珊氏序于厦门国医专门学校
中华民国二十四年十月十日

---

① 淹博：渊博、广博。

② 《伤寒浅注》：《伤寒论浅注》为陈修园的代表著作之一，约成书于清嘉庆元年丁已年(1796年)。全书共六卷，遵从张志聪、张锡驹所分章节，专注六经诸篇。

③ 白香山：白居易，因其晚年长期居住在洛阳香山，人称“香山居士”。其所著诗文均收入《白香山集》内。

④ 是丹非赤：以“丹”色为是，以“赤”色为非。或作“好丹非素”，爱好红色，反对白色，指抱有偏见。

⑤ 曷克臻此：怎么能够达到这种地步呢？

⑥ 张居节：当为“张守节”之误。张守节，唐开元年间学者，生平事迹不详，曾为《史记》作注，作名《史记正义》。

⑦ 及身：在世。

⑧ 扶翊：辅佐。

序 二

吴瑞甫先生,余旧交也。十四岁时通经史,为文有奇气,邑之缙绅先生多称誉之。其尊人[illegible]谷公,以医名于时,爱其聪慧,谓之曰:我家医为世业,乃慈善性质,其善继善述无或忘。旋即兼习岐黄家言,每一披览,辄有妙悟。尤爱柯韵伯、王孟英二家书,常谓人曰:余读《来苏集》[①]及王氏五种,皆似胸中所欲言者。其夙根乃如此。弱冠隽黉宫[②],旋食饩[③],医名文名藉甚。时清廷方变法图强,废八股而重策论。先生髫髻[④]时,即从学于胞兄瑟甫先生。瑟甫先生,固邑之古文家也,其学由班马[⑤]以及唐宋诸子,根柢槃[⑥]深。先生自少即得其传,故其对于策论,驾轻就熟,措之裕如[⑦],以此遂膺乡荐。岁甲寅,余忝任省代议士,议会倡修邑乘[⑧],余以责有难辞,与邑绅共谋筹款,以促其成。知先生淹贯[⑨]史学,为之请于县知事,具关书[⑩]延聘之。凡阅四寒暑,而志乘以成。民国廿一年,中央国医馆将整理学说,设支馆于厦门。余与诸董事集议,佥谓此事非先生莫属,票选后竟获全体同意。越年十月,中央国医馆催办国医专校,群谋佥同,公推先生为校长。先生以年老不能胜任为辞,后中医公会开会议决,仍公推先生长该校,再三推辞不获,始许就职。开办之初,百为未备,医学家对于国文医理精通淹博者殊少。届此医学改进之秋,汉唐以后学说纷歧,多不适用,就欧西剖割学互勘,尤相去远甚。而中央国医馆所定学科,除伤寒、四时感症及小儿科外,若生理、病理、诊断、内科学、传染病、妇科学,非中西互勘,无以得医学之真际。先生独能以中学为

① 《来苏集》:《伤寒来苏集》,清代医家柯琴撰著。

② 黉宫:学校。

③ 食饩:明清时期,经考试取得廪生资格的生员享受廪膳补贴。

④ 髫髻:谓垂髫与辫髻,借指幼年。

⑤ 班马:汉班固和司马迁的合称。

⑥ 槃:同“盘”。

⑦ 措之裕如:从容不迫貌。

⑧ 邑乘:地方志。

⑨ 淹贯:深通广晓。

⑩ 关书:犹聘书。

体，西学为用，日间诊症，既无暇晷[①]，夜间覙列[②]群书，细心厘订，参互考证，以会其通，恒达旦不寐，即得寐，亦不过二小时而已。兹幸十余科讲义均次告成，独《伤寒》一科，以研究班期间较短，且系本通医理者，特授以纲要，俾知执简驭繁之法。至本科则从新编纂，亦均就绪，拟全部付诸梨枣[③]。征序于余，余谓我国如不欲整理医学则已，如欲整理医学，先生书成，其精粹处，必有为世界医学家征信之一日，拭目俟之可耳。

福建私立厦门国医专门学校董事长洪鸿儒晓村氏序于厦门市商会
中华民国二十四年十月十日

① 暇晷：空闲时日。
② 覙列：详述。
③ 梨枣：旧时刻书制版多用梨木或枣木，故以“梨枣”为书版的代称。

序 三

《伤寒》一书，治六气之书也。有六气而后产生五行，此天地自然之对象也。天有六气，风、热、暑、湿、燥、寒也；地有五行，木、火、土、金、水也。人感天之六气而生六腑，故六腑为阳；感地之五行而生五脏，故五脏为阴。人非天地无以有此身，非有天之五气、地之五味无以养此身，此乃人身性命之所从出也。

春秋刘子[1]云："人受天地之中以生……以定命也。"宋儒朱子云："天以阴阳五行化生万物，气以成形，而理亦赋焉。"可见气在形先，必有气而后有形，一定之理也。是故有五气以生五味，而人得以孳生长养于其间；有六气以运四时，而水火之交蒸，燥湿之偏胜，亦莫不随其病情而发见于其间。仲景为医中之圣，为能通天道、人道之大原[2]，故其书不以五脏六府名篇，而以三阳三阴名篇，以见人身日在四时五行支配之中，即不能出三阳三阴支配之外。一为溯本穷源，而凡经络之运行，脏腑之传变，与夫手经足经，表里虚实，及脉络贯通之故，靡不若网在纲，有条不紊。明王肯堂先生尝谓仲景《伤寒论》如神龙出没，鳞甲森然，正谓此也。

顾自古注《伤寒》者百余家，而能得其神髓者，自成无已、魏荔彤、柯韵伯、程知、徐灵胎、陈修园以外，寥寥无几。此无他，三阴三阳之气化，脏腑经络之病变，非极深研几[3]，无以得其真际[4]之所在也。近世习新医者，攻讦阴阳五行，不遗余力，不知此乃天地功用、造化之机缄[5]，而人身所以立命之本，无可訾议[6]也。余不知医，然窃谓医者不通气化之原，固不足为医。能通气化之原，而不精于脏腑经络之病变，亦不足以言医也。

吴瑞甫先生，精于《伤寒》者也。著有《伤寒纲要》及《伤寒讲义》两书。

① 刘子：刘康公(？—前544年)，姬姓，刘氏，名季子，春秋时期刘国开国君主。

② 大原：根源，根本。

③ 研几：亦作"研机"，形容钻研深刻、细致。

④ 真际：真切之道理。

⑤ 机缄：犹关键，指事物变化的要紧之处。

⑥ 訾议：非议。

余细读之，见其书既比类以会其通，又参互考证以神其变。自古凡注《伤寒》家所怀疑莫释者，一经阐发，遂皎如日星之明。民国廿二年冬，奉中央国医馆令，创设厦门国医专门学校，其科学[①]若《病理》、《诊断》、《四时感症》、《内科》、《儿科》、《妇科》、《传染病》各讲义，皆出一手编纂而成，而均能吸取精华，力求实际，玄虚学说一扫而空。自非有学识、有经验，断不能为。而最致力者，乃在《伤寒》一书，均将以次付诸梨枣。其及门史敬亭征序于余，余嘉其发明医学，在近世中殊不可多得，爰泚笔[②]而为之序。

前思明县长晋江杨廷枢谨序

中华民国二十四年十月十日

① 科学：科目、课程。

② 泚笔：以笔蘸墨。

序　四

我国医学传四千载，名医辈出，代不乏人，已成为一国固有独立学术，实为千古不磨定论。洎[①]乎西医东渐，实验解剖趋重形质，而国医阴阳五行六气诸哲理，竞[②]以为理论不合。时至今日，国医一门，日忧淘汰，炎黄遗绪，大有千钧一发之慨。然究其实，国医亦非专言哲理也。所惜滥竽充数，研究乏人，不免为世诟病。物必先腐而后虫生，国医之坠落，由国医不自振拔[③]有以致之也。夫蠖[④]不屈则不伸，道不穷则不奋，昔韩退之文起八代之衰，唐代文学为之一振，医学何独不然？苟能以扶危起衰自命，力图振兴研究，发挥光大，庸讵知我国四千余年经验宏富之国医，不灿烂光荣于世界乎？

吴孝廉瑞甫本通儒，以国医名世，鉴国医之江河日下，负有振兴光大之志。生平搜罗中外方籍，手不释卷者五十年，用能研究国医学术，创设国医专校，培养国医人材，编辑《国医旬刊》，宣传国医学识，与韩退之起衰八代之文，事虽不同，厥功则一。近出其所编《伤寒纲要讲义》各书示予，予为之细阅。窃以仲景《伤寒》一书，本于《内经》，法于伊尹，集群医之总汇，犹尧、舜、禹、汤、文、武、周公之道，至孔子始集大成。其书虽论伤寒，而百病皆寓其中，实为内科之枢纽、医学之根源也。惜原文深奥，非后学所易解。《伤寒纲要》及《伤寒讲义》一书，能钩深奥之理，导以浅显之笔，提纲挈领，勒要探原，施诸教科，诸生易于领悟，传诸医界，研究获有径途。是书一出，于国医振衰起危之功，讵浅鲜[⑤]哉！孝廉为予言，此外尚有《诊断学》、《病理学》、《内科学》、《四时感症》、《妇科学》、《儿科学》各书，均将以次出版。学者得数书而

---

① 洎：到、及。

② 竞：疑“竟”之讹字。

③ 振拔：振奋自立。

④ 蠖：尺蠖的省称。尺蠖蛾的幼虫，生长在树上，颜色像树皮色，行动时身体一屈一伸地前进。

⑤ 浅鲜：微薄、稀少。

读之，扶衰起靡，若操左券。[①]。昔人云医病不如医医，吾于吴孝廉亦云然。

余超少文氏序于厦门市立图书馆
中华民国二十四年十二月十二日

---

① 左券：古代称契约为券，用竹做成，分左右两片，左片叫左券，是索取偿还的凭证。后来将有把握称为“操左券”。

伤寒纲要讲义

闽同安吴锡璜瑞甫氏撰述

男树萱　侄孙庆福同校

伤寒原始

仲景《伤寒》一书乃治六气之书，不止为伤寒言也。真能读《伤寒论》者，以治伤寒也可，以治杂病亦无不可。盖人身之经气、腑气、脏气，一定而不易者也。风、寒、暑、湿、燥、火，天之六气也。人禀天地之气以生，如肝为风脏，膀胱为寒水之腑，脾为湿土，大肠为燥金，心为君火，胆为相火之类，皆与天之六气隐相符合。是六气乃人所赖以生者，而何人之受病，乃悉由六气所偏胜而成。是又何说？夫水能载舟，即能覆舟，物之原理也。世界凡血肉之躯，无不藉饮食以生长，而何百病之来，由于口腹[①]者实居多数，毋乃以养生之物，反为戕生[②]之具乎？曰此则偏胜为患，与方书所言六淫之病，其理正同。淫，过也。天地之气，过则为灾。人身之气，过则生病。故自其固有者言之，则曰六气。六气，主气也。天非此气，无以成岁时；人非此气，无以通调元真也。自其偏胜者言之，则曰六淫。六淫，客气也。岁时之合，失其调节，则民殃于疫。主客交混之病，所自来也。故读《月令》[③]一篇，可以探四时失正之原；读《伤寒》一书，可以明六气为病之理。

而何以不名为六气，而独名之曰伤寒？则以太阳乃寒水之经，居最外一层，为六经总纲。言伤寒，而六经已赅括其中，犹《春秋》言春王正月，而一年之大政方针，已于始和布令括之也。人身之病，六气最多。六气所以首重伤寒者，以寒居正冬子令。冬至一阳生，一年之气机，俱从冬至夜半子时发起，

---

① 口腹：饮食。

② 戕生：伤害生命。

③ 《月令》：儒家经典《礼记》中的一篇，全名为《礼记・月令第六》。

故仲景先师特标“伤寒”两字，以提出六经大纲，而暑、湿、燥、火、风，莫不包括其内。且一伤寒水之经，而六经无不可由太阳而传变。《伤寒论》太阳一篇所以条目最为繁多，职此之故。此外则论阳明，而燥症之外感可推；论太阴，而湿症之外感悉具；论少阳、少阴、厥阴，而风火之外感与从寒化、从热化之病理，精微曲折，莫不周到。名为六日传经，而一年之节令传变，靡不兼综条贯。此非窥透乾坤，洞悉灵兰[①]之秘，不能为此言也。《左传》言先王之正时也，履端于始，注云：步历者，以冬至之日为岁首，此可以识仲景原始于太阳一经而以伤寒命名之大意矣。

六气解

伤寒相传，病在三阳三阴之六气，盖以六经配合六气。经之所循，即气之所至，非病在有形之经，可以计日而传者也。夫天为阳，地为阴。风、寒、暑、湿、燥、火，天之阴阳也；木、火、土、金、水，地之阴阳也。天之十干，化生地之五行；地之五行，上呈天之六气。故在地为水，在天为寒；在地为火，在天为暑；在地为木，在天为风；在地为金，在天为燥；在地为土，在天为湿。天以气化，地以形成，形气相感，万物化醇[②]。《素问》云：东方生风，风生木，木生酸，酸生肝，肝生筋；南方生热，热生火，火生苦，苦生心，心生血；中央生湿，湿生土，土生甘，甘生脾，脾生肉；西方生燥，燥生金，金生辛，辛生肺，肺生皮毛；北方生寒，寒生水，水生咸，咸生肾，肾生骨。观《素问》之溯原立论，足见人身之形骸脏腑，悉感在天无形之六气，在地有形之五行，而生长成形者也。是以人身有无形之六气，以配三阴三阳之经脉，有有形之脏腑、经脉、皮毛，以应在地之五行。而三阴三阳之经气，又由五脏五行之所生，以此见阴阳形气之相合也。有阴阳形气，斯有疫疠灾祲[③]，故有病在无形之气，而涉于有形之气者，以此见阴阳形气之相感也。若夫伤寒之邪，系感天之六气，故当于人身之六气求之。病在六气，而六经之经脉随感辄应，亦传变綦[④]繁。或合病或并病，其机括总在“阳胜而入阳明之腑，阴胜而入太阴之脏”两语。

---

① 灵兰：灵台、兰室之简称，相传是古代帝王藏书之所。

② 化醇：变化而精醇。

③ 灾祲：祲，不祥之气。灾祲即灾异。

④ 綦：极。

或者不察，而以小肠坏[①]谓即伤寒，固属未当。甚且以六气之说为非，而以近世科学之所谓病原菌者较为确凿有据。呜呼！彼乌知病原菌仍由气候而发生乎？不然何以疫疠盛行，乃有一定之期间，此又何说？

伤寒六经俱受不必定有太阳说

伤寒传经次第，先太阳，次阳明，次少阳，次太阴，次少阴，次厥阴，此其常也。然而风寒之邪，亦有径中阳明、少阳者。仲景云：阳明中风，口苦咽干，腹满微喘，发热恶寒，脉浮而紧。又少阳中风，两耳无所闻，即三阴亦有之。《论》云：少阴病，始得之，反发热，脉沉者，少阴初受寒邪之表症也；太阴中风，四肢烦疼，阳微阴涩而长者，太阴初受寒邪之表症也；厥阴中风，脉微浮为欲愈，不浮为未愈，此厥阴初受风邪之表脉也。读《伤寒论》者，须知三阳固为表，而亦有表中之里。观《太阳篇》之真武症、甘草干姜汤症、附子汤症，宛然可见。三阴固为里，而亦有里中之表。观太阴病之桂枝症、少阴病之麻黄附子细辛汤症，益可恍然。是以知六经皆能受风寒，不必尽从太阳传入，即从太阳传入，亦不必循经递进。仲景云：脉静者，为不传。又云阳明居中土，万物所归，无所复传，可以识其意矣！此中真谛，真能读尤在泾[②]《集注》、柯氏[③]《论翼》、世补斋[④]《伤寒》，自能心领而神会，余不多赘。

伤寒化热解

《素问》黄帝问曰：人伤于寒而传为热，何也？岐伯答曰：夫寒盛则生热也。岐伯此答，意虽赅，言实简也。后人往往疑之，以为人即伤寒，热从何来？医家因何又用凉剂？不揣固陋，窃为解之。夫人之一身，常赖阴、阳二电流通以生，阴电随营血而生，方书称为元阴；阳电随卫气而行，方书称为元

---

① 小肠坏：即肠伤寒（TyphoidFever），在清朝，西医将 TyphoidFever 这个病名传入中国，初期曾经译为“肚肠热症”、“小肠热症”、“泰斐士热”等。1908 年，博医会名词委员会出版《医学辞汇》，将其译为“肠热症”，希望作为官方名称，但是使用不广。

② 尤在泾：清代医学家，著有《伤寒贯珠集》、《金匮要略心典》、《金匮翼》、《医学读书记》和《静香楼医案》等。

③ 柯氏：即柯琴，字韵伯，清代伤寒大家，著《伤寒论注》、《伤寒论翼》和《伤寒附翼》三书，合称《伤寒来苏集》。

④ 世补斋：即陆懋修，著《世补斋医书》。

阳。各有部位，丝毫不容紊乱。人若腠理不密，卫外之元阳，稍有空隙，寒邪即乘盛而入，外卫之元阳，为寒所迫，遂陷入营血元阴部位，卫外之阳即内陷，则恶寒。营血为元阳所乘，则发热。形体强壮，传热则缓。形体虚弱，传热则速。阴阳业已错乱，内外热势沸腾。此则岐伯所谓“寒风盛入于卫部，元阳遂陷于营部，营血为元阳所乘，故生热也”。此病理解，西洋医谓之：调节机能失其常度，遂至化热。若于此时，或用针或用药，将其寒热散去，俾营、卫二气各还其位，则脉静而身安矣。

太阳有二解

柯韵伯以心为太阳，故称巨阳以尊之。能静居士及尤在泾均非之，谓其徇尊卑之名，忘经野之实，斥为智者之过，而不知其言确有所本也。《素问·六节脏象论》云：心为阳中之太阳。《灵枢·九针十二原》云：阳中之太阳，心也。心为离火，主生血行血，以灌溉百脉。皮肤被寒邪郁遏，则脉见浮紧。脉之原出于心，汗为心液，得汗而脉静，即其验也。西洋医遇热症，用安知拜林等退热发汗之品，每致心停，亦以药太剧烈，损及心阳耳。太阳受病，仲景必以桂枝之色赤入心，发汗以和营卫，麻黄之清冽入肺，合桂枝逐寒邪，使从汗出。心主营而肺生卫，使太阳与心体无涉，安用桂枝入心，以调和营卫耶？无论何病发热，皆由心之调节机能所发出，非轩岐仲圣探天地之故，不能为此言也。且伤寒、伤阳最多病，正以心为一身太阳之真阳也。真阳稍亏，寒邪便易袭，所以名为太阳也。太阳为巨阳，外统营卫而生肌肉，内行脏腑而主心。心属火，为一身主宰。凡伤寒外感，必恶寒发热，表邪外束，火郁不得流畅。表邪束于外则恶寒，心火郁于内则发热。倘仅以太阳属之膀胱，则恶寒虽有表邪，其周身之热，从何而致耶？以知寒之所在，即邪之所客；热之所存，即心之所发也。《论》中所谓初服桂枝而反烦，解半日而复烦，与夫大青龙症之烦躁，小青龙症之水气，十枣、泻心症之心下痞硬，白虎、五苓症之燥渴心烦，皆心病也。若妄治后，叉手自[1]冒心，恍惚心乱。心下逆满，往往关心，是心病即为太阳本病，大有互相牵连之处，非徒主气于寒水之经也。心为一身之主，六经皆能病及，故阳明有愦愦、怵惕、懊侬等症，少阳有烦悸、支结等症。太阴之暴烦，少阴之心中温温欲吐，厥阴之气上撞心，心中疼热，皆心病也。心为手经，最为伤寒受病关键，何前辈乃以传足不传手之说，印定

① 自：据《伤寒论·辨太阳病脉症并治》补。

后人耳目耶?

太阳经症解

太阳一经,以寒为本,少阴为中气,太阳为标。其为病也,有经症,有伤风症,有伤寒症,有两感症,有腑症。腑症之中,又有蓄尿症、蓄热症、蓄血症、癃闭症。谨衹列[1]如下:

经症者何?脉浮,头项强痛,恶寒发热是也。兼自汗而恶风者,则为伤风症。是太阳之卫分,为风邪所传也,主以桂枝汤,协和营卫,驱风外出,浅一层立法也。一年节令,风木开始主气,佛家亦有风轮主持大世界之说。仲景特以风寒冠首,意有在也。经症而兼无汗,则为伤寒症。是太阳为寒邪所伤,主以麻黄汤,大开腠理,俾营卫寒邪悉从汗出,深一层立法也。服此方,若解则病愈。经症而兼壮热、烦燥、脉浮紧者,则为两感,是太阳之营卫为风邪、寒邪所伤也,主以大青龙汤营卫两解,又深一层立法也。服此方,若解则病愈,设不解,不传经,则必传腑。

腑症者何?口渴而小便不利,是邪由太阳之经而传入太阳之腑。主以五苓散,化太阳之气,气化一行,小便亦利,邪可从此而出,病亦可从此而解。设伏热而小便不利,则此方反为禁剂矣。腑症之中,别有蓄尿一症,因膀胱乃储水之区,今为寒气所束,太阳气微,不足以胜其寒邪,气机于是乎不运。气机一不运,则所储之水即不能行。五苓倍桂,桂本辛温,力能化太阳之寒气,气化一行,小便即出,寒邪立解,此法中之法也。寒邪客于膀胱而小便不利,固宜用五苓,而此症之外,又有蓄热症,乃由寒邪入腑,从太阳之标阳而化为热。热甚,则必涸其所注之水,故小腹虽不满而小便亦不利,因名之曰蓄热症。主以五苓去桂,加滑石,以清利其热。热邪一去,腑气自安,亦法中之法也。此与前两条内,一寒一热之对子。此外又有蓄血一症,乃寒邪入腑,阻及太阳气机,至循行本经之血液,失其常度流入腑经,聚而不散,少腹被失经之血阻塞而硬满,故名之曰蓄血症。主以五苓散中加桃仁、红花之类,从小便以逐其瘀,即可转危为安,皆不易之法也。此外再有癃闭一症,与热结膀胱不同。热结者,尿常可出一二点,此则胀翻出窍、溺不得出,由三焦气机不运,水道壅塞太甚,法宜温升,使壅者立开,尿即得出,病亦可解。此症各家皆有论无方。舒驰远用白蔻开畅胸膈,砂仁、半夏醒脾开胃,肉桂化

---

① 衹列:详细而有条理地叙述。

气，桔梗开提，生姜升散，俾上焦得通，中枢得运，膀胱之气得顺，自然小便通利而愈矣。璜每用，再加紫菀[①]以达肺气而利小便，为效尤速。以上皆太阳腑症也，认到“寒水”二字，自然头头是道矣！

柯韵伯云发汗、利水，是治太阳两大法门。发汗分形层之次第，利水定三焦之高下，皆所以化太阳之气也。发汗有五法：麻黄汤，汗在皮肤，散外感之寒气；桂枝汤，汗在经络，通血脉之精气；葛根汤，汗在肌肉，升提津液之清气；大青龙汤，汗在胸中，是解散内扰之阳气；小青龙汤，汗在心下，是驱逐内蓄之水气。治水又有三法：干呕而咳，水入则吐，是水滞在上焦。在上者，汗而发之，小青龙、五苓散是也。心下痞鞕[②]，硬满而痛，是水气在中焦，中满者，泻之于内，十枣汤、大陷胸是也。热入膀胱，小便不利，是水在下焦。在下者，引而竭之，桂枝加茯苓、白术汤是也。语语精致，真不厌一百回读。

经病腑病二阳合病之别

身热烦渴，目痛鼻干，不得眠，不恶寒，反恶热，此阳明经病也；潮热谵语，手足腋下濈然汗出，腹满痛，大便硬，此阳明腑病也。而其候各有三。

经病，邪已传阳明，而太阳表症未罢，兼见头痛、恶寒、无汗之太阳症者；有太阳之邪已罢，悉传阳明，但见壮热有汗，心烦不眠，口渴引饮之阳明症者；有阳明之邪未见，兼见胸胁痛，寒热往来，口苦而呕，目眩耳聋之少阳症者。

腑病，则太阳阳明，谓太阳病或发汗，或吐或下，亡其津液，胃中干燥，太阳之邪，乘胃燥而转属阳明，致小便反数，大便硬，所谓脾约是也；有正阳阳明，谓阳气素盛，或有宿食，太阳之邪，已传阳阴，遂入胃府，致大便不通者，谓胃家实是也；有少阳阳明，谓病已到少阳，法当和解，而反发汗利小便，胃中燥热，复转属阳明，致大便结燥者，所谓大便难是也。

治法须分经腑，在经有葛根汤、白虎汤、柴胡白虎汤之别。腑病虽均可下，而有轻重之分，有三承气下法，有麻仁丸通法，有蜜煎猪胆导法，随所宜而施治可耳。

---

① 紫菀：原作“紫苑”，径改。

② 鞕：同“硬”字。以下径改。

论三阳三阴关键皆在阳明

陆九芝先生云：能治阳明病，即能治三阳三阴各病，以三阳三阴皆禀气于胃，为病最多，故世补斋医书特列阳明病一篇。此非熟读《伤寒论》全书，不能为是言也。兹得俞根初[①]《伤寒新论》，尤见条分缕析，谨觍陈之。

一、太阳阳明。凡太阳病发其汗，汗先出不彻，表邪未净，肢冷身热，微微恶风，腹满而痛，大便不通，舌苔浅黄、薄腻，黄中带白，脉右洪数、左浮缓，即仲景所谓"胃中干燥，因转属阳明，不更衣内实，大便难者"，此为太阳转属阳明之结热也。宜攻里兼解表法，厚朴七物汤治之。

二、正阳阳明，有轻、重、危三症。轻者由太阳病，若发汗若吐后，邪乃不解，蒸蒸发热，不吐不下，心烦腹胀满，舌苔正黄，脉右滑大，此热已结胃，腑气不和也。法当泻热润燥，佐以和胃，调胃承气汤微下之。重者阳明病，潮热多汗，津液外出，胃中燥，小便数，大便必硬，硬则谵语，腹大满，便不通，舌苔老黄，脉右浮滑而实，此胃中结热移入小肠也。法当苦寒泻火，佐以辛通，小承气汤缓下之，微和胃气，勿令大泄之。危者阳明病，不大便五六日至十余日，申酉时发潮热，不恶寒，独恶热，身重短气，腹满而喘，频转矢气，手足濈然出汗。躁则头摇手痉，谵语发狂。静则独语如见鬼状，循衣摸床。剧则昏厥不识人，目睛不了了。甚则两日直视，舌苔焦黄起刺，兼有裂纹，甚或焦黑燥裂，或如沉香色，苔中后舌生芒刺黑点，脉右沉弦滑数实，左弦数而劲。此胃及小肠热结，上蒸心脑，下移大肠也。此病西医名小肠坏。急急峻下，存阴为君，佐以熄风开窍，大承气汤加犀角、羚羊、紫雪丹急救之。脉弦者生，涩者死，此要诀切记之。若审其舌绛，多服神犀丹屡效。

三[②]、少阳阳明。热结膈中，膈上如焚，寒热如疟，热轻寒重，心烦懊侬，口苦而渴，大便不通，腹满而痛，舌赤苔黄，脉右弦大而数，左弦数而搏。此仲景所谓误发汗而利小便，胃中燥烦而实，大便难是也。轻则和解兼攻下法，大柴胡汤主之。重则攻里兼和解法，柴芩清膈煎主之。其有病症类疟，汗多口渴，寒轻热炽者，以小柴胡合白虎汤治之。

四、太阴阳明。其证有二，一为肺胃合病。其人素有痰火，外感寒邪，一

---

① 俞根初：名肇源，字根初，浙江绍兴陶里人。清代著名伤寒学家，"绍派伤寒"的创始人。

② 三：原文作"二"，据文意改。

转阳明，肺气上逆，咯痰黄厚，或白而腻，胸膈满痛，神昏谵语，腹满胀痛，便闭溺涩。舌苔望之黄滑，扪之糙手，脉右滑数而实，甚或两寸沉伏。此肺中痰火与胃中热结而成下症也。法当肺与大肠并治，开降肺气，以通大便，陷胸承气汤主之。若兼鼻孔煽张，喉中有水鸡声，喘胀闷乱，胸腹坚如铁石者，速投加味凉膈煎峻逐之。又如其人素有痰饮，适患伤寒，不先解表，或发汗不解而反下之，阳气内陷，心下因硬，从脘至少腹坚痛拒按，申酉时小有潮热，但头上微汗出，不大便，五六日，渴不引饮，舌燥苔白，脉右沉弦而紧。此水与郁蒸，互结在胸脘肋膈之间也。法当急下停饮，蠲饮万灵汤主之。若复往来寒热者，先用大柴胡汤，加煨甘遂和解以微下之。一为脾胃合病。其人素多湿热，外感伤寒，夹食一传阳明，热结在胃，胃火炽盛，湿火转成燥火，垢浊薰蒸，腐肠烁液，发痉撮空，谵语妄笑，按其胸腹，壮热灼手。大便不通，溺赤短涩，甚或二便俱闭。舌苔黄刺，干腻或兼灰黑，扪之涩而戟手，脉右沉弦数实，左亦弦数搏指。此脾中湿浊，与胃中结热而成下症也。急急开泄下夺，承接未亡之阴气于一线，小承气汤加川连，至宝丹急救之。若再失下，其脾必约，盖脾与胃以膜相连，任其薰蒸灼烁，则胃液告竭，脾阴亦枯，脾上脂膜遂干燥而收缩，腹坚而胀，矢如羊粪。仲景麻仁脾约丸缓不济急，速投三仁承气汤，加风化硝、白蜜润下之，庶可转危为安。若寻常热结液枯，病势尚缓者，只须养荣承气汤，镇润以缓下之。

五、少阴阳明，有轻、重、危三症。轻者阳明病外证未解，不先辛凉开达，而遽下之，则胃中空虚，客热之气，乘[①]虚而内陷心包、胃络之间。轻则虚烦不眠，重则心中懊憹，反覆颠倒，心窝苦闷，甚或心下结痛，起卧不安，或心愦愦，怵惕烦躁，间有谵语。饥不能食，头出汗，舌苔白滑，微黄，或淡黄光滑，或灰白不燥，脉右寸细搏[②]数，或两寸陷下，右关弦滑。此外邪初陷于心胃之间，乃包络热郁之闷症也。法当微苦微辛，轻清开透，连翘栀豉汤主之。开透后包络血液被邪气劫伤，往往血虚而烦，心中不舒，愦愦无奈，间什[③]黏涎，呻吟错语，舌底绛而苔白薄，扪之糙手，脉左寸浮滑，右寸搏急，急濡液涤涎，宣畅络气，五汁一枝煎清润之。重者少阴病，口燥咽干，心下痛，腹胀不大便，或自利清水，色纯青，而气甚恶。舌深红，苔黑燥而厚，脉右沉数而实，左细坚数搏，此少阴邪从火化，合阳明燥化而成下症也。法当急下存阴，大承

① 乘：原作“来”，疑误，据文意径改。
② 搏：原作“搏”，疑误，据文意径改。
③ 吐：原作“什”，疑误，据文意径改。

气汤加犀角、生地峻泻之。危者少阴病，热陷神昏，似寐如醉，谵语妄笑，甚则不语如尸，六七日至十余日大便不通，腹热灼手，小便赤涩滑滴，脉沉弦而涩，按之牢坚，左小数坚搏[①]。此少阴火悉成壮火，合并阳明燥热而成下症也。亟宜开泄下夺，泻燎原之邪火，以救垂绝之真阴，犀角承气汤加西黄、麝香急拯之。

六、厥阴阳明，有轻、重、危三症。轻者，其人素有肝气，病伤寒六七日，热陷在里，气上撞心，心中疼热，呕吐黄绿[②]苦水。胸膈烦闷，气逆而喘，四肢微厥，腹满便秘，舌边紫苔黄浊，脉右滑，左弦数。此厥阴气结，合阳明热结而成下症也，仲景所谓"厥应下之"是也。法当苦辛，通降下气散结，六磨饮子去沉香加广郁金磨汁主之。重者，热陷尤深，四肢虽厥，指[③]甲紫赤，胸膈烦满，神昏谵语，消渴恶热，大汗心烦，大便燥结，溲赤涩痛，舌苔老黄，甚则芒刺黑点，脉右滑大躁甚，左弦坚搏数。此厥阴火亢，合阳明热结而成下症也。仲景所谓"脉滑而厥，厥深热亦深也"。法当清燥泻火，散结泄热。四逆散缓不济急，白虎承气汤加广郁金磨汁润下之。若兼少腹攻冲作痛，呕酸吐苦，诸药不效者，更投雪羹合更衣丸包煎，屡奏殊功。危者，热深厥深，腹胸灼热，手足独冷，剧则如惊痫，时瘈疭，神迷发厥，终日昏睡不醒，或呓语呻吟，面色青惨，摇头鼓颔，忽然坐起，吐泻不得。腹中绞痛，攒眉咬牙，疼剧难忍，二便俱闭，舌紫赤，苔灰腻带青，六脉沉细数搏，甚或伏而不见。此由厥阴郁火，深伏于肝脏血络之中，而不发露于大经大络，直透肠胃而外发也。往往气闭闷毙，顷刻云亡。治宜先刺要穴出血，如少商、中冲、舌下紫筋、曲池、委中等穴，以开泄其毒血，再灌以紫雪丹，并飞龙夺命丹，以开清窍而透伏邪。果能邪透毒泄，脉起而数，如肝风未熄，神识时清时昏，二便不通，舌卷囊缩，少腹热痛不可忍者，急用犀连承气汤加羚羊、绛雪丹等，凉通而芳透之，或可挽回万一。

三仁承气汤　麻仁二钱，松子仁三钱，小枳实钱半，大腹皮二钱，杏仁三钱，川军一钱，油木香五分，猪胰略炒一钱。

上缓下解热法。

柴芩清膈煎　川柴胡八分，生锦纹钱半，生枳壳钱半，焦栀三钱，青子芩钱半，薄荷钱半，苦桔梗一钱，连翘二钱，甘草六分，淡竹三十六片。

---

① 搏：原作"薄"，疑误，据文意径改。

② 绿：原作"缘"，疑误，据文意径改。

③ 指：原作"脂"，疑误，据文意径改。

上攻里和解法。

蠲饮万灵汤 芫花五分，煨甘遂八分，姜半夏六钱，浙茯苓八钱，大戟一钱，大黑枣十枚，广皮三钱，生姜二钱。

上急下停饮法。

五汁一枝煎 生地汁，茅根汁，鲜藕汁，淡竹沥，生姜汁，紫苏旁枝二钱。先将紫苏旁枝煎十余沸，取清汤盛盖碗中，和入五汁重汤燉，温服。

上清润心血胞液法。

太阳阳明表症表脉不同

阳明恶寒，二日自止，因寒邪既传此经，殆将化热，故其恶寒微，不若太阳之甚。阳明在肌肉中蒸蒸发热，但热无寒，与太阳翕翕发热，寒束于皮毛之上者不同。阳明自汗，亦异于太阳中风自汗。太阳中风虽自汗，而汗出不透，有漐漐之象；阳明，热炽于内，汗为热迫，如水淋漓，故曰濈濈汗出。太阳脉浮而紧者，其热不解；阳明脉浮而紧者，其热必潮。太阳脉但浮，必无汗；阳明脉但浮，必多汗。太阳阳明，其表症表脉之不同有如此者。太阳以心胸为里，故用辛甘发散之剂，助心胸之气，而开玄府之表，不得用苦寒之剂，伤上焦之阳，以致寒邪深入，所以宜汗不宜吐；阳明以心胸为表，不得用温散之剂，伤中宫之津，以致热邪昌炽[①]，故当吐不当汗。阳明当吐而反行汗下温针等法，心中愦愦谵语，舌上苔者，仍不离太阳之表。太阳当汗而反吐，便见自汗出不恶寒，饥不能食，朝食暮吐，不欲近衣，欲食冷食，此乃太阳转属阳明之表，皆栀子豉汤症也。盖阳明以胃实为里，不特发热恶寒、汗出身重、目疼鼻干谓之表。一切虚烦虚热，如口苦咽干、舌垢喘满、不得卧、消渴而小便不利，凡在胃之外者，悉属阳明之表。但除胃口之热，便解胃家之实。此栀子豉汤所以为解表和里之圣剂也。（参《论翼》[②]）

阳明表症（参《世补斋》）

太阳中风，用桂枝汤，而阳明病脉迟，汗出多，微恶寒，亦用之。太阳伤寒，用麻黄汤，而阳明症脉浮无汗而喘者，亦用之。虚则桂枝，实则麻黄，仲

---

① 昌炽：旺盛。

② 《论翼》：《伤寒论翼》，清代柯琴撰于1674年，共二卷。

景治表邪之定局也。推之，太阴病脉浮者可发汗，宜桂枝汤；吐利身痛不休，当和其外，宜桂枝汤。即少阴病始得之，反发热，脉沉者，宜麻黄附子细辛汤。凡有表症，概不外麻、桂二方。

盖仲景之方，因症而设，非因经而设也。若夫肺胃之热窒于上膈，不得泄而懊忱，仲景更制栀子豉汤，因其势而吐之，亦在上者引而越之之义也。太阳初感风寒，以麻、桂二汤汗之。阳明初感发热恶寒，其药亦同者。因太阳经气，行身之后；阳明经气，行身之前。所受风寒，俱在营卫之表，故不能舍麻、桂以立方。再一二日不恶寒反恶热，已入阳明之里，便不得用麻、桂二方，以寒邪化热，已不在营卫也。过此适在将入里未入里之际，必见心中懊忱，舌苔白腻。此时通调表里，宜泄热邪，舍栀豉汤，无良法也。

治阳明表症大法皆以存津液为主

治阳明内热之表有三法：热在上焦者，用栀子豉汤吐之。上焦通则外邪立解，津液降则胃气因和，此从将入胃、未入胃界限立法也。其次，则热在中焦，已入阳明之经。其症见热渴自汗，用白虎汤清之。胃热得清，津液得回，热邪顿减，此乃从阳明之经气立法也。又次，则热陷下焦，小便不利。倘非汗多而渴，便用猪苓汤利之。取阿胶之育阴法于利水方中，俾火从下泄，而津液不伤，皆所以存津液也。

须知治阳明急防胃燥，而防[①]胃燥，须在胃未燥之先。若邪尚在表，而不刻刻[②]顾其津液，胃津一干，热邪益炽。拙著《温热串解》[③]所以云"温病忌汗，忌利小便"，正谓此也。而胃燥原因有四：重发汗，津液外越；利小便，津液内竭；多吐则津液受伤；温燥则津液消铄。治病者一审其外邪甫经化热，便当以存津液为第一要义。倘治疗不得其法，则热邪固已伤津，用药不当，重伤其津，有不变成燥实坚之胃实症耶？陈修园谓读《伤寒》书数十年，始悟出"存津液"三字；陈平伯治温病，谓胃津不克支持。则厥不回而死，旨哉言乎？

治阳明有正治法亦有权变法

仲景用方，层次井然，其法度亦脉络贯通，具有条理，王肯堂谓其"如神

① 防：原作"妨"，据文意改。

② 刻刻：时时刻刻。

③ 《温热串解》：即吴瑞甫自撰《中西温热串解》一书。

龙出没，鳞甲森然”。如《阳明篇》，其正治法固多，权巧处亦不少，若虚烦治以栀豉，虚痞治以泻心，汗渴治以白虎，结胸治以陷胸，胃实治以承气，病退肠实，下则伤正，治以苦瓜根胆导等，此正治法也。若变而通之，则泻心固治虚痞，而止呕涤饮亦用之。栀豉固逐膈邪，而涌吐及交媾神机亦用之。虽发汗、利小便为治阳明两大禁，然伤寒初入阳明之表，仍用麻桂发汗。急于除热，则伤津液之剂反为通津液之剂，乃权变法也。若脉浮烦渴、小便不利，用猪苓汤，明明犯阳明之大禁，而导热邪从小便解。虽曰清法，亦属下法，因火热一降，津液自生，乃权变法也。既有发汗、利小便之大禁，又有发汗利小便以为通津之妙法。此中奥旨，微乎其微，非熟读精思，不能悟也。

此外又有通变法。阳明本为燥土，最易成胃实症，例无温补法，而食谷欲呕，寒饮积聚，反为《阳明篇》中之胃寒症。虽大温大热之吴茱萸汤，亦取用之，所谓“有正治，即有从治”，为一寒一热之对子也。推之，脉浮而迟，下利清谷，则用四逆汤。胃中冷，必吐蛔，则借用乌梅丸。有是病则服是方，惟达变通权，庶乎得之。若夫胃口虚热，用白虎加[①]参，更加虚羸，竹叶石膏汤。壮火食气，清火即所以补气，二方所以为热病后调补胃气之上剂也。人身津液，为元气所化，服二方，靡不热解津生，而病后虚羸少气，亦随以恢复。徐灵胎云：热病愈后，必有留邪。清其余热，而养其正气，乃岐黄及仲师圣圣相传不易之心法也。

少阳病禁汗禁吐下禁温针

《少阳篇》仲景原文，计共九节，其大纲总以禁汗、禁吐、下、禁温针，为一定不易之规例。唐孙真人去古未远，《千金翼》于少阳病状，仅载九症，后贤张隐庵[②]、张令韶[③]、陈修园、王朴庄[④]辈多宗之。诚见少阳主胆，胆无出入，汗、吐、下、温针，俱不可行。以风动火炎之时，非刻刻顾其胃津，则相火因液衰而益炽，津液以汗吐下越出重亡，其胃益燥。胃燥而谵语、烦悸、惊狂，种

① 加：原作“如”，据文意改。

② 张隐庵：张志聪，字隐庵，钱塘（今浙江杭州）人，清代著名医家。著《黄帝内经素问集注》、《灵枢经集注》、《伤寒论宗印》、《金匮要略注》、《侣山堂类辨》、《本草崇原》等行于世。

③ 张令韶：名锡驹，清代钱塘人，伤寒名家。著有《伤寒论直解》、《胃气论》等。

④ 王朴庄：名王丙，号朴庄，清代医家。王丙为陆懋修外曾祖，曾以唐·孙思邈《千金翼方》为底本，作《伤寒论注》一书，博采众家学说，对《伤寒论》详加注释。本书经陆懋修校正，改名《校正王朴庄伤寒论注》。原刻入《世补斋医书后集》中。

种变症接踵而起，而坏病成矣。圣人立法，全在于未变坏病之先，以“上焦得通，津液得下，胃气因和”十二字，为解邪外出之枢纽。务使阳邪自罢，阴津不伤，一举两得，立法所以独神也。不此之务，针药妄投，致成坏病。仲景独提“谵语”二字为眼目，开示后人，仍是《阳明篇》“邪归阳明，无所复传”之大意。以见《伤寒》六经各篇，经气病气，互有关系，所谓言在此而意在彼，非食古不化者所得而领会也。喻氏云：伤寒病，始惟恐传经，传则变生。后惟恐不传经，不传则势厉，此则谵语犹是胃病也。而若烦而悸，若悸而惊，明明已由胆火上越，而扰及神经，有非承气辈所得愈此病者，故曰“知犯何逆，以法治之”。见已吐下发汗温针而谵语，又未可泥于柴胡及承气两法，必随所犯何逆，而加以适当之疗法？活泼泼地如珠走盘，自非精义入神，其孰能与于斯？

少阳虽有四禁仍不离汗下以立法

少阳汗、吐、下、温针四禁，见于本论。然柴胡症中口不渴、身有微热者，加桂枝以发汗。下后，胸膈满，微结，小便不利，渴而不呕，头汗出，寒热往来心烦者，用柴胡桂枝干姜汤汗之。下后，胸满烦惊，小便不利，呓语身重者，柴胡龙骨牡蛎汤中用大黄、茯苓，以利二便，柴胡症具而反下之。心中满而硬痛者，大陷胸汤下之。医以丸药下之而不得利，已而微利，胸肋满而呕，日晡潮热者，小柴胡加芒硝汤下之。伤寒发热，汗出不解，心中痞硬，呕吐而下利者；伤寒十余日热结在里，复往来寒热者，大柴胡汤下之。总阅以上数条，似仲景于少阳经中已备汗下利一便法矣。不思身微热，为太阳表症未罢，误下微结，头汗心烦，为太阳结热上攻，病情未离太阳。故虽用柴胡汤，仍兼汗下。若夫呓语身重，日晡所潮热，与夫热结在里，病情已露出阳明兼症，以其有肋满痞硬而呕，往来寒热，属于少阳，自当从二阳合病例，夺其转属阳明之路，此即仲景方中之双解法。一部《伤寒》书，活泼泼地，后贤不察，凡《论》中有用小柴胡汤者，无不类入少阳一门，竟使先圣人活法转成呆板，胥[①]失之矣。少阳以汗下为权变法，精于读论者自知之。盖既有兼症，则用药自宜兼顾，所谓神明于法也。若夫[②]吐法，乃为阳明胸中实者而设，即少阴之心下温温欲吐，亦是胸中实，故涌泄殊不可少。至少阳虽有胁下满等症，而与阳明、

---

① 胥：全、都。

② 夫：原作“天”，据文意改。

少阴之胸中实，截然不同。其病又发热喜呕，则吐法自未便施用。因其热而不实，故小柴胡汤必以参、枣、炙草保卫中气，生其津液，以防转属阳明，故曰"上焦得通，津液得下，胃气因和"，得和法之功，而呕热胁满霍然痊愈，此小柴胡汤所以为通津液之上剂也。少阳四禁，垂为圣法，故凡用柴胡汤而犯此四禁者，仲景概不入《少阳篇》。欲人知所禁戒，有以识病情之出入处也。病少阳，凡太阳阳明之经气病机，靡不体验周至，何以第五节于"三阳合病，脉浮大，上关上，但欲眠睡，目合则汗者"，独归入少阳一门？此中关键，正待讨论。夫太阳脉浮，阳明脉大，以浮大而上关上，知为三阳合病。胆热则睡，而少阴病但欲寐，又不得有汗。今乃欲眠睡而目合则汗，知为三阳合病，而全系相火燔灼，脉上关上，则已透过寸口，其阳部未全浮大可知也。以阳部未全浮大，知热气仍羁半表，以薰于胆。胆热则好眠，与少阴之但欲寐病状不同。目合则汗，则未合以前不汗，又与阳明之自汗出不同。少阳为游行之部，其脉又起于目锐眥，病机直趋少阳。故于三阳受病，其卫气不行于阴时，见但欲眠睡之状；卫气仅行于阴，则目合之顷，外无所卫，而自汗出，非但胆热使然也。以二阳传变而熏灼于胆，病机又刻刻趋重少阳，仲景所以就其合病而入于《少阳篇》，意在斯乎！

少阳与阳明病机之参错

同一潮热也，在阳明为实证，而邪由少阳而入阳明者，则未可以实证论。何以知之？以大便溏、胸胁满而知之也。盖潮热固为阳明症，而大便溏则不得为谓胃家实。且胸胁满又确为少阳症，自应从少阳治法，而主以小柴胡汤。此少阳阳明之潮热与阳明病之潮热，治法不同处。此外又有混合施治者。《论》云："伤寒十三日下之[①]，胸胁满而呕，日晡所发潮热，已而微利，此本柴胡证。下之而不得利，今反利者，知医以丸药下之，非其治也。潮热者，实也，先宜小柴胡汤以解外，后以柴胡芒硝汤主之。"此乃少阳阳明合病，而胃家尚未大实，自应半治少阳，半治阳明。此仲师从少阳、阳明混合施治处。

同一谵语也，在阳明为胃热薰蒸，销铄胃液，而在少阳，则因误汗亡津，相火熏腾而生谵语。盖少阳禁汗，误汗则胃中燥热不和，君相升浮，摇荡不安，烦而且悸，甚至有脉结代而心动悸者。盖一则宜下宜攻承气汤是也，一则宜清宜润炙甘草汤之属是也。

① 下之：《伤寒论》原文作"不解"。

三阳治法概要

太阳经病，风用桂枝汤，寒用麻黄汤。风寒双解，用桂麻各半汤。中风而火郁，用大青龙；伤寒而水郁，用小青龙；表解而内燥，用白虎；表解而里湿，用五苓；表退而热结血分，用桃核承气。抵当汤丸治之不误，则经邪汗解，必无坏事。若太阳病三日经尽，发汗、泄下、温针诸法，仍然热不解，此非入阳明之腑，即入三阴之脏，是为太阳坏病，是缘汗、下、温针此诸治错误而然。盖阳盛而亡其阴，则入于腑；阴盛而亡其阳，则入于脏。虽太阳表证未解，然不可作太阳症治。相其脉症，所患何逆，随证而治之也。

正阳阳明者，胃家实是也。其症不大便，自汗潮热，口渴咽干，鼻干而呕，或干呕，目眴[①]眴[②]不得眠，畏人声木声，畏火，不恶寒反恶热，或先恶寒，不久旋发热，甚则谵语狂乱，循衣摸床，脉洪大而长。宜急清解，竹叶石膏汤大剂与之。若邪结与里，大便秘，小便短，亦宜用调胃承气汤或小承气汤下之。下后，按其腹中不作痛而和，病即已解。如作痛，是燥屎未尽也，再用前药下之以腹中和，二便通利为度。若不能食，其人本虚者，勿轻议下。如无汗小便不利，心中懊侬者，当发黄，急用栀子麦冬豆豉浓煎与之。已发黄，加茵陈为君主之。若心下硬满者，此邪未入于腹中，慎勿下之，用竹叶石膏汤，加瓜蒌、桔梗、黄连。若邪结于里，汗出身重湿气，腹满而喘，潮热，手足濈然汗出，此大便已硬也，宜下之。凡阳明病多汗，津液外出，胃中燥，大便必硬，硬则谵语，小承气汤。若一服谵语止者，勿再服。阳明病，谵语发潮热，脉滑而数者，小承气汤。服药后腹中转气者，更一服。若不转气，勿更与。若服后次日不大便，脉反微涩者，里虚也，为难治，勿再下。阳明病，自汗出或发汗后，小便利，津液内竭，大便难硬，不可攻之，须候其自欲便，或用蜜导胆导通之。大下后六七日不大便，烦不解，腹满痛，有宿食，宜再用承气汤下之。食谷欲呕，属阳明，非少阳也。胸中烦热者，竹茹汤主之。竹茹、枇杷叶[③]止其呕，麦冬、葛根除其烦也。内无热症，小便利，口不渴，此为阳明虚也，吴茱萸汤主之。渴欲饮水舌燥者，白虎加人参汤。协热下利者，黄芩汤。脉浮迟，表热里寒，下利清谷，四逆汤。总之，阳明病，实则谵语，虚则郑声。郑

① 眴：同“眍”，眼睛深凹。

② 眴：同“眩”，目眩。

③ 枇杷叶：原作“枇叶”，据文意径改。

声，重语也。直视谵语，喘满者死，下利者亦死，发汗多，若重发其汗，谵语脉短者死，脉和者不死。若吐若下后不解，不大便五六日或至十余日，日晡发潮热，不恶寒，独语如见鬼状。若剧者，发则不识人，循衣摸床，惕而不安，微喘直视，脉弦者生，涩者死。微者但发热谵语，大承气汤主之，利止，勿再服。少阳病，口苦、咽干、目眩，往来寒热，胸满胁痛，耳聋，脉弦细，头痛发热，病属少阳，不可发汗及吐利。因此经在阴阳之交，表里之半，故用小柴胡汤为和解法。若汗、吐、下，泄其阴阳，阳虚而入太阴之脏，阴虚而入阳明之腑，是为少阳坏病。如太阳病，不能汗解，转入少阳，胁下胀满，干呕不食，往来寒热，未经汗下，脉弦紧者，全是小柴胡症。倘经汗、吐、下、温、针，以致谵语，柴胡症罢，是为少阳坏病。汗后心悸，由胆火上炎，神魂失归，胃府燥热不和，故烦扰而悸动，宜炙甘草汤。参、甘、大枣补中培土，胶、地、麻仁滋经润燥，姜、桂行其涩滞，麦冬清其燥热也。下后心悸，因下伤中气，胆木拔根，神魂不谧，相火升炎，郁生上热，以致胸满心烦，惊谵悸语，小便不利，一身尽重，不可转侧，宜柴胡加龙骨牡蛎汤。茯苓去湿，大黄泻热，人参、大枣补中，半夏、铅丹降逆，龙骨、牡蛎敛其神明，姜、桂、柴胡行其经络也。

太阴受病之原

前言三阳受病，于经气腑气合病并病，提纲挈领，未及阴经也。而阳经转为阴经，机括究在何处？黄坤载[①]云：阳胜而入阳明之腑，阴胜而入太阴之脏，此则传变之原因也。夫阳明，燥土也；太阴，湿土也。燥胜则为阳热，其病在阳明；湿胜则为阴寒，其病在太阴。历来医家治湿热病，每虑误下而损及脾阳，正谓此耳。伤寒症之轻重，其机关悉在脾胃，所以阳明、太阴俱有发黄症。《阳明篇》云：“伤寒发汗已，身目为黄，所以然者，以寒湿在里故也。”又曰：“伤寒七八日，身黄如橘子色，小便不利，腹微满。”两条明明为太阴病而入于《阳明篇》者，以阳土、阴土俱为一气，仲师盖示人以太阴病之来源，多由阳明传变而出也。柯韵伯云：胃家不实，便是太阴病。读此二语，可以悉太阴受病之原矣。何以谓之太阴？正天地湿土之气也。太阴气失其平，遂致感而成病，所以谓“太阴之为病也”。太阴与阳明，一里一表。风寒中于其

① 黄坤载：清代著名医家。一名玉路，字坤载，号研农，别号玉楸子。现存有《四圣心源》、《伤寒悬解》、《金匮悬解》、《素灵微蕴》等书，称为黄氏医书八种。对于《内经》、《难经》、仲景学说均有所发挥。

经，则邪气阻塞，而腹为之满。脾气不能上交于胃则吐，胃气不能下交于脾，则食不得下。若自利益甚，则脾失转输之令，胃阳不能宣化，而寒湿下注于大肠矣。寒邪客于其经，与湿相合，阳明有燥湿之大权，今乃因寒湿受病，阳热无从施化，此腹满时痛之所由来也。此腹满痛，乃寒湿作痛，为太阴虚寒病，喻嘉言尝谓“太阴本证”。上下交乱，胃中空虚，此时但可温散，不可攻下，理中汤、理中丸及四逆辈，正为此症设也。倘误认为实而下之，则中气愈虚，不能转运，邪必乘虚内陷，而胸下结硬之势成矣。曰结硬，乃因无阳化气而成坚阴，异于痞气之濡而耎[①]，且异于结胸之按而痛也。结胸之按而且痛，属于热；结硬之时腹自痛，属于寒。毫厘千里，医者尽宜细心分辨。

太阴之腹满时痛及自利

太阴、阳明，同主中州，病则先形诸腹。同一腹满也，阳明为阳土，阳道实，故病则胃家实，而不得谓之满；太阴为阴土，阴道虚，故病则腹满时痛，而不得谓之实。从知腹满为两经俱有之症，而寒热总自有辨。不大便而满痛，或绕脐痛者为实热，属阳明，可下之症也。下利而腹满时痛为虚寒，属太阴，用桂枝加芍药汤主之。以桂枝可内可外，温法、和法而兼止痛法也。若夫太阴，本无下症，即或兼阳明之实症，犹当审慎明确，方用下法。若误下，则胃中空虚，客气动隔，在阳邪则懊憹而烦，在阴邪则胸下结硬。倘再误攻，为下利不止而死。故仲师特立桂枝加大黄汤一法，以救误下阳邪陷入之变症，因病候已大实痛，似可急下。第阴实而非阳实，仍从桂枝例，升发阳邪，但加大黄以破结滞之腐秽，使表里两邪各有去路。犹是病在太阴，未可峻攻之大法也。须知腹满痛加芍药，大实痛加大黄，乃太阴权宜救治之法，犹当审其人之胃不弱，始可用之。若其脉既弱，而其人又续自便利，则芍药、大黄，犹所当禁。设不得已而通因通用，有时当行大黄、芍药者，亦当减少其分两以与之。盖人之有生，以胃气为本，脾与胃为表里，胃强脾强，胃弱脾弱，故仲师一再叮咛曰：“脾家实，虽暴烦下利必自止，见胃强脾强，自能去其腐秽，未可拘于太阴病而用温法也。”又曰：“伤寒四五日，腹中痛，若转气下趋少腹者，此欲自利也。”见脾气虚寒，不能固守，胃弱脾弱，将陷下而自利，则补脾气之虚，自是首务。此为《太阴篇》一实一虚之对子。

---

① 耎：同“软”。

太阴有里症不可发表表症亦当温里诸大法

太阴病自太阳传来，其脉浮者，表未解，可发汗，宜桂枝汤。若发热、头痛、身疼，是太阳表邪未解，法宜桂枝。乃脉反见沉，便是太阴脏病，当温其里，宜四逆汤。凡下利清谷，则病已入里，不可发表。身体疼痛，有表症者，亦当温里。若身体疼痛而下利胀满，表里皆病，当先温其里，后攻其表，温里宜四逆汤，攻表宜桂枝汤。阳明泄利，津液亡失，多发燥渴，若[①]自利不渴，则属太阴病，以其脏有寒故也。凡风燥热三阳邪犯阳明，寒湿二阴邪犯太阴，阳邪化阳明，则能食而不呕；阴邪犯太阴，则不能食而呕。阳邪犯阳明则不大便，阴邪犯太阴则自利。症俱相反可认。

太阴脉法（参柯韵伯法）

《序例》谓“太阴受病，脉当沉细”，不知沉细是太阴本病之脉，不是热病嗌干之脉，盖热病脉不当沉细也。夫脉从病见，如太阴中风则脉浮，不从脏之阴而从风之阳也。浮为麻黄证脉而用桂枝，以太阴是里之表症，桂枝汤是里之表药，以脾主肌肉，桂枝汤解营分之肌热也。太阴伤寒脉浮而缓者，亦非太阴本病，盖浮为阳脉，缓为胃脉，太阴伤寒，脉不沉细，已非太阴之寒症而反浮缓，又见阳明之表脉，是阴中有阳。胃阳尚盛，已能行于四末，所以手足自温，而显脾家之实。或发黄便硬而转属阳明，此脉症正在太阴、阳明之间。治法一偏于凉，则成太阴寒症；一偏于热，便转阳明热症。全在医者随症斟酌施治。师不出方，正以此际须治法变通，不宜印定后人耳目耳。

陈念祖曰：仲景所谓太阴症，与《内经》冬伤于寒为热病，腹满嗌干证不同。提纲皆言寒湿为病，以四逆辈为治内正法，桂枝汤为治外正法。太阳误下，转属太阴，腹满时痛、大实痛者，以桂枝加芍药、加大黄为主治。一以和太阴之经络，变四逆之温而为和法，变桂枝之解外而为通调内外法；一以脾胃相连，不为太阴之开，便为阳明之阖。既阖而为大实痛，不得不借阳明之捷径，以去脾家之腐秽。要知提纲戒下，原因腹时痛而言，此从正面审到对面以立法。又于暴烦下利日十余行必自止节，言愈尚未言方。此从腐秽既下后，而想到不自下时之治法。总而言之，四逆辈、桂枝汤及桂枝加芍药汤、

---

① 若：原文作“苦”，据文意改。

桂枝加大黄汤，皆太阴病之要剂。若不渴，则四逆辈必须；若脉弱，则芍、黄等慎用。脉浮有向外之势，桂枝汤之利导[①]最宜；烦疼当未愈之时，桂枝加芍药汤亦可选用。

少阴经症解

少阴者，二阴也，在天地为君火之气，而人身之心与肾应之。平人心生血，即以所含之热，循任脉，下胞室，为蒸水化气之源。肾藏精，即以所化之气，循冲脉，上肝入心，为生津化气之母。心肾相交，水火通调，生津生髓，自然骨力强而智慧生。《经》曰："肾为作强之官，伎巧出焉。"即此意也。自君火之气不得其平，心与肾因感之而成病，病则水火乖离，上热下寒，烦渴厥利，同时并见，缘少阴有从寒化、从热化二法。热化偏盛，为烦不得眠，咽痛口燥，腹胀不大便，及唾血便血；寒化偏盛，为厥逆吐利，恶寒踡[②]卧，热郁于肠，则下利而兼腹痛后重。盛寒在内，逼热不能内返，则厥利中有面赤、干呕、咽痛等症。识得此义，然后可以读仲师之少阴症。

少阴与太阳为表里，太阳为寒水之经，少阴即为寒水之脏，而与君火俱为少阴。故其从寒化也，则火脏伤而脉微。其从热化也，则水脏伤而脉细，其但欲寐者，即《内经》所云"少阴所生病，嗜卧是也"。是病主少阴，则神情已近昏瞶[③]，而脉象绝类虚寒。仲景以此为提纲，言外见出少阴受邪、正气被夺之现象，不知"脉微细"三字，在《少阴篇》中尤当活看，不得以微细为虚寒。但须辨出脉细沉数，口中燥，便为热症；脉沉微细，口中和，便为寒症。观《论》中之用黄连阿胶汤、真武、四逆、白通汤及三急下之大承气汤，自可恍然。

三阳二阴脉法之异同

魏荔彤[④]曰："伤寒三阳，遽传三阴，后自太阴传少阴。此传经之邪，乃外感风寒，历久变热之热也。亦有直中少阴经脏者，又非传经热邪可比，乃阴

① 利导：因势利导。

② 踡：同"蜷"。

③ 瞶：同"愦"。

④ 魏荔彤：字庚虞，河北柏乡县人，清代医家，著有《伤寒论本义》、《金匮要略本义》等。

寒之寒邪也。"故三阳分经与腑,三阴分经与脏。少阴为病脉必沉,三阴皆然,又兼微细,异乎三阳之浮、大、弦也。沉对浮,微对大,细对弦,此少阴脉也。见此则三阴俱可识其端倪。至少阴证有寒、热二邪,本不尽同,姑取两邪入而见证大同者,则但欲寐也。肾司智巧,热邪入而扰其阴,寒邪入而混其阳,因致昏蒙欲寐。仲师示人未辨寒热之邪,先辨少阴之症,此主诀也。脉之沉微细,三阴俱有,兼以但欲寐,则少阴病也。但沉、微、细,虽三阴皆有,而太阴必多微,少阴必多沉,厥阴必多细。太阴在中,故微多;少阴在下,故沉多;厥阴连胆,故弦可变细而细多。盖细即弦之微者,此仲师于少阴不言沉,反言微细者。沉,少阴本脉,不须言,且沉亦非少阴独有之脉,必兼太阴之微、少阴之细,而少阴之脉始确也。再者少阴处三阴之中,亦如阳明处三阳之中,阳明之脉本大,然兼太阳之浮多,则太阳、阳明也;兼少阳之弦多,则少阳、阳明也。推之三阴少阳之为脉,何独不然乎?然则少阴之沉兼微多,非太阴之少阴乎?少阴之沉兼细多,非厥阴之少阴乎?三阳之阳明,由递传而言之,有相通之义;三阴之少阴,就遽传而言之,亦有相通之义。此论特畅发仲师未尽之旨,宜细参之。

少阴宜汗宜温之理

少阴脉微,不可发汗,发则亡阳。脉细沉数,病为在里,不可发汗,发汗则津伤而水涸,此少阴禁汗之大法也。而麻黄附子甘草汤、麻黄附子细辛汤,皆用汗剂,此何以故?夫微为无阳,固不宜汗,而沉细已从热化,少阴与太阳为表里,有欲从太阳转出之象,不得拘于沉为在里而不发汗也。须知阴中有阳,沉亦可汗;阳中有阴,浮亦当温。凡治三阴症都作如是观,非独治少阴为然也。

少阴水脏,病则脉沉而恶寒。今脉已沉而反觉热者,是寒邪由里出表之象,发热反为佳兆,正所谓"阴中有阳,沉亦可汗也"。少阴脉浮而迟,表热里寒,下利清谷者,四逆汤主之。此等症,诸家多编入《阳明篇》中,不思浮为在表,迟为在脏,浮为表虚,迟为脏寒。明明为外显太阳之表热,而内实是少阴之里寒,正所谓"阳中有阴,浮亦当渴也",自应归入《少阴篇》方为正解。

少阴误汗之害

少阴脉微细，法当禁汗，今反以火刦[1]汗，而现出咳而下利、谵语诸病症，是足少阴之精气不藏，而手少阴之阳神飞越，乃误发少阴汗之变症也。至手足厥无汗而强发之，为害更甚。所以必动其血者，以汗为血液，而手少阴之所主也，廹[2]少阴之血，尽从上窍而上。既有阳从汗亡之变，复有血脱无余之患，下厥上竭，未易挽救。误发少阴汗之害，乃至于此。

太阴吐利与少阴吐利之别

太阴是阳明之里，阳明不恶寒，太阴虽吐利腹痛，而无恶寒症；少阴是太阳之里，太阳恶寒，少阴吐利必恶寒，阴从阳也。太阴手足温者，必暴烦下利而自愈，是太阴藉胃脘之阳。少阴吐利，亦必手足温者可治，手足厥者不治，以温则阳回。厥则纯阴无阳，腑气绝于外，而脏气绝于内，故曰不治。

太阴从湿化，故自利不渴；少阴从火化，故自利而渴。但自利而渴，不尽属少阴症，惟须察其小便白，知为肾阳衰微，泄利亡津引水自救，方确认为少阴症。盖少阴主水，热则黄赤，寒则清白也。

《内经》诸逆冲上，暴注下逼，皆属于热，此指暴感吐利而言也。独至少阴吐利，则手足厥冷，脉浮弦迟，独主痰涎在胸，挟寒饮而作呕。故虽自利而渴，仍宜急温以救下焦之虚寒，四逆汤是也。

咳嗽下利，病属时感，肺热为多，喻嘉言所谓“肺中伏热，无处可宣，急奔大肠者是也”，此属手太阴、手阳明合病。若少阴寒化，则水邪泛溢，陷入脾中，而腹为之痛。脏病及腑，膀胱亦失其职，而小便不利。脾主四肢，水与湿合，每见四肢疼痛，总之，皆水寒为病也。水寒侮脾，则自下利，射肺则咳，犯胃则中焦不和而呕，以真武汤加减法主之。凡以镇肾中水寒之气也。

少阴寒化之症，以转阳为顺。故凡蜷卧四逆，吐利交作，纯阴无阳之症，全赖转阳则生，故《论》云：“反烦者可治，反发热者不死。”又云：“手足反温者可治，然必须脉和手足温，方为病解。”若大烦大热，尤当虑阳盛燥阴，致胃燥

---

① 刦：同“劫”。

② 廹：同“迫”。

土实，或尿血下利脓血，或口鼻出血，或发痈脓，驯至[①]阴竭而阳不能独存，尤为难治。

少阴下利脉微，白通汤症。厥逆干呕烦者，白通加猪胆汁症。少阴里寒外热，下利清谷，手足厥，面色赤，身反不恶寒，或咽痛，或里寒外热，必郁冒汗出，其面戴阳。此假热之症也，最易误治。有脉沉微可辨，须从通脉四逆汤等求之。一服寒凉立毙，此等生死在俄顷间，医者最宜细辨。

厥与四逆不同之点

李杲曰：四逆者，四肢不温也；厥者，手足逆冷也。伤寒邪在三阳，则手足必热。传到太阴，则手足不热而温。至少阴，则邪热入里渐深，故四肢逆而不温。及至厥阴，则又手足厥冷，更甚于逆矣。四肢通冷，比之手足独冷则有间。夫死者以四逆言之，可治者以厥冷言之，亦可见四逆与手足厥冷之有轻重矣。盖四肢通冷，其病为重；手足独冷，其病为轻。四肢与手足，却有所分。以四字加于逆字之上，是通指手足臂胫以上立言也；以手足二字加于厥冷厥逆之上，是独指手足言也。盖以四逆为四肢通冷，而厥为手足独冷也。

伤寒阴阳寒热二厥辨

陶华[②]曰：伤寒二厥，治之一差，生死立判。夫阳厥者，先自三阳经气分因感寒邪，于头疼、发热、恶寒以后，壮火食气变出四肢厥冷乍温，大便燥实，谵语发渴，扬手掷足，不恶寒，反怕热，脉沉有力，此见传经热症，谓之阳厥。阳厥者，即阳症似阴，外虽厥冷，内实热极也。病因由大便结实失下，使血气不通，故手足乍冷乍温也。若误认阴症，便进热药，如抱薪救火矣。阴厥者，因三阴自受寒邪，初病无身热，无恶寒，无头疼，就见恶寒，四肢厥冷，直至胫臂以上，过手肘膝不温，引衣蜷卧，不渴，兼或腹满吐泻，或战栗，面如刀刮，口吐涎沫，脉沉迟无力。此为阴经直中真阴寒症，不必从阳经传入，谓之阴厥。轻则理中汤，重则四逆汤温之，勿令误也。

又曰：人之手足，乃脾胃之末。凡脾胃有热，手足必热；脾胃有寒，手足

---

① 驯至：亦作“驯致”，逐渐达到。

② 陶华：字尚文，号节庵、节庵道人。明余杭（今属浙江）人，明代医家。

必冷。理之常也。独伤寒乃有厥深、热深、厥微、热微之论，何耶？曰此火极反兼水化，故有此象耳。阴阳反复，病气逆从，未可以常理论也。凡言厥逆、厥寒、厥冷、手足寒冷，皆变文耳，不必分轻重。若言四肢则有异，未可纯为寒症；若厥冷直至臂胫以上，则为真寒无疑，急用姜附温之，少缓则难治。谓其冷上过乎肘，下过乎膝，非内有真寒达于四肢而何？再以证与脉参之，庶几无误。凡看伤寒，不可以厥逆便断为寒，必参脉与证。如手足厥冷，兼之腹痛满，泄利清白，小便亦清，口不渴，恶寒战栗，面如刀刮，皆寒症也；若腹痛后重，泄利稠粘，小便赤涩，渴而好饮，皆热症也。宜详审之。

咽痛咽干下利

少阴之脉循喉咙，系舌本，故有咽痛等症。《内经》云：少阴所生病者，咽肿上气，嗌干及痛。此经脉所系，邪气循行致然也。夫少阴，肾也。经又云：肾开窍于二阴，而上通于咽喉，故少阴之邪，上冲为咽痛，为心烦，热之性升也；为便血，为便脓，阴之性降也。《论》曰：少阴病下利咽痛，胸满心烦者，猪肤汤主之。又曰：伤寒六七日，寸脉沉而迟，手足厥冷，下部脉不生，咽喉不利，吐脓血，泄利不止者为难治。又曰：少阴病下利清谷，里寒外热，手足厥冷，脉微欲绝，身反不恶寒，其人面色赤，或腹痛，或干呕，或咽痛，或利止脉不出者，通脉四逆汤主之。可见咽痛、吐利、咽干，为少阴脏真已耗，阴火飞越，阴阳错杂之症也。

六经少言咽痛，惟太阳、阳明各一症，悉属于热。太阳，治以半夏散；阳明，治以四逆散加桔梗。少阴咽痛有六证：热证四，寒证二。热者，治以猪肤汤、甘草汤、桔梗汤、苦酒汤、半夏散；寒者，治以桂枝干姜汤、真武汤、四逆汤。厥阴咽痛亦热也，治以桔梗汤。咽痛多属于热，独少阴有二寒症。其一以汗多亡阳，固用干姜附子以复阳温经；其一阴盛于阳，故用通脉四逆以散阴通阳。

少阴急下三症

阳明有三急下症，少阴亦有三急下症，其关要在土胜水负。若得之二三日，口燥咽干者，是土燥水亏。失期不下，水涸则死，当急下之，宜大承气汤。若自利清水，色纯青，心下疼痛，口中干燥者，是土胜水亏，伤及肝阴，当急下之，宜大承气汤。若六七日腹胀而不大便者，是土燥水亏，伤及脾阴，当下之，宜大承气汤。少阴病，水旺火熄，土败人亡，故少阴宜负，而阳明宜胜。但少阴不可太负，阳明亦不可太胜。太胜则燥土克水，精液消亡，亦成死症。故当急下，以存其阴也。

六经少言死症，惟少阴独多，以少阴为性命之根也。而生死之机，尤以阳回阴散为关键。同是恶寒蜷卧，利止手足温者可治，利不止手足厥冷者不治。时自烦，欲去衣被者可治；不烦而躁，四逆而脉不至者死。同是吐利，手足不厥冷，反发热者不死，烦躁四逆者死。同是呕吐，汗出大便数少者可治，自利烦躁不得卧者死。盖阴阳互为其根，阴中有阳则生，无阳则死，独阴不生故也。

太阴症与厥阴症不同反类似之别

太阴厥阴，皆以里症为提纲。太阴为阴中至阴而主寒，故不渴。厥阴为阴中之阳，故主热而消渴；太阴主湿土，土病则气陷下，湿邪入胃，故腹痛而自利。厥阴主相火，火病则气上逆，火邪入心，故心中疼热；太阴腹满而吐，食不下。厥阴饥不欲食，食则吐蛔。同是食不下，太阴则满，厥阴则饥。同是一吐，太阴则吐食，因脾络系胃之故；厥阴则吐蛔，因风土化虫之故。症虽类似，而病原不同，又皆有分别处也。(《论翼》)

厥阴与少阳表里转属之病机

两阴交尽，名曰厥阴，又名阴之绝阳，是厥阴宜无热矣。然厥阴主肝，而胆藏肝内，则厥阴热症，皆少阳之相火内发也。要知少阳厥阴，同一相火。相火郁于内，是厥阴病；相火出于表，是少阳病。少阳咽干，即厥阴消渴之机；胸中苦满，即气上撞心之兆。心烦，即疼热之初；不欲饮食，是饥不欲食之根；喜呕，即吐蛔之渐。故少阳不解，转属厥阴而病危；厥阴病衰，转属少阳而欲愈。如伤寒热少厥微，指头寒，不欲食，是谓症在少阳，而有转入厥阴之趋势。乃不数日而热除，欲得食，其病自愈者是也。此为病机外转，阴经自不受邪之状态。(《论翼》)

六经惟厥阴最为难治。足厥阴脉起足大指，抵少腹，挟胃属肝络胆，上贯胸膈，邪热循经上逆，与手厥阴心包络风火相击，故气上撞心。火旺则水亏，故消渴。气有余即是火，故心中疼热。肝脉挟胃，肝气旺则胃口闭塞，故不欲食。风火相击，最善消食，故饥。食则吐蛔者，蛔感风木之气而生，闻食臭则上入心膈而吐出。风木邪盛,土气必虚,故下之利遂不止耳。

厥阴经大意

周阳俊曰:厥阴脏中,本无真阳,故虽传经热症,亦必至厥。厥者,邪气内入,正气退避,阳与阴不相承接也。故厥多则邪进,热多则正胜。正胜一分,则邪退一分,积而至于不可负,自无容留矣。然使热过多而吐痈脓、便脓血者,正以厥阴为藏血之脏也。其证有从上夺者,有从下消者,有归并胃腑者,有邪转出少阳,或出太阳者。种种治法,总以汗、下为戒。至于阴寒中经,吐利烦躁、厥逆等症,亦与少阴不异。故必手足自温,身有微热,始不危殆。大旨已从真阳不至衰绝起见,故助阳驱阴诸法,大同小异也。

《内经》云:厥阴之上,风气治之。中见少阳,是厥阴以风木为本,以阴寒为标,而火热在其中也。然厥阴不从标本而从中见,邪中其经,寒热每相胜复。故其病有纯阳无阴之症,有纯阴无阳之症,有阴阳错杂之症,有阴阳相等之症,有阳进欲愈、阴进未愈之症。诸症不分,动手即错,故须逐证分清,庶见病知原,临证时可免临歧之惑。

厥阴病欲愈之脉症

厥阴以风木主令,其中风者,乃同气相感也。厥阴为阴经,脉当沉细,今反微浮者,以风为阳邪,浮为风脉,《脉诀》所谓阴症见阳脉者生也。盖阴症而见阳脉,则里气将复,邪欲从表而出,由里出表则病愈。故《论》云:脉微浮为欲愈。若脉不浮,是邪已深入,不欲从表而外散,故为未愈。厥阴中风如是,则厥阴伤寒可以类推。

厥阴木火相煽,每多渴症,但欲饮水者,在阳经为热烁其津,而在厥阴则为邪欲作解之兆。仲师云:少少与之愈者,以其热非消渴之比,乃邪气向外欲解之机。得些饮水,则津复胃和而病自愈。言外见多与水则反有停蓄之患。师不及言,而意则有在,陈修园所谓"书当读于无字处者"此也。

论厥阴见厥及厥症禁下之由

厥阴致厥之故,不专指寒厥言也,即热厥亦括其中。盖阳受气于四肢,阴受气于五脏,阴阳之气相贯,如环无端,则气体温和。若不相顺接,则阳自阳而为热，阴自阴而为寒，阴阳之气不通，而厥作矣。故寒邪固能厥冷，即热邪深入，阳气雍遏于里，不能外达于四肢，亦为厥冷。此仲师所以言“阴阳不相顺接，便为厥也”。厥与逆有别，四肢作冷，谓之逆；冷过肘膝，谓之厥。故曰“厥者，四逆之极也”。

厥阴提纲禁下：“诸四逆厥者，尤宜禁之。”盖寒厥为阳气大虚，其不可下，固不待言。即热深至厥者，热甚于内，真阴被烁几尽，亦不堪再下，以竭其阴。推之阳虚阴虚之病，即不厥逆，其不可下也亦然。已示人以触类旁通，因此悟彼之法矣。读仲景书，大多数当作如是观。

厥阴病纯阳无阴之症

阴厥为阴之尽，无论化寒化热，每多手足厥冷，医者不可因其手足厥冷而疑为寒，须以脉症辨之。若脉微细，身无热，小便清白而厥，谓之寒厥固宜；倘脉实，大小便闭，腹满硬痛而厥者，则热实厥也。此寒热二厥在伤寒中尚易辨别，以其有脉症可凭也，乃仲师于《厥阴篇》独云：伤寒脉滑而厥者，里有热也，白虎汤主之。仅云脉滑而厥，又无其他之热候可凭，安能遽谓厥即热厥？须知此系阳热内郁，不得外达，在厥阴症中必兼有烦渴引饮之确证。故仲景特以里有热括之，主以白虎汤，俾里热清而厥自回。

厥深热深，厥微热微，此等症不徒伤寒为然，即湿热病亦恒有之，乃热邪过亢，阳极似阴之症。第必有其他之热症热脉可凭，方得谓之热深厥深、热微厥微。厥乃厥阴常有之症，其热之轻重，每依厥之深微以为断，先热后厥，尤俨示人以纯阳无阴之热厥。厥者，逆也，下气逆上，便是孤阳上泛，虽厥阴禁下，亦不得不借苦寒之药以降其热，如黄连、阿胶、石膏[①]、知母之类，以破阳行阴，即是下法。与阳明内结，须用承气者自是不同，不得用汗药，再升其阳，以致有口伤烂赤之变症也。

厥阴，独阳无阴之症。每患热邪上逆，汗出咽中痛，喉痹，寸脉浮数，尺中自涩皆是。间有先厥而后发热者，其阳已回，纵下利亦必自止，乃下利自止而反汗出。阴不得有汗，今反汗，且咽中痛者，以厥阴之脉循喉咙，阴液外泄，火气内燔，因利止热无出路，循经上逆故也。加以热化大过而上冲，则其喉为痹。若利止则阳热下陷，必便脓血，缘热随血下行，故其喉不痹也。

厥阴下利，脉当沉迟，今寸脉反浮数，是厥阴热邪炽盛，挟中见之化，而

① 石膏：原作“石羔”，据文意径改。

上乘于心包也。尺中自涩，涩为血少，是阴血亦日虚也。阳炽于上，阴虚于下，血为热逼，必圊[①]脓血。其怫郁于上者，亦将壅遏于肺胃而留结成痈。故仲师又引伸其余义而曰：呕家有痈脓者不可治，脓尽自愈，以见呕由痈脓而呕，痈脓为腐秽，腐秽生则热亦随之外泄也。

厥阴下利，每欲饮水自救，以消渴乃厥阴之本病，且有少阳火热在中，土与心包[②]相煽，阴液被热所夺，不能上滋，故欲饮水也。其热化太过，则为挟热下利。秽气被邪热所逼，下奔广肠，肝以疏泄为职，欲泄而不得泄，魄门壅滞难出，遂致热利下重。主以白头翁汤，取其寒能胜热，苦能泻火也。

厥阴下利，邪热不急奔大肠，必上凌心包，神明内乱而谵语。心包为手厥阴，热邪上冲，津液被烁，燥屎已成，大肠遂失其传导之司。虽厥阴禁下，而既有燥屎，遂不得不下。主以小承气汤，仍是微攻燥粪，并无大下之意。且使燥屎一清，则心包之热下降，谵语自止。此法虽与阳明微和胃气，勿令大泄下相类，而法外之意，自是不同。厥阴下利后，热随利解，其病当愈，乃更烦者，是足厥阴之热虽随利解，而手厥阴之热犹未尽清也。烦有虚、实二候，阳明病之烦，其心下硬满，是谓实烦，乃承气证也；厥阴病下后之烦，其心下濡，是谓虚烦。用栀豉汤以交媾水火，其烦自止。不至犯病人旧微溏，不可与之，大戒也。

厥阴病纯阴无阳之症

前言厥阴纯阳无阴之症，多主阳邪上逆及暴注下迫而言，已条分而缕析矣。兹更以纯阴无阳之症言之，厥阴病手足厥冷，是本气虚寒，乏中气之热化，而标阴之气太盛也。病人自言我不结胸，则无阳邪之上壅可知。其证大腹不满，小腹满，以手按之而痛，此阴寒聚于下而冷结在膀胱、关元也。

厥阴之偏于热者，每见阳邪上逆等症。独此则下利清谷，里寒外热，或大汗出而下利厥逆，甚至大汗大下而手足厥冷，或身微热见厥，呕而脉弱，小便复利，或干呕而吐涎沫。种种危候，均属厥阴独阴无阳之见证。故《论》云：下利清谷，不可攻表，汗出则胀满，以见汗出液亡，风木益肆，脾阳不固，必增胀满也。又云下利清谷，里寒外热，汗出而厥者，以见阴寒内盛，阳欲外亡，宜用通脉四逆汤，通心脉以回其阳也。又云大汗出，热不生，内拘急，四

① 圊：清除。

② 包：原作“胞”，据文意径改。

肢疼，又下利厥逆而恶寒者，四逆汤主之，以见汗为表阳虚。热为里阳越，阴寒盛而内拘急，阳气不达于四末而四肢疼，加以下利厥逆而恶寒，皆厥阴阴气太甚，阳从下陷而欲脱也。又曰大汗大下而厥冷者，四逆汤主之，以见此节所谓大汗下，系指阴寒骤中者而言。缘骤中者，邪气虽盛，正气尚未全亏，急急用温，阳气犹可挽回，未便即称死症。若病久，忽大汗下，则阴阳离脱而死，虽用四逆，犹恐无济，此又当会其言外之旨也。又曰呕而脉弱，小便复利，身有微热，见厥者难治，四逆汤主之，以见寒邪作呕，里气大虚，上不纳而下不固，加以阴寒内逼，微阳外越，故难治。以上数条，均主以四逆汤。以见独阴无阳之症，皆当刻刻以回阳为急也。

厥阴肝气上逆，阳邪干胃，最易呕吐。是呕也，与他病不同。《金鉴》云：太阴有吐，食而呕也；少阴之欲吐不吐，咳而呕也；厥阴之厥而呕，呕而吐蛔也。独此仅有声无物，清涎冷沫，随呕而出，乃厥阴寒邪上干于胃也。三阳头痛必兼身热，太阴、少阴皆无头痛，惟厥阴与督脉会于巅，故有头痛而无身热。此少阳不解，传入厥阴，阴邪上逆，故呕而头痛，主以吴茱萸汤，从厥阴本治也。

厥阴脉法，本多沉细，今反见促，似将转为阳脉。第厥阴本证，或先发热而后厥，或先厥而后发热，厥与热每有互呈之象，乃仅手足厥逆，绝不发热，是脉促非阳盛，乃阳气为阴邪所霾[①]没，有不能自伸之状，故不相顺接而厥也。故但用灸法以通阳，不用温经以助阳也。

厥阴以风木主令，风淫末疾，故每手足厥冷，乃脉细欲绝，则不但阳气衰微，阴血更为不足。何者？细为少血，心包主血，肝为血室，血少故脉细。故不用姜附四逆以劫阴，而用当归四逆以养血。第此为风淫末疾之病，方中桂枝、细辛即以祛风。而又曰“内有久寒，加姜茱”，可悟当归四逆乃为厥阴中风者而设。其加姜茱，并为风寒两解者而设也。

厥阴病阴阳错杂之症

脉微而厥，乃厥阴固有之脉症。乃七八日并皮肤俱冷，复躁扰无暂安时，此乃厥阴脏气将绝，名曰脏厥，不治之症也。脏厥与蛔厥异，故仲景特标“非为蛔厥”四字以明之。蛔厥者，其人当吐蛔，今病者虽脉微、肤冷却静而不躁，但觉有时而烦，与躁无暂安时者迥异，则知此非脏厥，乃厥阴证之蛔厥

① 霾：同“埋”。

也。盖蛔感风木而生，入肠则心主被扰，故烦，即提纲中所谓“气上撞心，心中疼热者”是也。其烦须臾复止者，蛔无所得食，故止。得食而呕者，即提纲中所谓“饥不欲食者”是也。又烦者，蛔闻食臭而出，故烦。其人当吐蛔者，蛔闻食而动，因呕而吐，即提纲中所谓“食则吐蛔”是也。主以乌梅丸者，以厥阴肝脏虽寒，心烦即热，故方亦寒热互用，以解阴阳错杂之邪也。言又主久利者，见厥阴厥而下利，不能舍此而外求，以知此方非仅为蛔厥而设也。

厥阴下利，脉沉而迟，阴寒在下也。其人面少赤，身有微热，虚阳在上也。而下利纯是清水完谷，则厥阴脏寒已极，此阴盛于阳之症，已属乖离时期，其危亡间不容发。舒驰远谓“此症仅存一线微阳，一得汗则阳散”，似非的解，不思《论》中有言下利清谷，里寒外热，汗出而厥者，通脉四逆汤主之，何尝非汗出而厥，阴盛于阳之症？况此症急用白通汤，俾真阳得复，犹须先郁冒而后汗解，亦如《太阳篇》中所云：必当先烦乃汗而解，但彼稍轻而此较重。故虽解而病人必微厥，全系阳越于上、阴虚于下之戴阳证，可危之甚也。

厥阴伤寒，感少阳之热化少，则热亦少。现厥阴之标热微，则厥亦微。手足不冷，但指头寒，寒邪浅也。默默，阴也。不欲食，胃不和也。此阴阳错杂之轻病，即《论》中热微厥微之症也。忽尔烦躁，则内热反盛，若数日后小便自利，色不赤而白，此谓内厥已除。欲得食，胃已和也。热去胃和，阴阳自平，其病为愈。若小便不利而色赤，厥不微而甚，不默默，而且烦躁，不但不欲食，更呕而胸胁满，此热未除而且深，即《论》中热深厥深之症也。热深不除，必伤阴络而便血，所以厥阴病虽欲得热，亦不欲其持久致生他变。

厥阴病阴阳相等之症

发热则厥利止，热去则复厥利，故厥阴发热，非即愈候，厥利转为发热，乃属愈期耳。是以厥转为热，夜半可愈，热久不罢，必发痈脓。可知仲景不是要其有热，要其发热而厥利止，厥利止而热亦随罢，方为顺证也。修园谓“人之一身，阴阳偏则病，阴阳平则愈”。厥阴伤寒病，标阴在下则厥，热化在中则热，厥五日，热亦五日，厥与热相应矣。谓六日当复厥，不厥者是中见之热化胜，而厥阴之标阴负也，病必自愈。盖天地之运，五日为一候，前之厥不过五日，以后之热亦五日。较之阴阳，悉得其平，故知其病可不药而自愈。

厥阴病阴阳进退欲愈未愈之症

邪中厥阴，阳盛则热，阴盛则厥。阴阳胜复之机，即为病势进退之兆。厥而下利，发热则利止。见厥复利，可知厥阴症以化热为顺也。而热化亦不可太过，故仲景于热深厥深、胸胁烦满之症，则曰“其后必便血”；于脉数热不罢者，则曰“必发痈脓”；于四日至七日热不除者，则曰“其后必便脓血”。以见厥回则阳胜，阳虽胜而热亦当去，不宜使中见之热化太过，致伤阴络而滋他变也。厥阴伤寒发热四日，厥三日，复发热四日，厥少热多，阳进阴退，其病易愈。若厥四日，热反三日，复厥五日，阴气盛而阳气微，其病为进。此等阴阳胜复之机，即为病势进退之兆。程应旄[①]之说最精，兹照录之。

程应旄曰：厥阴少阳，一脏一腑。少阳在三阳为尽，阳尽则阴生，故有寒热之往来；厥阴在三阴为尽，阴尽则阳生，故有厥热之胜复。凡遇此症，不必问其来自三阳，起自三阴，只论厥与热之多少。热多厥少，知为阳胜，阳胜当愈；厥多热少，知为阴胜，阴胜病进。热在后而不退，则为阳过甚，过胜而阴不能复，遂有便血诸热症；厥在后而不退，则为阴过胜，阴过胜而阳不能复，遂有亡阳诸死症。所以调停二者治法，须合乎阴阳进退之机。阳胜宜下，阴胜宜温。若不图之于早，坐令阴竭阳亡，其死必矣。

厥阴下利，阴寒在下也。阴寒在下，以得热为顺。故《论》中一则曰下利有微热而渴，脉弱者，令自愈。见阳进阴退，虽不治亦自愈。又曰下利脉数而渴者，令自愈。见厥阴已得少阳热化，阳能胜阴，故令自愈。又曰下利脉数，有微热，汗出，令自愈。见厥阴、少阳已两相和合，微热汗出，正阳气得通、寒邪外解之象，故亦令自愈。又曰下利脉沉弦者，下重也，脉大者为未止，脉微弱数者，为欲自止，虽发热不死。以见厥阴下利，由少阳之热化太过，少阳脉弦而不沉。若沉弦，乃少阳之气不升，火邪下陷，致成滞下而后重也。若兼见大为阳热有余，为病进，故利未止。若于沉、弦中渐微弱而数，是阳中有阴，为利欲自止。虽发热不死，乃邪自内出之机。反是则脉大身热，其死可知矣。

统阅以上数条，可见厥阴得中见之热化，便可不药而愈。然热化太过久

---

① 程应旄：字郊倩，新安（今安徽徽州地区）人，清初医家。著有《伤寒论后条辨》（又名《伤寒论后条辨直解》）十五卷、《伤寒论赘余》一卷、《医径句测》二卷。

而不差[①]，必圊脓血，下利汗出。脉不数而复紧，仍属阳退阴进，寒邪犹胜，故云未解。此中寒热进退之机，欲愈未愈之象，均在阳复而利自止，厥自回。热不宜久羁者自退，则治厥阴之大旨昭然矣。

厥阴病痰厥之治法

手足为诸阳之本。厥阴病，手足厥冷，由厥阴标阴之气太盛，胃阳不能达于四肢故也。脉乍紧者，言不厥时不紧，紧与厥相因也。紧为寒为实，寒邪挟痰饮结于胸中，胸为心主宫城，手厥阴之所治。心主为阴寒挟痰气所蔽，火郁不宣，故心下满而烦心。下者，胃口也，被厥阴之阴寒壅遏则满，中挟胃火则烦，火能消物故饥。寒结胸中，故不能食。此证汗、下、温、清之法，均不合用，当须吐之，宜瓜蒂散，亦在上者因而越之之义也。

厥阴病水厥之治法

厥阴伤寒，手足厥而心下悸者，谓之水厥。乃水邪犯心，而心下因之作悸也。《太阳篇》云：饮水多者，心下必悸。水多必渍，渍必作利，故宜先治水，方不至陷下而作利。病至厥阴，以阳升为欲愈，邪陷为危机。前言厥而下利，因病邪有陷无升，所以先治下利。无论厥之为寒为热，治下利即所以急治其厥。此之厥而心下悸，为水邪乘心，心阳不能四布，见此则治厥为缓，治水反为急，何也？厥犹可从发热之多少，以审进退之机；水则直趋于下，至作利而真阳亦随之下坠。宜先用茯苓甘草汤以治水，使水通而下利不作，治水即所以治厥也。非然者，水渍入胃而作利，则阳气有降无升，厥利何由而止哉？故治厥先治水，正所以清厥利相因之来源也。

厥阴病不治之症

厥阴病脉微者，寒邪伤阳，血脉乏真阳以鼓荡也。手足厥冷者，真阳不周于四末也。病机至此，心阳不振，已属危候。倘加以烦躁，则虚阳在上，不能下交于阴；真阴在下，不能上交于阳。真阳欲脱，神气浮越，故作烦躁。斯时，即用四逆辈以温其阳，亦恐缓不济事。惟灸太冲二穴，使厥还，或可转危

① 差：同“瘥”，病愈。

为安。倘厥再不还，是真阳已败，万无生理。

厥阴病发热不死，为其阳回也。而发热亦死者有三证：一在躁不得卧，一在厥不止，一在汗出不止。《论》云："伤寒，下利厥逆，躁不得卧者死。"夫厥阴发热为厥回，厥回即病机将转之候，乃反下利厥逆烦躁，是热为假热，阴极逼阳于外。顷之，即脱而死，则是发热下利厥逆，未为死候，惟躁不得卧，则真死证也。《论》又云："伤寒，发热下利至甚，厥不止者死。"此条与《金匮要略》可互证而明。《金匮》云："六腑气绝于外者，手足寒，五脏气绝于内者，利不禁，乃下利至甚。厥不止，则热为假热，乃腑脏气绝，逼阳于外，故主死。"《论》又云："伤寒，六七日不利，便发热而利，其人汗出不止者死，有阴无阳故也。"此条发热与利，骤然并至，加以汗出不止，则知其热非阳回而热，乃阳脱而热，故兼下利而汗出不止。是阳生而阴独存，亦主死。

以上数条皆言亡阳而死之症，然尚有亡阴而死者。《论》云："伤寒五六日，不结胸，腹濡脉虚复厥者，不可下。此为亡血，下之死。"厥阴经原无下法，提纲中早已垂戒，间虽有用小承气一法，亦因其结有燥粪，不得已用轻泻法，以通其便，非攻法也。即曰"厥应下之"，亦谓厥应内解其热，须用清降法，引热下行，不得误认"应下"二字，遂犯厥阴之大戒。此节伤寒已五六日，阳邪不上结于胸，阴邪不下结于腹，乃腹濡脉虚复厥，是阴血虚于内，不与阳气相承接于外也。须知此证为亡血，非热深、厥深之比，且亡血之人，大便必枯[①]燥。若误下，则阴亡而阳亦亡，故主死。

厥阴厥而下利，虽未见躁不得卧，汗出不止诸死症，犹属难治。若下利手足厥冷无脉，与下利后脉绝手足厥冷者，均宜厥回脉还，方有生机。若脉不还，是心已停，为真阳已绝。加以微喘，则阳已脱，而其人亦随之亡。病机至此，危在旦夕。在根本坚固者，生机尚存，犹望晬时[②]脉还，手足复温，否则死矣。陈修园谓此证若是于久利脉绝，断无复还之理。若一时为暴寒所中，厥冷脉伏，投以四逆、白通之类，尚可望生。究之，病势至危，无可为力，欲望回元气于无何有之乡，难哉！

厥阴厥利，脉不还，固为死症，而下利日十余行，脉反实者，亦主死。何以故？下利正虚，脉宜微弱。若反实为正虚邪盛，必缠绵难愈而死。

---

① 枯：原作"桔"，疑误，据文意径改。

② 晬(zuì)时：一昼夜。

厥阴救误之法

厥阴本无下法,《论》中已谆谆示戒。乃病至六七日,医者不知而误下,且大下以致虚其阳气,寸口上部之脉沉而迟。惟其阳虚不能与阴相顺接,遂成手足厥逆之症。且大下之后,更虚其阴气,故下部之脉不至。诸凡脉症,本属厥阴寒邪,并无热证可凭。而乃咽喉不利,吐脓血者,以厥阴之脉贯膈上,注肺循喉咙,误经大下后,徒伤津液,虚其正气。而邪热之在经者,反循经上逆,侮所不胜,遂成肺痿,故咽喉不利而唾脓血。且以误下,阴阳两虚,邪从内陷而泄利,即提纲中所云"下之,利不止也"。泄利不止,阳气厥陷,最为难治。而尚非不治,用麻黄升麻汤,所以解表和里,清上温下,随证施治也。

按:仲师伤寒方,惟此方夹杂不清,难于解释,前此注家亦不过随文敷衍。璜少读此书,疑其必有阙略,后贤柯韵伯以为后世粗工之伎,必非仲景方,最为有胆有识。清舒驰远[①]亦辟其谬,其说颇精,兹照录之。

舒驰远曰:阳邪在上,耗其津液,而咽喉不利,因误下而脾胃大伤,不能传布。则血蓄痰停,协阳邪上逆,遂混浊而吐也。复有虚寒在下而吐利不止,此为阴阳错杂之邪。治法仍用理脾健胃,宣畅胸膈,兼以养阴清燥、解热豁痰、温经止泄而病自愈。麻黄升麻汤不合也。且《厥阴篇》中,不得以太阳阳明之药主汤之名,适足以乱仲景之例耳。

寒下为厥阴通常症,即吐逆亦为厥阴恒有之症。提纲中所言"食即吐蛔者",陈修园以为不必吐蛔,但见呕逆便是。此等阴阳错杂之症,最易误治。《论》云:伤寒,本自寒下,医复吐下之,寒格更逆吐下,若食入口即吐,干姜黄连黄芩人参汤主之。此等症,上热为下寒所格,更逆以吐下,下因下而愈寒,上因吐而愈热,已成汤水不得入口之候。因其变症尚轻,故用参姜泻心之半。上焦寒格,故用参姜;心下蓄热,故用芩连;呕家不喜甘,故去甘草。不食则不吐,是心下无水气,故不用姜夏。要知寒热相阻,则为格症,寒热相结,则为痞症,其症不同。即救其误治,用法亦当有别也。

六经伤寒,均以胃气为本,不独厥阴也,而厥阴不治,取之阳明,尤为要法。伤寒大吐大下,以致胃中寒冷,亦厥阴恒有之症。厥阴言呕症者计四节,即所谓大吐也;言大下者计十八节,即所谓大下也。大吐大下,则胃气极

---

① 舒驰远:名诏,号慎斋学人,江西进贤人,著有《伤寒集注》。

虚,复极汗出者,亦《厥阴篇》大汗出之类是也。其人外气怫郁者,言阳热之气怫郁于外,不通于内,或热或厥,即前十八节之厥热是也。医者误以怫郁为热,复与水以发其汗,一误再误,已虚重虚,虚冷相搏,因而作哕。又申明致哕因胃中寒冷,以见虽属厥阴变症,仍当以胃气为本也。

哕之一症,有虚有实,前言虚寒之症,此更言实热之症。厥阴伤寒,哕而腹满者,乃邪热郁结于中,不得通泄,因之气逆于上而作哕也。医者必审其前后二部,知何部不利,利之则愈。亦在下者,因而竭之之义也。

四时感症讲义

吴瑞甫　撰述

张亮亮　校注

内容提要

《四时感症讲义》，私立厦门国医专门学校教材一种。吴瑞甫撰述于1934年，后由其子吴树萱、侄孙吴庆福整理而成。卷首有吴氏本人及门生陈影鹤、李礼臣序言各1篇。全书分上下两卷，共33篇，以《内经》《难经》《伤寒论》为理论基础，分别论述温病、湿热、泻痢、疟疾、伏暑、秋燥、冬温等四时病症，参考各家注解，并附吴氏临床实践心得。本书系评注类讲稿，先后援引吴鞠通、喻嘉言、王士雄、陆九芝、叶天士、薛生白、雷少逸、何廉臣等医家论著二百余条，共鸣处赞同之，存疑处商榷之，创新处发明之。该书现存版本，《四时感症讲义》，1936年厦门国医专门学校铅印本；《四时感症讲义》，原厦门国医校刊，1977年台湾新文丰出版公司影印本；《四时感症论》，陈占伟参校，许云樵增注，1981年新加坡中医学研究院校注本。本次整理、校注以1977年台湾新文丰出版公司影印本为底本，以1981年新加坡中医学研究院校注本为校本。

目　　录

四时感症讲义

陈序一

四序愆期，寒暑不正，则民殃于疫。读《淮南子》书者，类能言之。关尹子[①]曰：五行流转，造化有魂有神，是故天不能冬兰夏菊，地不能洛橘汶貉，则又有气候之变、水土之差而为医者所当讲肄[②]及之也。天地间一微尘耳，微尘随空气簸扬，微生物即溷杂[③]其中，而为疾病所自始。人以一身蜉蝣于天地，偶触毒疠之微生物，则疾病由此而起，此之谓病因。而微生物化生，根于气候为病，沿门阖境，靡不相同。凡疟痢、春温、麻痘、湿温、秋暑皆然，以此知微生物既由气候而生，则气候乃握重要之病原，而为我国最精最微之学理。日人渡边熙所以云：用仲景法，不必从事杀菌而病菌自然消灭。良以微生菌既由气候而来，则参气候之变，正以撷天地之精，遂为探原之治疗。此吾人根据六气以处方，所以确能愈病而自能消灭霉菌之原理也。吾师吴瑞甫先生有见及此，以感冒症四时悉备，实气候使然，故其书不名温热而名时感症，以温热仅就热之轻重言，若时感症则寒暑灾祲不得其正者，皆得分门别类，该括无遗。且以见欧西风土气候与我国不同，有风土之气候病，而以远隔数万里之医术治之，其不能推行尽利，断然无疑，此则吾师作《四时感症》之大旨也。

受业陈影鹤[④]谨志

---

① 关尹子：字公度，名喜，与老子同时。老子《道德经》五千言，是应他的邀请而撰著。著有《关尹子》九卷，被历代文人所推崇。

② 讲肄：讲论肄习。

③ 溷杂：混杂。

④ 陈影鹤：字子喜，福建同安（今福建厦门市）人，受业于吴瑞甫，曾任厦门国医专门学校诊断学教授、《国医旬刊》编辑、《厦门医药月刊》编辑等。

李序二

自《气交变大论》有“气化政令，变易灾眚”诸说，可知岁运太过不及，均为时病所从出。自《五常政大论》有委和、伏明、卑监、从革、涸流、发生、赫曦、敦阜、坚成、流衍诸名称，可知六气五类相制胜，即为四时病机所由来。人身呼吸之气与天地通，即病情亦随气候而发，所以春夏秋冬气候失和，而沿门阖境相同诸病即接踵而起。自非达精光之论，通大圣之业，未能晓其所以然之故也。近世习西医者动以玄虚相诟病，即号称国医者，不能从天人合一处着想，徒知拾外人牙慧，信口雌黄，从未有深刻之识认，则惑之甚也。礼臣闻父老言：吴师瑞甫先生自弱冠即善治温热，所著《中西温热串解》久为医林所崇尚。

曩者奉中馆命，创设厦门国医专校，所著《四时感症讲义》，经先生登堂讲解，俨如日星之明。礼臣从学有年，本此以治四时感冒诸症，往往获效，以知先生学力之深、阅历之富也。先生勤勤勉勉，手不释卷，生平治病，肠热胆绝，坚类半痴。呜呼！其于医学殆有宿根者欤？

民国二十五年六月

受业李礼臣谨志

绪 言

自《礼记·月令》有四时行令不常，则民殃于疫之说，可知寒暑灾祥[①]不得其正，即为时感之原因。自西洋医学有改换水土之议，可知水土不合，虽用对症疗法，终无切实之治验。故不特时令有乖，易于感受疾病，即山岚瘴气，南北异宜，一方有一方之疾病，乃气候风土使然。近世各大医学家所以对于温热、温毒、疫疠，多所发明也。夫四序愆期，即为感症之所自作。谷果非其时而种植，尚无蕃秀之望。此无他，气候为之也。鼠化鴽[②]也，爵化蛤[③]也，雉为蜃[④]也，鶡旦之不鸣[⑤]也，其随四时之气化而变幻如是。其他若登[⑥]谷、若登麦、若登黍，皆不能有乖于时令，故《易》曰天地储精，万物化生。宋朱晦庵[⑦]曰：天以阴阳五行化生万物，气以成形，可见我国所谓阴阳五行，其初皆以气言，至有形质可见，犹属第二问题。考《天元纪大论》云：黄帝曰，天有五行，御五位，以生寒、暑、燥、湿、风。张隐庵曰：天有五行，丹黅[⑧]苍素玄之五气也。五位五方之位，地之五行也。寒暑燥湿风，天之六气也。盖天地之五气，经于十干之分。十干之气，以化地之五行。地之五行，以生天之六气，此即我国医者言六气之所自祖。故孔子曰：天何言哉？四时行焉，百物

---

① 祥：吉祥。

② 鼠化鴽：鴽，古书上指鹌鹑类的小鸟。田鼠化为鴽，指的是二十四节气中的清明第二候之一。

③ 爵化蛤：爵通“雀”，即小鸟。古代认为麻雀数百年后入海会变成蛤。

④ 雉为蜃：雉即指野鸟，蜃为大蛤，“雉入大水为蜃”是二十四节气中的立冬第三候之一。

⑤ 鶡旦之不鸣：鶡旦鸟名，即寒号虫。《礼记·月令》：“仲冬之月，鶡旦不鸣。”

⑥ 登：丰收。

⑦ 朱晦庵：即朱熹，字元晦，又字仲晦，号晦庵，晚称晦翁。南宋时期理学家、思想家、哲学家、教育家、诗人。

⑧ 黅：黄色。

生焉。曰行曰生,何非先有气而后有形乎?鬼俞区[①]曰:五运阴阳者,天地之道也,万物之纲纪,变化之父母,生杀之本始,神明之府也。故物生谓之化,物极谓之变,阴阳不测谓之神,神化无方谓之圣,其言阴阳五行,何等确切!孔子之系《易》也,曰一阴一阳之谓道。又曰:知变化之道者,其知神之所为乎?其以阴阳五行而谓之道、谓之神者,言其体用兼赅,无所不备也。经曰:道生智,玄生神。又曰:神在天为风,在地为木;在天为热,在地为火;在天为湿,在地为土;在天为燥,在地为金;在天为寒,在地为水。故在天为气,在地成形,形气相感,化生万物。惟其由生而化,故万类无能出阴阳五行之外;惟其由道而神,故众妙无能越阴阳五行之理。其在《易》曰:成性存存,道义之门。《中庸》曰:万物并育而不相害,道并行而不相悖,谓之育、谓之行者,道为之也,气为之也。从知品类虽万殊,而得天地真元之气则一。故《素问》曰:六合之内,其气九州九窍,言天地之气弥满六合,人非此气,无由以生以育。我国谓之真元,西人谓之空气,其理一也。天地数五,火热居三,可见天地间热多于寒,火倍于水,而人之病化,即可类推。我国治外感病,必溯源于六气者,乃至精至微之学,非粗心人所能领悟也。西医晚出,于四时杂感,专注重于形质之学,故显微镜之检查病菌,至为详悉,不知病菌亦随时令而发生。试观麻疹、痘疹,多发于春间,霍乱多起于炎夏,痢疾多在夏秋之交,湿热症多在秋冬之交。其病症类多沿门阖境相同,则其病菌之由四时不正之气而生,昭然若揭。东医渡边熙学于德国者也,其言曰:伤寒杂感,但依仲景之三阴三阳治法,寒热一退,不必从事于杀菌,而病菌自然消灭。可见我国医学乃从天时气候精研而出,溯其源探其微,为理足方效之学。杀菌之治法,犹落第二问题。故知西人之拘拘于形质,其治法实不及我国远甚。今试以实验言之,我国四时杂感,无不发热,辨证纷繁,大率随气候以为施治,而方土次之。就诊察论,南北尚且异治,何论其他?故春温、夏热、秋暑、冬温,有确定之认识,即有确定之治疗,成效彰彰可纪。今乃以万里外气候不同、起居饮食不同之认病大法,谓可以施诸我国,且以舶来品之退热药,其功用甚剧烈,若安知拜林、阿斯匹灵之类,寥寥无几,不过五六种,而一概热病,无症不用。窃恐治病断无如此简单,况剧烈药发汗过甚,大率心停,以华人血质薄弱,能否任受,所不敢知。我国四时杂感言伏邪为多,在气宜清气,在血宜清血,在营宜清营透气。其间又有五兼、十夹之分,寒疫、热疫之异,自不

① 鬼俞区:即"鬼臾区"。辅佐黄帝发明五行,详论经脉,问对难经,穷尽义理,以为经论,多见《内经》诸篇。

得偏举温热二字，印定[①]后人耳目。兹特订为《四时杂感讲义》，先溯源于《内经》，次总论风、寒、暑、湿、燥、火及在表在里之辨，三分别四时病机，庶学者见病知源，临症时可无炫惑之虑，是则璜所私心冀幸[②]者耳！

中华民国二十三年二月　日

闽同安吴锡璜瑞甫氏序于厦门国医专门学校

① 印定：固定不变。

② 冀幸：期冀。

四时感症讲义卷上

闽同安吴锡璜瑞甫氏撰述
男树萱　侄孙庆福同校

详论《内经》伏气化热大意

《灵枢·论疾诊尺篇》曰：冬伤于寒，春生瘅热。

瘅热者，黄热也。《尔雅·释诂》：瘅，释谓劳。瘅热二字，自《灵枢》后，再见于《前汉书》，谓南方暑湿，近夏瘅热。师古注：以为黄病之称。历来医书均以身体发黄谓湿热病，其实亦不尽然。以璜四十余年之阅历，知诸凡伏气病，必非一二剂清热可以透解。古人久病谓劳，热病羁留日久，则其血质必薄，眼白睛，颜面及皮肤每有淡黄之状，至久热更无论矣。是瘅热者，必兼湿热、劳热二义，方能圆到①。此语我国医学家自汉至今未能悟出，兹特阐之。

《素问·生气通天论》曰：冬伤于寒，春必病温。

历来西洋医每谓冬月寒邪，无至春始发之理，不思痘疹尚有隐伏终身者，况冬春为时未久耶？此节古人以伏邪立论，殊为确当。

《金匮真言论》曰：藏于精者，春不病温。

据吴鞠通谓：冬时天气应寒，阳不潜藏，如春日之发泄，甚至桃李反花之类。是说也，与《素问》经文语意未合，盖《真言论》明谓：夫精者，身之本也，故藏于精者，春不病温。是以人身言，非以天气言也，宜正之！

柳宝诒曰：喻西昌《尚论后篇》专论伏气发温之病，分为三例：以冬伤于寒，春必病温为一例，谓寒邪之伏于肌肤者；以冬不藏精，春必病温为一例，谓寒邪之伏于骨髓者；以冬不藏精，冬伤于寒为一例，谓内外均受邪，如伤寒两感之症。以此三例，鼎立三纲，分途施治，恰与《伤寒论》之太阳病之风伤

① 圆到：周全。

卫、寒伤营、风寒两伤营卫之三例，前后相符。此喻氏得意之笔也。盖喻氏天才超越，笔力清卓[①]，每有议论，无不力破余地。而有意为文，每每虚立门面，创议论以助我波澜，在作文则为高手，而说理则未必皆能精确矣。即如伏气发温之病，惟冬伤于寒，故病温；惟冬不藏精，故受寒。其所受之寒，无不伏于少阴，断无伏于肌肤之理。其肾气未至大虚者，倘能鼓邪外达，则由少阴而达太阳，病势浅而轻；若肾虚不能托邪，则伏于脏而不得外出，病即深而重。同此邪，同此病，症有轻重，而理原一贯，无三纲之可分也。学者须分别观之。

《素问·热论篇》曰：今夫热病者，皆伤寒之类也。又曰：凡病伤寒而成温者，先夏至日者为病温，后夏至日者为病暑。暑当与汗皆出勿止。

柳宝诒曰：伏气发温，随时而变。热之轻者曰温，热之重者曰暑。夏至后，曰小暑、大暑；冬至后，曰小寒、大寒。寒、暑二字，相为对待。《内经》所称暑与热，本无分别。观篇首云：热病者，皆伤寒之类也，其义可见。至仲景始以夏月暴感之热邪，名曰暍病，正以别于伏气外发之热病也。况伏气随时外发，亦必兼挟时令之邪，如春令兼风，夏令兼暑，理所必至。是其所以异名者，固不第因乎热之微甚矣。又曰：经言凡病伤寒，是伤寒不必专在于冬时，即三时感寒，亦能郁化为温也。其称夏至后为病暑，则暑即温之变名，尤不可指为另是一邪。而此独分别言之者，因伏气发于夏至以后，其治病略有不同。盖温病忌汗，恐其伤阴，若时交长夏，则汗出必多，而邪气亦随汗而出，又未可以汗多而遽止之也。

璜按：伤寒中风，宜发汗不宜多汗，故仲师桂枝汤下垂戒[②]云：但取皮肤濈濈，微似有汗者佳，不可令如水淋漓。若如水淋漓，病必不除。温热、暑热则不其然，盖缘热症必须汗多，津液方能畅达，热邪乃有出路。一因表虚，故以微汗为主；一因里热，汗多而热乃透解。故《热病论》云：暑当与汗皆出，勿止。《内经》此言已示人以治诸凡热病不易者之定法，凡温病、热病、温疟、秋暑，汗多者愈期较速，其迁延至六七日，肌燥无汗者，每多神气不安，危机立至。奈近世习洋派医者，一遇热症，每虑多汗则其心力衰弱，不思温病忌汗，浙医吴鞠通已有是说。盖因温病伏热在内，不宜辛温发汗，更助其热。若用辛凉透汗，或养津透汗，则此汗乃脏真通畅，藉以解邪外出，又何心力衰弱之有？每见洋派医用退热药发汗，往往心停。呜呼！此乃彼国退热药发汗过

---

① 清卓：清高不凡。

② 垂戒：亦作“垂诫”，留予后人的训诫。

于剧烈使然，药之咎，非汗之咎。倘用我国之辛凉透汗，或养津透汗，已立法于无过之地，曾见有心停心弱诸弊害耶？

《灵枢·邪气脏腑病形篇》：岐伯曰，虚邪之中人也，洒淅动形。正邪之中人也微，先见于色，不知于身，若有若无，若亡若存，有形无形，莫知其情。

璜按：此言天地之气中人于不觉，而为伏邪之所自出也。虚邪以八正之虚风言，正邪以天之六气言。何谓八正？四立、二至、二分者是也。何谓八正之虚风？考《灵枢·九宫八风篇》云：从其所居之乡来为实风，主生，长养万物；从其冲后来为虚风，在伤人者，是虚风，乃指天气之风，主杀主害。《内经》所谓避虚气如避矢石者是也。虚风何以主杀害？盖从冲犯之方而来。如太乙居子，风从南方来，火反冲水也。太乙居卯，风从四方来，金来犯木也。言太乙指北极洒淅动形者，即《素问》言病不已，令人洒洒时寒之意。正邪之中人也微，言天有此六气，人亦有此六气，一或有偏，是谓正邪。正邪中人，隐伏在脏腑中，最为微渺，时或见于色诊。而在病不发见之初，若有若无，若存若亡，有形无形，莫知其情，形容六气之偏，蕴藏为病。在人身本有此气，故其化为六淫，病情未显，犹然莫可测识。《病形篇》此条已将伏气病情曲曲道出，奈近世习洋派医偶沾西说，故讦先圣先贤绪论，靡所不至。不思相隔数万里外，语言文字两相悬绝，且谓潜伏期不应如许多日，不知我国对于感冒症，所言者六气耳。六气本在人脏腑中，特一有所偏，遂成客气而为患。未病之先，若有若无，若存若亡，必欲以实体考验，即起先圣生于今日，当亦谓此气必非器具之所能测量，故曰有形无形，莫知其情。见此六气本人身所自有，即潜伏期甚久，倘未经发见，终无有得其情状者。其描写伏气之病由，不啻燃犀之照，彼拘拘于形质之末者，亦乌足以语此？

《素问·八正神明论》，岐伯曰：正邪者身形若用力，汗出腠理开，逢虚风，其中人也微。故莫知其情，莫见其形。

柳宝诒曰：此与《灵枢病形篇》言冬时寒邪，所以能久伏不觉之故。凡风从时令主方来者为正邪，从冲后来者为虚邪。冬以寒为正邪，故中于人也，令人不觉。近人有疑邪正不并立，不能久伏不发者，曷不取此两经文，细意释之。

璜按：八正虚风，语近之难附会。此乃时代性之言论，殊不必拘。

《灵枢·论疾诊尺篇》岐伯曰：尺肤热甚，脉盛躁者，病温也。其脉盛而滑者，病且出也。

吴鞠通曰：经之辨温病分明如是，何世人悉谓伤寒，而悉以三足阴经温法治之哉？尺肤热甚，火燥精也；脉盛躁，精被火煎沸也；脉盛而滑，邪机向外也。

《素问·病人气象论》曰:人一呼脉三动,一吸脉三动而躁。尺热曰病温,尺不热脉滑曰病风,脉涩曰闭。

吴鞠通曰:呼吸俱三动,是六七至脉矣。而气象又急躁,若尺部肌肤热,则为病温。盖温病必伤金水二脏之津液,尺之脉属肾,尺之穴属肺也。此处肌肉热,故知为病温;其不热而脉兼滑者,则为病风。风之伤人,阳先受之。尺为阴,故不热。如脉动躁而兼涩,是气有余而血不足,病则为痹矣。

柳宝诒曰:尺肤热,热在阴也。尺热而脉数且躁,中有温邪也。更兼盛滑,则热邪已动,有外出之象矣。此言伏温而发之脉症也。

《灵枢·热病篇》曰:热病不知所痛,耳聋不能自收,口干,阳热甚。阴颇有寒者,热在骨髓,死不可治。

柳宝诒曰:此节不知所痛二句,形容伏温初发,神情呆钝,其状如绘。阳热甚者,其热邪之浮于外者已甚也;阴颇有寒者,其寒邪之伏于阴者,尚未外透也。若此者,其热深在骨髓,故不可治。

璜按:此乃阴精欲竭,热邪直冲脑髓之象。伏温初发,非必人人有此病状,但因伏邪热重,直冲神经,神经乃知觉之所自出,热邪搅乱神经,故不知所痛。阴精乃肾气所主,肾开窍于耳,阴精欲脱,故耳聋。神经病,则知觉运动皆不能自主,故手足不能自收持。口干,阴液被灼也。阳热甚者,见诸凡病状,皆阳热甚炽之征也。阴颇有寒者,推原此病,因由寒邪伏于阴经也。热在骨髓者,见热邪烁其肾阴,经曰肾主骨,又曰肾生脑,伏邪销烁肾阴而化热,故曰热在骨髓也。热冲神经多猝死,故曰死不可治。吴鞠通谓此病阴精未至涸渴者,间可侥幸得生。此乃医者活人无已之苦心,未可以其不治而遽弃之也。

《热病篇》[①]又曰:热病已得汗而脉尚躁盛,此阴脉之极也,死。其得汗而脉静者,生。

《素问·热论篇》黄帝问曰:今夫热病者,皆伤寒之类也。或愈或死,皆以六七日之间,其愈皆以十日以上者,何也?不知其解,愿问其故。岐伯对曰:巨阳者,诸阳之属也,其脉连于风府,故为诸阳主气也。人之伤于寒也,则为病热,热虽甚不死。其两感于寒而病者,必不免于死。帝曰:愿闻其状。岐伯曰:伤寒一日,巨阳受之,故头项痛,腰脊强;二日阳明受之,阳明主肉,其脉挟鼻,络于目,故身热,目痛而鼻干,不得卧也;三日少阳受之,少阳主

① 《热病篇》:即《灵枢·热病》。

胆。其脉循胁络于耳,故胸胁痛而耳聋。三阳经络皆受其病,而未入于脏者,故可汗而已;四日太阴受之,太阴脉布胃中,络于嗌,故腹痛而嗌干;五日少阴受之,少阴脉贯肾,络于肺,系舌本,故口燥舌干而渴;六日厥阴受之,厥阴脉循阴器而络于肝,故烦满而囊缩。三阴三阳、五脏六腑皆受病,营卫不行,五脏不通,则死矣。其不两感于寒者,七日巨阳病衰,头痛少愈;八日阳明病衰,身热少愈;九日少阳病衰,耳聋微闻;十日太阴病衰,腹减如故,则思饮食;十一日少阴病衰,渴止不满,舌干,已而嚏;十二日厥阴病衰,囊纵,少腹微下,大气皆去,病日已矣。帝曰:治之奈何?岐伯曰:治之各通其脏脉。病日衰已矣。其未满三日者,可汗而已;其满三日,可泄而已。又帝曰:热病已愈,时有所遗者,何也?岐伯曰:诸病遗者,热甚而强食之,故有所遗也。若此者,皆病已衰,而热有所藏,因其谷气相抟,两热相合,故有所遗。帝曰:治遗奈何?岐伯曰:视其虚实,调其逆从,可使必已矣。帝曰:病热当何禁之?岐伯曰:病热少愈,食肉则复,多食则遗,此其禁也。帝又曰:其病两感于寒者,其脉应与其病形何如?岐伯曰:两感于寒者,病一日,则巨阳与少阴俱病,则头痛、口干而烦满;二日则阳明与太阴俱病,则腹满身热,不欲食,谵言;三日则少阳与厥阴俱病,则耳聋囊缩而厥,水浆不入,不知人,六日死。帝曰:五脏已伤,六腑不通,营卫不行,如是之后,三日乃死。何也?岐伯曰:阳明者,十二经脉之长也,其血气盛,故不知人;三日,其气乃尽,故死矣。又凡病伤寒而成温者,先夏至日为病温,后夏日为病暑,暑当与汗皆出,勿止。

柳宝诒曰:《热论》谓人受寒邪,其为病必化热,但随时而发者为伤寒,其病自外而入内。久伏而发者为温病,其病自内而达外。此论除篇末伤寒成温一节论及温病外,其余所论都属伤寒。惟所列六经形证,伤寒与温病初无二致,故备录之,以为临证时分经认病之则。又曰凡伤寒化热自表入里,初起三日在三阳经者可汗,后三日在三阴经者可泄,故不至于死。其两感者乃一脏一腑、一阴一阳同时俱病,来势迅速,不及措手,势必阴阳交绝,营卫不通,而不免于死矣。《刺热篇》所论太阳之脉与厥阴脉争见者,死期不过三日一段,即温病中之两感,与此节可以互证。又曰食肉则复一节,论病后食复,温病亦与伤寒相同。又曰经言冬伤于寒,春必病温,是指冬邪春发者而言,此言凡病伤寒则无冬夏,凡有伏气,均可发为温病也。故夏至前后,异其时而同其病,曰温曰暑,同其病而异其名也。又温与暑病邪相同而随时异名,冬邪春发者,邪郁化热,由里达外,邪随汗去,多汗则伤阴,故汗多者当止之。若至夏令,天时蒸热,先已有汗,更有伏邪内动,汗泄愈多。但其汗之出也,邪机甫动而汗即淋漓,若见汗多而遽止之,则邪机亦因之而窒矣。故特分别言之而禁其止也。

《刺热篇》曰：肝热病者，小便先黄，腹痛多卧，身热。热争则狂言及惊，胁满痛，手足躁，不得安卧。庚辛甚，甲乙大汗，气逆则庚辛日死。刺足厥阴、少阳。其逆则头痛员员，脉引冲头也。

吴鞠通曰：肝病小便先黄，小便先黄者，肝脉络阴器，又肝主疏泄，肝病则失其疏泄之职，故小便先黄也。腹痛多卧，木病克脾土也。热争邪热盛而与正气相争也。狂言及惊，手厥阴心包病也，两厥阴同气，热争则手厥阴亦病也。胁满痛，肝脉行身之两旁，胁，其要路也。手足躁，不得安卧，肝主风，风淫四末，又木病必吸少阴肾中真阴，阴阳故骚扰不得安卧也。庚辛金日，克木故甚。甲、乙肝本旺时，故汗出而愈。气逆，谓病重而不顺其可愈之理，故逢其不胜之日而死也。厥阴、少阳并刺者，病在脏兼泻其腑也。逆则头痛以下。肝主升，病极而上升之故。

璜按：诸热而必言先者，谓先有此内热，而后发见于外也。肝主疏泄，在生胆汁以助胃化谷，是胆汁之敷布，全赖肝以行其疏泄之令。胆汁黄，故小便先黄。肝之脉下环阴器，循少腹而上，肝热故腹痛也。肝藏魂，肝魂伤，故多卧。木火主气，气盛故身热也。热争者，外淫之邪与内因之热交争，即《阴阳应象大论》所谓天之邪气感则害人五脏者是也。邪热内争，肝魂伤则狂言，肝主惊，其为病也，发为惊骇。肝脉布胁肋，故胁满痛。肝为风脏，风淫末疾，故手足躁。人卧则血归于肝，肝为热伤，致失其统血之权，故不得卧。其逆则头痛员员，脉引冲头者，员员为周转之象，言肝脏之热发于外而与形热相应，热甚则上冲于头，故头痛而员转也。吴鞠通此注尚有见不到处，兹特补之。

心热病者，先不乐，数日乃热。热争则卒心痛，烦闷善呕，头痛面赤，无汗。壬癸甚，丙丁大汗，气逆则壬癸死。刺手少阴、太阳。

吴鞠通曰：心病先不乐者。心包名膻中，居心下，代君用事。经谓膻中为臣使之官，喜乐出焉，心病故不乐也。卒心痛，凡实痛皆邪正相争，热争故卒然心痛也。烦闷，心主火故烦，膻中气不舒故闷。呕，肝病也，木火同气，热甚而肝病亦见也。且邪居膈上，多善呕也。头痛，火升也；面赤，火色也。无汗，汗为心液，热闭液干，汗不得通也。

脾热病者，先头重，颊痛，烦心，颜青，欲呕，身热。热争则腰痛，不可俯仰，腹满泄而颔痛。甲乙甚，戊己大汗，气逆则甲乙死。刺足太阴、阳明。

吴鞠通曰：脾病头先重者，脾属湿土，性重。经云：湿之中人也，首如裹，故脾病头先重也。颊，少阳部也。土之与木，此负则彼胜，土病而木病亦见也。烦心，脾脉注心也。颜青欲呕，亦木病也。

肺热病者，先淅然厥，起毫毛，恶风寒，舌上黄，身热。热争则喘咳，痛走胸膺背，不得太息，头痛不堪，汗出而寒。丙丁甚，庚辛大汗，气逆则丙丁死。刺手太阴、阳明，出血如大豆，立已。

吴鞠通曰：肺病先恶风寒者，肺主气，又主皮毛，肺病则气膹郁，不得捍卫皮毛也。舌上黄者，肺气不化，则湿热聚而为黄苔也。（章虚谷曰：若外邪初感者，症非内热，其苔必白）喘，气郁极也。咳，火克金也。胸膺，背之俯也，皆大气主之。肺主大气，肺气郁极，故痛也。走者，不定之词。不得太息，热闭肺脏也。头痛不堪，亦大气膹郁，热不得泄，直上冲脑也。郁热而腠开汗出，其热暂泄则寒也。

璜按：吴鞠通此注尚有未尽稳妥之处。其云肺气不化，湿热聚为黄苔，似属牵扯之词。今细绎原文，并无湿热之病状，不解湿热二字从何而来？须知肺之脉起于中焦，下络大肠，还循胃口。肺热入胃，胃热挟胆汁以上升，则舌苔自黄。试观凡外感病，肺胃有热者，其舌上皆有黄苔，可悟其理。若系湿热，必兼有粘腻之象，须知之。

肾热病者，先腰痛胻酸，苦渴数饮，身热。热争则项痛而强，胻寒且酸，足下热不欲言，其逆则项痛员员澹澹然。戊己甚，壬癸大汗，气逆则戊己死。刺足少阴、太阳。

吴鞠通曰：肾病腰先痛者，腰为肾之府。又肾脉贯脊，会于督之长强穴。胻肾脉入跟中，以上腨内。太阳之脉，亦下贯腨内。腨即胻也。酸热铄液也，苦渴数饮。肾主五液而恶燥，病热则液伤而燥，故苦渴而饮水求救也。项太阳之脉，从巅入络脑，还出别项下。肾病至于热争，脏病甚而移之腑，故项痛而强也。胻寒，热极为寒也。足下热，肾脉从小指之下。衺趋足心涌泉穴，病甚而热也。不欲言，有无可奈何之苦也。邪气上逆，则项更痛。员员澹澹，一身不能自主，难以形状之病也。

太阳之脉，色荣颧骨，热病也。荣未交曰，今且得汗，待时而已。与厥阴脉争见者，死期不过三日，其热病内连肾。

章虚谷曰：此言外感与伏邪互病之症也，与《热论篇》之两感同中有异。彼则内外同时受邪，内外俱病，故不免于死。此则外感先发，伏邪后发者，可生。若同发，则死期不过三日也。云太阳之脉者，谓邪受于太阳经脉，即一日巨阳受之，头项痛腰脊强者是也。色荣颧骨者，谓鲜荣之赤色见于颧也，盖颧者骨之本，骨者肾所主，肾脏之伏邪已动，故赤色循荣血而见于颧也。荣未交，今且得汗待时而已者，太阳与少阴为表里，太阳经脉外受之邪与少阴营中伏热之邪尚未相交，且使得汗，先解外邪，所谓未满三日可汗之是也。其内伏之邪后发，待藏气旺时可已，如肾热病，待壬癸日得大汗而已也。又如所云见赤色者刺之，先治未病亦可也。倘与厥阴病症争见，则肾肝皆有邪热，内发其势，必与太阳外邪连合而不可解。故比之两感病，死期更速也。盖两感病起于经，必待胃气尽，六日方死。此则热邪内连肾脏，本元即绝，死期不过三日也。

少阳之脉，色荣颊前，热病也。荣未交曰，今且得汗，待时而已。与少阴脉争见者，死期不过三日。

章虚谷曰：上言肝热病者，左颊先赤。肝为厥阴，胆为少阳，相表里者也。外邪受于少阳经脉，而肝脏伏热之色荣于颊前。若外内之邪尚未相交，今且使其得汗，以解外邪，其内发之热，可待脏气旺时而已。若以少阴经脉病症争见，则肝连肾热，而内外邪势必交合难解，死期不过三日也。大抵外内之邪，发有先后，而不交合尚可解救。故要紧在"荣未交"一句。下文病名阴阳交，亦即荣已交之义也。经文止举太阳、少阳两证，不及阳明、太阴合病者，以阳明之府，可用攻泻之法，不至必死，非同太阳少阴、少阳厥阴，其邪连合而无出路，则必死也。

璜按：此二条，章注似于色脉争见处，尚未发挥其所以然之处。惟喻嘉言见解甚超，兹节录之。嘉言于前条注云：凡人有病，其色必征于面，而热病尤彰。今久邪内伏，其春发温，必始太阳经脉，红赤热色先见两颧，加以章饰，热之先征也。荣饰之色，只颧骨一处，不交他处，病之浅者也。古经：荣未交曰，今且得汗，待时而已，少需听其自解。此真诀也。大凡温热自内出，经气先伤，虽汗多未解，故云今且得汗，待时而已。至于与厥阴脉，争见者死。太阳荣颧骨，少阳荣颊前，少阴荣颊后，少阴荣两颐。谓太阳厥阴，阴阳同时，并交荣饰。此才名争见。若只面呈一部，岂争见乎？争见赤紫晦滞，传经势重，已为主死。青黑克贼，十死不救矣。后一条云：右颊前赤色未交他处，待汗而已。若两颐黑色，与少阳赤色争见则死也。少阴经败甚必入肾，肾气发露，泉之竭矣，无阴以守之矣。少阳相火、少阴真火，上下交焚，顷刻俱为灰烬，诚劫灾也。传经势重，间有回天之手，至于肾内枯槁，无救。颊颐紫黑，已见恶痕，缕缕不散，此独阳无阴，如大火聚，安得紫府丹台，援以少阴神水乎？

《评热病论篇》帝曰：有病温者，汗出辄复热，而脉躁疾，不为汗衰，狂言不能食，病名为何。岐伯曰：名阴阳交，交者死也。

叶香岩曰：交者阴液外泄，阳邪内陷也。章虚谷曰阴阳之气本来相交而相生者，今因邪势弥漫。外感阳分之邪与内发阴分之邪交合为一，而本元正气绝矣。故病名阴阳交，交者死。非阴阳正气之相交也。下文明其所以然之理。

人之所以汗出者，皆生于谷，谷生于精。今邪气交争于骨肉而得汗者。是邪却而精胜也。精胜，则当能食而不复热。复热者，邪气也；汗出者，精气也。今汗出而辄复热，是邪胜也。不能食者，精无俾也。病而留者，其寿可立而倾也。且《夫热论》曰：汗出而脉尚躁盛者死。今脉不与汗相应，此不胜其病也，其死明矣。狂言者，是失志，失志者死。今见三死，不见一生，虽愈必死也。

章虚谷曰：汗生于谷，谷生于精者，谓由本元精气化水谷以生津液，发而为汗，邪随汗泄，则邪却而精胜也。精气胜则当能食，以化水谷，其邪已泄则不复热矣。乃复热者，邪气未去也。其所出之汗，精气走泄也，故汗出而辄复热，是精却而邪气胜也。所以不能食，精无俾也。俾者倚藉之谓，其病虽留连，其寿可立待而倾也。古论云"汗出而脉躁盛者死"，正谓其精却而邪不去也。若邪去而精气存，脉必静矣。今脉与汗不相应，则精气不胜邪气也，其死明矣。且狂言是失志，失志者死，一也；汗出复热，精却邪胜，二也；汗与脉不相应，三也。今见三死证，不见一生证，虽似愈必死也。

王士雄曰：温证误作伤寒治而妄发其汗，多有此候。汪谢诚[①]曰：此条为温证不可妄表之训，梦隐一语可谓要言不烦。盖温病误表，纵不成死候，亦必不易愈矣。麻黄、桂枝，人犹胆馁。最误人者，陶节庵之柴葛解肌汤也。

《素问·阳明脉解篇》曰：足阳明之脉病，恶人与火。闻木音，则惕然而惊，钟鼓不为动。闻木音而惊，何也？岐伯曰：阳明者，胃脉也，胃者土也。故闻木音而惊者，土恶木也。帝曰：其恶火何也？岐伯曰：阳明主肉，其脉血气盛，邪客之则热，热甚则恶火。帝曰：其恶人何也？岐伯曰：阳明厥则喘而惋，惋则恶人。帝曰：或喘而死者，或喘而生者，何也？岐伯曰：厥逆连脏则死，连经则生。

章虚谷曰：土畏木克，故闻木音则惊也。热甚则恶火，仲景所谓不恶寒反恶热也。邪结于胃，而气厥逆，则喘而惋。惋者，懊憹而不欲见人也。邪热内结，则气阻而喘。不能循经外达，则四肢厥逆，盖四肢禀气于脾胃也。邪内入则连藏，故死；外出则连经，故生。

---

① 汪谢诚：即汪曰桢，清代数学家，曾著《历代长术辑要》、《四声切韵表补正》等。通医术，常与王孟英探研医术，并参同王孟英抄本《鸡鸣录》(收于《珍本医书集成》)。

帝曰：病甚则弃衣而走，登高而歌，或至不食数日。逾垣上屋，所上之处，皆非其素所能也，病反能者何也？岐伯曰：四肢者，诸阳之本也。阳盛则四肢实，实则能登高也。帝曰：其弃衣而走者，何也？岐伯曰：热盛于身，故弃衣欲走也。帝曰：其妄言骂詈，不避亲疏而歌者，何也？岐伯曰：此阳盛则使人妄言骂詈不避亲疏而不欲食，不欲食，故妄走也。

章虚谷曰：四肢禀气于脾胃，胃为脏腑之海，而阳明行气于三阳，故四肢为诸阳之本也。邪盛于胃气，实于四肢，则能登高也；热盛于身，故弃衣欲走也；邪乱神明，故妄言骂詈。胃中邪实，不欲饮食；四肢多力，则妄走也。此大承气汤之症。其邪连经，脉必滑大，下之可生；其邪连脏，脉必沉细。仲景云：阳病见阴脉者死，则虽有下证，不可用下法矣。

王梦隐曰：温病投热药补剂，亦有此候。经证亦有可用白虎汤者。沉细之脉，亦有因热邪闭塞使然。形证果实，下之可生，未可概以阴脉而断其必死也。凡热邪壅湿，脉多细耎迟涩。按证清解，自形滑数，不比内伤病服凉药而脉加数者，为虚也。

《热论篇》曰：帝曰：热病已愈，时有所遗者，何也？岐伯曰：诸病遗者，热甚而强食之，故有所遗也。若此者，皆病已衰而热有所藏。因其谷气相得，两热相合，故有所遗也。帝曰：治遗奈何？岐伯曰：视其虚实，调其逆从，可使必已矣。帝曰：当何禁之？岐伯曰：病热少愈，食肉则复，多食则遗，此其禁也。

柳宝诒曰：此言热邪初愈，余热留而未净，得谷食助气，则两热相合而复炽。观其食肉则复，多食则遗。故病后必须谨调口腹，只可以清淡稀粥，渐为调养也。

《素问·玉版论要篇》岐伯曰：病温虚甚死。

柳宝诒曰：经言"藏于精者，春不病温"，则凡病温者，其阴气先虚可知。使或虚而未至于甚，则养阴透邪，治之如法，尤可挽回。若病温者，而至虚甚，则热邪内讧，阴精先涸，一发燎原，不可治矣。

《灵枢·五禁篇》岐伯曰：热病脉静，汗已出，脉盛躁，是一逆也。

柳宝诒曰：热病汗出后而脉转盛躁，此热邪深伏于阴。至汗出而邪机始动而外露，则其邪必重，故曰逆也。

《灵枢·热病》曰：热病三日而气口静，人迎躁者，取之诸阳五十九刺，以泻其热而出其汗，实其阴以补其不足者。

吴鞠通曰：人迎躁，邪在上焦也，故取之诸阳以泄其邪。阳气通，则汗随之。阳盛则阴衰，泻阳则阴得安其位，故曰实其阴。泻阳之有余，即所以补阴之不足也，故曰补其不足。温热病未有不伤阴者，实其阴以补其不足，此一句实治温热之吃紧大纲。

身热甚，阴阳皆静者，勿刺也，其可刺者急取之。不汗出则泄，所谓勿刺者有死征也。热病七日八日脉口动，喘而短者，急刺之。汗且自出，浅刺手大指间。热病，七日八日脉微小，病者溲血口中干，一日半而死，脉代者一日死。热病，已得汗出而脉尚躁，喘且复热，勿刺肤，喘甚者死。

柳宝诒曰：热甚而脉浮躁，则可刺。当急取之，令其热邪从汗泄而解。若脉阴阳俱静，是阳证见阴脉，已有死征，故勿刺。脉口动喘而短者，热壅于肺也。刺手大指间肺之少商穴，俾肺之热痹开而汗泄，则解矣。热邪灼烁血分，则溲血，阴液被烁则口干。下焦阴伤已甚而脉又微小，则不惟阴涸而阳亦伤矣，故主死。已得汗而脉尚躁，喘且复热，是热不为汗衰，而化源且绝矣，故死。热病不可刺者有九：一曰汗不出，大颧发赤，哕者死；二曰泄而腹满甚者，死；三曰目不明，热不已者，死；四曰老人婴儿热而腹满者，死；五曰汗不出，呕、下血者，死；六曰舌本烂，热不已者，死；七曰咳而衄，汗不出，出而不至足者，死；八曰髓热者，死；九曰热而痉者，死。腰折瘈疭，齿噤齘也。凡此九者，不可刺也。

柳宝诒曰：颧赤而哕，肾阴已竭而虚阳上脱之症，故死。目不明，阴脱也，阴脱而仍热，故死。热满当泄，老人、幼儿不任攻伐，则热无出路，故死；热蕴无汗，上逆则呕，下迫则血溢，上下交征，阴液易涸，故为死候。舌本烂，乃肾火上结，与胃热炽而口糜者不同，若既烂而热仍不已，亦为死候；汗不至足，是肺气不下行，而化源将绝也。咳衄乃邪闭于上，无汗则邪不外泄，又兼化源将绝之征，故曰死。髓热如骨蒸之状，邪热深入于肾也，热而痉，致见腰折等症，是邪热深入于肝也，肾为热邪所烁，故死。

吴鞠通曰：此节历叙热病之死征，以禁人之刺。大抵由于阴竭者为多，然刺固不可，亦有可药而愈者。盖刺法能泄能通，开热邪之闭结最速。至于益阴以存津，则刺法之所短、汤药之所长也。

瓒按：热而痉，齿噤齘，昏不知人，未必即为死候。《金匮要略》主以大承气汤，累效。此证乃因热重灼烁津液，粪坚胃烁而然，下其热即以止其痉也。柳注谓肝肾热深，未确。

《难经》四时外感篇

五十八难曰：伤寒有几？其脉有变否？然，伤寒有五：有中风，有伤寒，有湿温，有热病，有温病。其所苦各不同。

张寿颐[1]曰：中风、伤寒、湿温、热病、温病，五者皆四时之外感，而古人统以伤寒称之者，盖四时感症，虽所受之邪各有不同，而其发病之因，多由于先受寒邪而起。试观各症初发之时，每多先有恶寒而后发热者，病情当可恍然[2]。但恶寒有轻重微甚之不同，是以古人遂有此五者之分析。陆九芝谓：伤寒有五，是五者之总纲。其二曰之伤寒，乃是五者中之一子目，说得最为明白。

张寿颐曰：仲景著《伤寒论》，但观其太阳篇麻黄汤证及大青龙汤证两条，颇似一部《伤寒论》专为二曰伤寒而设，实则桂枝汤证已专治中风，而白虎汤等方又是专治温病、热病之主剂。则仲景之书固不仅为五子目中之伤寒而设，且兼为五者总纲之伤寒而设。一百一十三方，但有是症，即当专用是药，子目中之伤寒以之，即五者总纲之伤寒，亦无不以之。此仲景成法所以为百世不迁之大宗[3]者也。

中风之脉，阳浮而滑，阴浮而弱。湿温之脉，阳濡而弱，阴小而急。伤寒之脉，阴阳俱盛而紧涩。热病之脉，阴阳俱浮，浮之而滑，沉之散涩。温病之脉，行在诸经，不知何经之动也，各随其经所在而取之。

张寿颐曰：此节分言五者之脉状、阴阳之义。伯仁谓皆指尺寸而言是也。风为阳邪，中风乃风邪乍感于表，病仅在外，未入里，故寸部阳分之脉浮滑。浮主在表，风邪属阳，于脉应之，自当滑利也。里犹未病，则里本无邪，故尺部阴分之脉濡弱，阴不受病，于脉应之，自不当坚实，是即无病平和之脉象，非虚细无神之软弱可比。濡，读为耎。古人所言脉濡之濡，多为"耎"字之隶变，非濡涩、濡滞之"濡"，读者不可误认。

此中风仅以风邪在表而言，即今人之所谓伤风，《内经》《难经》及《伤寒论》中之中风皆即此义，非汉魏六朝以下之所谓中风，故只有表证表脉。湿

---

① 张寿颐：字山雷，江苏嘉定人，曾在兰溪中医专门学校任教务主任，长期从事中医教育事业，编写教材讲义二十五种六六册，其中有《沈氏女科辑要笺政》、《疡科纲要》。

② 恍然：恍然大悟。

③ 宗：《四时感症论》作"法"。

温者，温湿在里而复感温邪，阳脉之浮，是为表有温邪之症。然湿是阴邪，有湿在里，即脉之浮者，亦不能盛，而阴脉主里之为小急，固其宜矣。此急字有迫促、结塞二义，不仅以至数之急而言。凡古书所谓弦急者，皆是此义。故弦为阴脉，急亦阴脉，惟湿温之得此脉象者，在湿盛热微，里湿尚未化热之时则如此。若热盛而湿亦从之化热，则脉亦必洪盛，但当以舌苔厚浊、垢腻定之，亦不可泥执此两句，认为湿温之脉定必如是，而不问热重热轻、始传未传之不同者也。伤寒为伤寒之邪，来势方遒，其锋甚厉，故阴阳之脉俱盛，此是邪实脉实之义。但当作应指有力解，不可以热病盛大洪数之盛字混为一例。其皆紧而涩者，则阴邪迫速于外之义也。热病之脉，阴阳具浮，则以热势极炽，表里皆受其病而言，几如仲景之所谓风温一候。诸阳之气毕露于外，故左右六部无不浮滑。而又曰沉之散涩者，盖浮之既盛，即重按必形不及。人之气血，止有此数，则沉候必不能如浮候之滑大，因以散涩言之。其实寻常热病，必不致如散漫无神之散，涩滞不前之涩。若其果散果涩，则外强中干，无根之脉，生机绝矣。"温病之脉，行在诸经"二句，最不可解。若谓温病六经皆有，病在何经，即当见何经之脉，则四时外感无不如此，何独温病为然？而为之注者，又皆说得倘恍迷离，直无一句可信，何如存而不论为佳。

伤寒有汗出而愈，下之而死者；有汗出而死，下之而愈者。何也？然阳虚阴盛，汗出而愈，下之即死；阳盛阴虚，汗出而死，下之即愈。

曰：滑氏本义受病为虚，不受病者为盛。惟其虚也，是以邪凑之；惟其盛也，是以邪不入。即《外台》所谓表病里和、里病表和之谓，指伤寒传变者而言之也。表病里和，汗之可也。而反下之，表邪不除，里气复夺矣。里病表和，下之可也，而反汗之，里邪不退，表气复夺矣。故云死。所以然者，汗能亡阳，下能损阴也。此"阴阳"字指表里言之，经曰：诛伐无过，命曰大惑。此之谓欤？徐氏经释伤寒例亦有"阳盛阴虚，汗之则死，下之则愈"数语，诸家解说不一。成氏则谓阳邪乘虚入腑，为阳盛阴虚；阴邪乘表虚客于营卫，为阳虚阴盛。《外台秘要》及刘河间《伤寒直格》俱以病者为虚，不病者为盛。《活人书》以内外俱热为阳盛阴虚，内外俱寒为阳虚阴盛。惟王安道《溯洄集》则以寒邪在外为阴盛可汗，热邪在内为阳盛可下，此说最为无弊。若不病者为盛、病者为虚之说，与表病里和、里病表和之说相近。但虚盛二字，其义终未安也。

张寿颐曰：此节虚盛二字，犹言虚实。以无病为虚，有病为盛。即以所感之邪而言，惟其受邪，斯谓之盛；惟其尚未受邪，故谓之虚。非言其人体质之壮盛与虚弱。元和陆九芝《世补斋》文有"伤寒去实论"一篇，谓天为清虚之府，人为虚灵之体，不为病也，有病则为实，犹言虚器之中，有物焉以实之，非强实壮实之谓。说得最为剀切[①]，《难经》此节即是此义。所谓阴盛者，明为阴寒之邪，盛实在表，而此时其人清阳之气，尚未为邪所侵，是为阳虚。则汗之可以祛除阴霾，而无虑其亡阳生变。斯能操必胜之权，其病可愈。若误以苦寒之药攻下，岂不助长阴霾，重其遏抑，则其人又奚有幸理？所谓阳盛者，明谓阳热之邪盛实于里，而此时其人真阴之气尚未为邪所耗，则下之可以荡涤实热，而无虞其阴竭难支。斯为万全之策，而其病可愈。若误以辛温之药发汗，岂不煽动阳焰，速其燎原，则为祸又胡可胜言？读者必知此节虚字非体虚之虚，而后本文之义自然迎刃可解。诸家注文无一不牵强难通，《外台》、河间、伯仁谓"受病为虚，不受病为盛"固谬，成无已添出"乘虚"二字，亦认作其人体质之虚，则阳既虚矣，何可复汗；阴既虚矣，何可复下。岂不自矛自盾？即朱奉议、王安道两家，亦只识得盛字，终不能说出虚字真旨，岂真古书之不易读也，不过心粗气浮，未尝熟思而细绎之耳！

叶香岩《温热论》注解

温邪上受，首先犯肺，逆传心包。

华岫云曰：风温、湿温之时感者，邪从口鼻而入，故曰上受。若春温之由冬时伏寒藏于少阴者，又非上受也。

按：伤寒从毛窍而入，温病从口鼻而入，二语世莫不举为定案。其实二者皆有，而总以从毛窍入者为多。南人中焦湿热素盛，一感温邪，即表里合一，遂似全从口鼻而入，亦不察之甚也。若果尽从口鼻而入，何以治法中有汗法乎？本文"上受"二字，即《内经》邪气在上之义。近世细菌学发明且有从粘膜而入者，尤不可不知。

王士雄曰：第四章云不从外解，必致里结，是由上焦气分以及中、下二焦者为顺传，惟包络上居膻中，邪不外解，又不下行，易于袭入，是以内陷营分，为逆传也。然则温病之顺传，天士虽未点出，而细绎其议论，则以邪从气分下行为顺，邪入营分内陷为逆也。

璜按：肺与心包最近，依近世解剖学验之自明。惟其近，故传变甚速也。而西医于此症，则以为神经障害之特征。我国叶天士先生对于此症，独辟蚕

① 剀切：切中事理。

从[①]，神验卓著。今且依旧学说解之，心主血，血属营，温热法主清降，即从营分内陷，而以牛黄丸、至宝丹、清营汤、神犀丹等方湔涤中宫，使之由营出气，挽回者实居多数，仍是引邪从气分下行为顺之义。王氏此解，乃治温热之要诀也。

肺主气，属卫；心主血，属营。辨营卫气血，虽与伤寒同，若论治法，则与伤寒大异。

璜按：伤寒初起，分在营在卫；温病初起，辨在气在血。其实一理也，但治法有辛温、辛凉之异耳。本论开章即提出肺卫心营为主，并以传心包为逆。我国人言传入心包，即西医言侵袭延髓也。心、肺、脑为人身最重要之部分，凡病之伤人，惟心、肺、脑传变最速，且多猝死。医及病家不悟也。凡遇此等病之较重者，切勿轻言易治，窃愿诸同道者细心讨论则得耳。

盖伤寒之邪，留恋在表，然后化热入里。温邪则化热最速，未传心包，邪尚在肺。肺合皮毛而主气，故云在表，初用辛凉轻剂。挟风，加薄荷、牛蒡之属；挟湿，加芦根、滑石之流。或透风于热外，或渗湿于热下，不与热相搏，势必孤矣。

章虚谷曰：伤寒邪在太阳，必恶寒甚。其身热者，阳郁不伸之故，尚未化热也。传至阳明，其邪化热，则不恶寒，始可用凉解之法。若有一分恶寒，仍当温散，盖以寒邪阴凝，故须用麻桂猛剂。

璜按：不恶寒者，言其常也。若阳明发热汗多，则有背微恶寒之症。若温邪为阳，则宜轻散，倘重剂大汗而伤津液，反化燥火，则难治矣。

璜按：温病所以忌汗之由，一语点出。然伤寒辛温发汗，取皮肤濈濈微似有汗者佳。温病辛凉解表，必须汗多，内邪方得外泄。此又不可不知。始初解表用辛凉，须避寒凝之品，恐遏其邪，反不易解也。或遇阴雨连绵，湿气感于皮毛，须解其表湿，使热外透易解。否则，湿闭其热而内侵，病必重矣。其挟内湿者，清热必兼渗化之法，不使湿热相搏，则易解也。

不尔，风挟温热而燥生，清窍必干，谓水主之气不能上荣，两阳相劫也。湿与温合，蒸郁而蒙蔽于上，清窍为之壅塞，浊邪害清也。其病有类伤寒，验之之法：伤寒多有变症，温病虽久，在一经不移。以此为辨。

周澂之[②]曰：此义世皆以手足经释之，非也。伤寒亦有不传经者，但传经

① 蚕丛：泛指蜀地、蜀道。

② 周澂之：周学海（1856—1906），字澂之，清代安徽建德人。著有《难经补义增辑》《脉义简摩》《脉简补义》《周学海医学全书》等。

者多，温病传经者少。所以然者，邪寒为敛，其入以渐，进一境即转一象，故变证多。温邪为开，重门洞辟，初病即常兼二三经，再传而六经已毕，故变证少也。

璜按：温邪在肺，鼻窍每多闭塞，甚至见风而眼出清涕，与辛夷散证大相似。用桑叶、甘菊、山栀皮、杏仁、薄荷之类，轻清以泄风热，每每获效。误用辛夷散，竟有变为昏痉者，余临证时曾遇之。

又按：近人宗世补斋陆氏之说，以邪入于腑，则不识人，归于阳明一经，力辟叶天士首先犯肺，逆传心包之误。明如张寿颐先生亦从之，谓叶氏论温热既误信传手不传足之说，杜撰"首先犯肺，逆传心包"两层，竟将阳明一经最多最要之病置之不问，已聚九州之铁，铸成大错。然此老亦明知温病热病必多阳明胃家热证，第苦于一口咬定手经在先，则胃是足经，无以自圆其说，乃更倚老卖老、信口雌黄，捏造河间温热先究三焦一语，隐隐然以自己所说之肺病、心病归之上焦，即以世间恒有之阳明热病归之中焦，纯是掩耳盗铃手段。其计不可谓不狡，然自欺欺人，终不能使天下后世不一读河间之书。试问温热三焦之说果出何处，则臆说立见其穷。可叹鞠通不学，所撰《温病条辨》即以三焦分篇，而耳食之徒[①]信此两家，所谓叶派遍于国中。于是治温热绝不问分经辨证，岂不可骇？攻讦不遗余力。夫叶氏伪造河间之语，诚难免后人訾议，然细按"温邪犯肺，逆传心包"二语，确有此病，确与邪入腑则不识人之病候，种种不同。盖邪入心包，其舌必绛或紫，无苔者多，即有苔亦薄。邪入于胃腑，舌苔必黄而干，甚至粗糙。邪入心包多无汗，入腑则汗多。邪入心包，多神情默默，昏而不知人。邪入腑，虽神昏而多谵语。治法：一用辛香辟秽，以提其神；一用荡涤大便，以下其热，直有霄壤之殊。即鞠通三焦论治，亦有矩矱[②]。古欢室[③]已盛称其效，其《湿温篇》尤为精妙。陆氏任意驳斥，想系未经阅历之过。不解余所佩服之时贤张山雷氏，亦示从而附和其说，不可谓非智者千虑之一失也。余积四十余年之经验，切实有效，并非左袒[④]叶氏。盖治温热病，此老之心思灵敏，实有奇长也。

前言辛凉散风，甘淡驱湿，若病仍不解，是渐欲入营也。

璜按：津不足者，热邪即易入营，而伏邪由营发出者，亦恒有之。

---

① 耳食之徒：指全凭道听途说、人云亦云之人。

② 矩矱：规矩、法度。

③ 古欢室：《古欢室医书三种》，清末女医曾懿（字伯渊，号华阳女士）编著。曾氏极推崇张仲景、叶天士、吴鞠通等伤寒温病大家，对《伤寒论》、《温病条辨》均有较为深刻的研究。

④ 左袒：偏护一方。

营分受热，则血液被劫，心神不安，夜甚无寐。或斑点隐隐，即宜撤去气药。

又按：据西医学说，此乃神经障害之轻者。

如从风热陷入者，用犀角、竹叶之属；如从湿热陷入者，用犀角、花露之品，参入凉血清热方中；若加烦躁、大便不通，金汁亦可加入。老年及平素有寒者，以人中黄代之，急急透斑为要。

周澂之曰：必以气托斑，尤必以津载斑，始能透达也。

章虚谷曰：热入于营，舌色必绛。风热无湿者，舌无苔，或有苔亦薄也。热兼湿者，必有浊苔而多痰也。然湿在表分者，亦无苔，其脉必浮细涩。

王士雄曰：仲景论伤寒，又可论疫症，麻、桂达原，不嫌峻猛。此论温病，仅宜轻解，乃上焦之治，药重则过病所。

璜按：此即徐之方轻可去实之义。华岫云云：用药有极轻清、极平淡者，取效更捷，乃温病常有之治法也。

若斑出热不解者，胃津亡也，主以甘寒。重则如玉女煎，轻则如梨汁、蔗浆之类。或其人肾水素亏，病未及下焦，每多先自彷徨，必验之于舌。如甘寒之中加入咸寒，务在先安未受邪之地，恐其陷入易易耳。

周澄之曰：有本领。须兼微酸以敛固其正气，充盈其津液，非仅入咸寒已也。

尤拙吾[①]曰：芦根、梨汁、蔗浆之属，味甘凉而性濡润，能使肌热除而风自息，即《内经》风淫于内，治以甘寒之旨也。斑出则邪已透发，理当退热。其热仍不解，故知其胃津亡，水不济火，当以甘寒生津。若肾水亏者，热尤难退，故必加咸寒。如元参、知母、阿胶、龟板之类，所谓壮水之主，以制[②]阳光也。如仲景之治少阴伤寒，邪不在经，必用附子温脏，既即是先安未受邪之地，恐其陷入也。热邪用咸寒滋水，寒邪用咸热助火，药不同而理法一也。点舌之法详后。

王士雄曰：此虽先生口授及门[③]之论，然言简意赅，不可轻易一字。本条主以甘寒，重则如玉女煎者，言如玉女煎之石膏、地黄同用，以清未尽之热而救已亡之液。以上文曾言邪已入营，故变白虎加人参法而为白虎加地黄法，

① 尤拙吾：名怡，字在泾，清代江苏长洲人。

② 制：原作“济”，据《素问·至真要大论》改。

③ 及门：正式登门拜师受业的学生。

不曰白虎加地黄，而曰如玉女煎者，以简捷为言耳。唐氏[①]删一“如”字，径作重则玉女煎，是印定为玉女煎之原方矣。鞠通、虚谷因而袭误，岂知胃液虽亡，身热未退，熟地、牛膝安可投乎？余治此症，立案必先正名，曰白虎加地黄汤，斯为清气血两燔之正法。

璜按：营气俱病，热甚者，尚有犀角、地黄合白虎法，不止白虎加地黄汤也。地黄合白虎，为清热滋液起见。津枯甚者，必加入生梨汁、生蔗浆同服，尤为速效。

若其邪[②]始终在气分流连者，可冀其战汗透邪，法宜益胃，令邪与汗并，热达腠开。邪从汗出解后，胃气空虚，当肤冷一昼夜，待气还，自温暖如常矣。

周澂之曰：邪虽在气，必以津浮之使出。故须邪与汗并，方能与汗俱出，亦须津能浮邪，始能邪与汗并也。

璜按：汗出肤冷，热病解后，此候尽多，甚至有如寒厥者，但其脉必虚缓，精神必安舒。粗工不识，误认亡阳，妄投温补者，往往或有。误药变症蜂起，每归咎前医之过用寒凉，一误再误，转治转剧，以至于死。而真能识病治病者，反至受谤。余因阅历，备尝其苦，安得病家尽有医学知识，遇此症绝不慌张者乎？

盖战汗而解，邪退正虚，阳从汗泄，故渐肤冷，未必即成脱症。此时宜安舒静卧，以养阳气来复，旁人切勿惊惶，频频呼唤，扰其元神。但诊其脉，若虚软和缓，虽倦怠不语、汗出肤冷，却非脱症。

周澂之曰：此论甚细切。凡战汗之后，多有此象，但热邪在气分，似不须战，更不须再三战，必邪入营分，方有战汗。即伤寒亦如此，况温热乎？何者？凡伤寒战汗，乃正阳为邪气蹂躏，温补元气，力透重围，故有战象。若温热之战汗，必待津液耗燥，滞入营分，以甘寒扶胃生津，如大旱遇雨，阴津与元阳相争，亦作战也。若在气分，则但汗耳，何以战为？

若脉急疾，躁扰不卧，肤冷汗出，便为气脱之症矣。更有邪盛正虚，不能一战而解，停一二日再战汗而愈者，不可不知。

魏柳州[③]曰：脉象忽然双伏或单伏，而四肢厥冷，或爪甲青紫，欲战汗也。

---

① 氏：原作“未”，《温热经纬》作“氏”，径改。

② 邪：原作人，《温热论》作“邪”，径改。

③ 魏柳州：名之琇，字玉璜，清代浙江钱塘人，以校刊江江瓘《名医类案》十二卷，复续编《名医类案》三十二卷补其不足。又有《柳洲医话》，为后代医者所重。

宜熟记之！

王士雄曰：温热之邪，迥异风寒。其感人也，自口鼻入，先犯于肺，不从外解则里结，而顺传于胃。胃为阳土，宜降宜通，所谓腑以通为补也，故下章即有分消走泄以开战汗之门户云云。可见益胃者在疏瀹[①]其枢机，灌溉汤水，俾邪气松达，与汗并行，则一战可以成功也。

璜按：此论精微之至。试观热病欲解时，饮以烧汤，多汗出而热退。即此可悟益胃透汗之法。

又按：腑以通为补一语，有至理存焉。人身气机开展，消化器、泌别器各运用其敷布之权，而气体以和。治热病然，非徒治热病然也。西洋医以大黄、黄连、龙胆草为补剂，即是此意。再论气病有不传血分而邪传三焦，亦如伤寒中少阳病也。彼则和解表里之半，此则分消上下之势，随时变法。

璜按：温热病以清降下行为顺，湿热、温疟尤宜分消其势，或涤痰，或解秽，或温运胃中之寒湿而佐以解热，随时变法，俱[②]有妙用。西医每以中国言阴阳六气为不足凭，呜呼！舍阴阳六气而见病治病，死守形质，能如此灵活通变否耶？

如近时杏、朴、苓等类，或如温胆汤之走泄。

周澂之曰：王注此法，似指湿温，或其人素有痰饮者，苦淡兼微辛，乃通腑降浊以宣扬，性取降而气味仍取轻扬也。因其仍在气分，犹可望其战汗之门户，转疟之机括。

章虚谷曰：经言三焦、膀胱者，腠理、毫毛其应。而皮毛为肺之合，故肺经之邪不入营而传心包则传三焦，其与伤寒之由太阳传阳明者不同。伤寒传阳明，寒邪化热，即用白虎等法，以阳明阳气最盛故也。凡表里之气莫不由三焦升降出入，而水道由三焦而行。故邪初入三焦，或胸胁满闷，或小便不利，此当展其气机，虽温邪不可用寒凉遏之。如杏、朴、温胆之类，辛平甘苦，以利升降而转气机，开战汗之门户，为化疟之丹头[③]。此中妙理，非先生不能道出，以启后学性灵也。不明此理，一闻温病之名，即乱投寒凉，反使表邪内闭，其热更甚。于是愈理而病愈重，至死不悟其所以然，良可慨也！

璜按：胸胁满闷、小便不利，温热病中有此二症者最多。宣通气机，正是确论，惟苦淡辛微除湿热外，宜于清肃滑降、通络蠲痰者殊属不少，皆所以展

---

① 疏瀹：疏通、洗涤。

② 俱：原作“具”，据文意改。

③ 丹头：喻促成事物变化的主要因素。

其气机也。虚谷主以杏、朴、温胆，施之湿重于热者尚宜。否则，难免劫津燥液。

王士雄曰：章氏此释，于理颇通，然于病情尚有未协也。其所云分消上下之势者，以杏仁开上，厚朴宣中，茯苓导下，似指湿温，或其人素有痰饮者而言。故温胆汤亦可用也。试以《指南》温湿各案参之自见。若风温留连气分，下文已云到气才可清气。所谓清气者，但宜展气化以轻清，如栀、芩、蒌、苇等味是也。虽不可遽用寒滞之药，而厚朴、茯苓亦为禁剂。彼一闻温病，即乱投寒凉，固属可慨，而不辨其有无湿滞，概用枳、朴，亦岂无遗憾乎？至转疟之机括一言，原指气机通达，病乃化疟，则为邪杀也。从此迎而导之，病自渐愈。奈近日市医既不知温热为何物，柴、葛、羌、防随手浪用。且告病家曰：须服几剂柴胡，提而为疟，庶无变端。病家闻之，无不乐从，虽至危殆，犹曰提疟不成，病是犯真。故病家死而无怨，医者误而不悔，彼此梦梦[①]，亦可慨夫！

璜按：风温、湿温、伏暑、热病，化疟者甚多，皆所谓时疟也。时疟每偏于热，不甚恶寒，早晚发作，亦无定候。用柴胡、羌、防等类，必至热邪披猖，甚至入营。以近世新学说考之，乃由肉叉蚊有寄生体，因刺螫人体传染而来。此寄生体从患疟人之血液中，或赤血球内检查而出，其寄生体生殖时期即为疟疾发作时期。其有一日、两日、三日之疟疾者，皆寄生体之生殖为之也。抑显微镜之检查血轮，有热时之寄生体、有热退时之寄生体。此项论说为今盛行，东西医学家其为注意。附录于此，以告于我国医界。

大凡看法，卫之后方言气，营之后方言血。

周澂之曰：有学问，有本领。不以营卫直属气血，极是。《内经》言之非一，后人每以营卫作气血之别名者，盖滑口粗心，未之加察也。此等处即见读书察症，心细如发。

在卫，汗之可也。到气，才可清气。入营，犹可透热转气，如犀角、玄参、羚羊角等物。入血，就恐耗血动血，直须凉血散血，如生地、丹皮、阿胶、赤芍等物。否则，前后不循缓急之法，虑其动手便错，反至慌张矣。

章虚谷曰：凡温病初感，发热而微恶寒者，邪在卫分；不恶寒而恶热者，小便色黄，已入气分矣。若脉数舌绛，邪入营分；若舌深绛，烦扰不寐，或夜有谵语，已入血分矣。邪在卫分，汗之宜辛凉轻解，直清气热，不可寒滞，反使邪不多达而内闭，则病重矣。故虽入营，犹可开达转出气分而解。倘不如

---

① 梦梦：混乱不明。

此细辨施治，动手便错矣。先生为传仲景之道脉，迥非诸家立言所及。

璜按：治温热病虽宜用凉解，然虑其寒滞，宣透法仍不可少。

王士雄曰：外感温病，如此看法，风寒诸感，无不皆然。此古人未达之旨，近维[1]王清任知之。若伏暑温病自里出表，乃先从血分而后达于气分。故起病之初，往往舌润而无苔垢，但察其脉软，而或弦或微数，口未渴而心烦恶热，即宜投以清解营阴之药。迨邪从气分而化，苔始渐平，然后再清其气分可也。伏邪重者，初起即舌绛咽干，甚有肢冷脉伏之假象，亟宜大清阴分伏邪，继必厚腻黄润之苔渐生。此伏邪与新邪先后不同处。更有邪伏深沉，不能一齐外出者，虽治之得法，而苔退舌淡之后，逾一二日，舌复干绛，苔复黄燥，正如抽蕉剥茧，层出不穷。不比外感温邪，由卫及气，自营而血也。秋月伏暑症，轻浅者邪伏膜原，深沉者亦多如此。苟阅历不多，未必知其曲折乃尔也。附识以告留心医学者。

璜按：此解字字金玉，可为法程[2]。

又按：伏气病将发未发时，类多舌绛。发热后衄血者甚多，由营分而达于气分，即此可知。

又按：病由营发，益忌辛燥风药。至肢冷脉伏，在阅历未深者，遇此未免慌张。然既舌绛，又属厥深热深，以热度表试之，肢虽冷而热度亦高，开手即宜大剂清营，方免贻误。

且吾吴湿热害人最广，如面色白，须要顾其津液。清凉到十分之六七，往往热减身寒，不可就云虚寒而投补剂，恐炉烟虽熄，灰中有火也。须细察精详，方少少与之，慎不可直率而往也。

璜按：此先生之慎重用药也，清凉虑损阳，补剂虑助火。病机到此，惟育阴略佐温连透湿为善后妙法。

又有酒客里湿素盛，外邪入里，里湿为合。在阳旺之躯，胃湿恒多。在阴盛之体，脾湿亦不少，然其化热则一。热病救阴犹易，通阳最难。救阴不在血，而在津与汗。通阳不在温，而在利小便。然较之杂症，则有不同也。

周澂之曰：二语为治温病中半截要着[3]，与前透风渗湿同一本领。下节攻里，是后半截要着也。

璜按：泄阳分之邪热，即所以救阴。利阴分之湿寒，即所以通阳。仲景

---

① 维：疑“惟”。

② 法程：可为法则的程式。

③ 要着：首要之事。

竹叶石膏汤、麻黄汤、五苓散即是此意。二语直从《伤寒》精研而出，特在温热病门用药有不同耳。

再论三焦不得从外解，必致成里结。里结于何？在阳明胃与肠也。亦须用下法，不可以气血之分，就不可下也。但伤寒邪热在里，劫烁胃津，下之宜猛。此多湿邪内抟，下之宜轻。

周澂之曰：湿邪最濡滞，来缓去亦缓，在表不可猛汗，在里不可猛下。

伤寒大便溏，为邪已尽，不可再下。湿温病大便硬，为邪未尽，必大便鞕，慎不可再攻也，以粪燥为无湿矣。

王士雄曰：伤寒化热，固是阳邪。湿热凝滞者，大便虽不干枯，黑如胶漆[①]者有之，岂可目为阴邪？谓之浊邪可也。

璜按：伤寒大便溏，虽栀子豉汤亦所禁用。若温病大便秘，宜大剂清解。虽气机通畅以后，仍下胶粪而不干结，且粘臭异常，切不可以粪溏而谓中虚。

再人之体，脘在腹上，其地位处于中。按之痛，或自痛，或痞胀，当用苦泄，以其入腹近也。必验之于舌，或黄或浊，可予小陷胸汤或泻心汤，随证治之。或白不燥，或黄白相兼，或灰白不渴，慎不可乱投苦泄。其中有外邪未解，表先结者，或邪郁未伸，或素属中冷者，虽有脘中痞闷，宜从开泄，宜通气滞，以达归于肺。如近世之杏、蔻、橘、桔等，轻苦微辛，具流动之性可耳。

章虚谷曰：此言苔白为寒，不燥则有痰湿。其黄白相兼，灰白而不渴者，皆阳气不化，阴邪壅滞，故不可乱投苦寒滑泄以伤阳也。其外邪未解而里先结，故苔黄白相兼而脘痞，皆宜轻苦微辛，以宣通其气滞也。

王士雄曰：凡视温症，必察胸脘。如拒按者，必先开泄；若苔白不渴，多挟痰湿。轻者橘、蔻、菖、薤，重者枳实、连、夏，皆可用之。虽舌绛神昏，但胸下拒按，即不可率投凉润，必参以辛开之品，始有效也。

璜按：腹痛或胀，伏气病初发有之，病后亦有之。相其在气在营，于当用方中加入百合、丹参、川楝、橘红、檀香、朴花之属，往往获效。又按：伏暑病，脘闷作呕者居多，不先开泄，变成昏迷及结胸者往往而有。若舌干绛，于清营养液方中亦须佐以辛开之品。

再前云舌黄或渴，须要有地之黄。若光滑者，乃无形湿热，中有虚象，大忌前法。

周澂之曰：以有地无地分有形、无形。虚字即指无形，即膻中气分空虚处也。

---

① 漆：原作“滕”，据王孟英《温热经纬》改。

其脐以上为大腹，或满或胀或痛，此必邪已入里矣。表证必无，或十只存一。亦须验之于舌，或黄甚，或如沉香色，或如灰黄色，或老黄色，或中有断纹，皆当下之。如小承气汤，用槟榔、枳实、青皮、元明粉、生首乌等。若未见此等舌，不宜用此等法，恐其中有湿聚太阴为满，或寒湿杂症为痛，或气壅为胀，又当以别法治之。

王士雄曰：章氏以白为寒，非大温，其湿不去是也。然苔虽白而不燥，还须问其口中和否，如口中自觉黏腻，则湿渐化热，仅可用厚朴、槟榔等苦辛微温之品；口中苦渴者，邪已化热，不但大温不可用，必改用淡渗苦降微凉之剂矣；或渴喜热饮者，邪虽化热，而痰饮内盛也，宜温胆汤加黄连。

璜按：腹胀痛，温热病初起亦有之，有用通络搜邪，热发而胀痛寻止者，此乃伏邪由里出表之象。璜曾数见之，非太阴证也。至云湿聚太阴为满，或寒温杂症为痛等。夫胀满乃肠胃之病，太阴为脾，据仲景《伤寒论》，亦以寒湿胀满为太阴之病。盖以寒邪因气体之传变而异，阳胜则入阳明之腑，阴胜而入太阴之脏。与本节所云湿聚太阴为满者，病形来源虽不同，而湿动太阴之症则无不同也。西说以脾主收聚往来余剩之血，以宽闲动脉而保护脏腑，有发生白血轮之作用。热症传染病，或因赤血球破坏其分解物，与血液热入脾脏而刺激之，则脾血管扩张充血，脾髓组织增生而成脾肿。此病颇多，我国医学无此精切，合附录之。

又按：脐上为大腹，乃胃也，非太阴之部位。太阴脾连于甜肉经，即膵脏也，主生甜汁，助胆汁以消食物。或者脾病，甜肉经为之障碍，因之消化不良，胃部胀满，故名之曰太阴证乎。特存其说，以资考证。

再黄苔不甚厚而滑者，热未伤津，犹可清热透表。若虽薄而干者，邪虽去而津受伤也，苦重之药当禁，宜甘寒轻剂可也。

再论其热传营，舌色必绛。绛，深红色也。初传，绛色中兼黄白色，此气分之邪未尽也，泄卫透营，两和可也。纯绛鲜色者，包络受病也，宜犀角、鲜生地、连翘、郁金、石菖蒲等。延之数日，或平素心虚有痰，外热一陷，里络就闭，非菖蒲、郁金等所能开，须用牛黄丸、至宝丹之类以开其闭，恐其昏厥为痉也。

何报之曰：温热病一发，便壮热烦渴，舌心赤而有白苔者。虽滑仍当清里，切忌表药。

章虚谷曰：纯绛鲜泽者，言无苔色则无浊垢，而邪已入营，其热在心包也。若平素有痰，必有舌苔。其心虚血少者，舌色多不鲜赤，或淡晦无神，邪陷多危而难治，于此可卜吉凶也，宜牛黄丸。痰湿盛而有垢浊之苔者，宜至宝丹。

璜按：邪陷心包，即西医所谓神经中枢被细菌侵害之症也。此症轻者头痛不安，意识溷浊。重者或昏谵，或昏痉不知人。舌绛者，用牛黄丸、神犀丹多愈。舌淡晦者，虽神气半明半昧，每每变生不测，不可不知。

再色绛而舌中心干者，乃心胃火燔，劫烁津液，即黄连、石膏亦可加入。若烦渴烦热，舌心干，四边色红，中心或黄或白者，此非血分也，乃上焦气热烁津，急用凉膈散，散其无形之热，再看其后转变可也。慎勿用血药，以致滋腻留邪。至舌绛，望之若干，手扪之原有津液，此津亏湿热熏蒸，将成浊痰，蒙蔽心包也。

王士雄曰：热已入营，则舌色绛；胃火烁液，则舌心干。加黄连、石膏于犀角、生地等药中，以清营热而救胃津，即白虎加生地之例也。其舌四边红而不绛，中兼黄白而渴，故知其热不在血分，而在上焦气分。当用凉膈散清之，勿用血药，引入血分，反难解散也。盖胃以通降为用，若营热蒸其胃中，浊气成痰，不能下降，反上熏而蒙蔽心包。望之若干，扪之仍湿者，是其先兆也。

璜按：此节辨在气、在营及邪时侵扰神明之候，尤为精到。盖人身机括，惟心营肺气及中枢神经最为重要。其死人也，动在俄顷。温热初病，多在肺，次在营，又次则扰及神经。谓非由口鼻传染，而不可也。以生活最关紧之肺脏、心脏及脑神经，因热病而波累而及，偶一误治，对于生命遂有不良之结果。医者遇此，尤当心细如发，胆大于身，方足以生死人而肉白骨。叶氏此论，辨在气，忌用血药；辨在营，须清热育阴。又恐秽浊蒙蔽神明，以舌望之若干，手扪之原有津液，为浊邪害清，先事预防之播告。际此时机，尤须于当用药中加芳香开窍诸品，以泄秽毒而展神明。《易》曰：知几，其神乎！吾于叶天士先生而有以识之也。

再有热传营血，其人素有瘀伤宿血在胸膈中，其舌色必紫而晦，扪之湿，当加入散血之品，如琥珀、丹参、桃仁、丹皮等。不尔，瘀血与热为伍，阻遏正气，遂变如狂发狂之症。若紫而肿大者，乃酒毒冲心；若紫而干晦者，肾肝色泛也，难治。

章虚谷曰：舌紫而暗，暗即晦也，扪之潮湿不干，故为瘀血。其晦而干者，精血已枯，邪热乘之，故为难治。肾色黑，肝色青，青黑相合而见于舌，变成紫晦，故曰肾肝色泛也。酒毒冲心，急加黄连清之。

舌色绛而上有黏腻，似苔非苔者，中挟秽浊之气，急加芳香逐之。舌绛，欲伸出口，而抵齿难骤伸者，痰阻舌根，有内风也。舌绛而光亮，胃阴亡也，急用甘凉濡润之品。若舌绛而干燥者，火邪劫营，凉血清火为要。舌绛而有碎点白黄者，当生疳也；大红点者，热毒乘心也，用黄连、金汁。其有虽绛而不鲜，干枯而痿者，肾阴涸也，急以阿胶、鸡子黄、地黄、天冬等救之，缓则恐涸极而无救也。

章虚谷曰：挟秽者，必加芳香以开降胃中浊气而清营热矣。痰阻舌根，由内风之逆，则开降中，又当加辛温咸润以息内风也。脾肾之脉皆连舌本，亦有脾肾气败而舌短不能伸者。其形貌面色亦必枯瘁，多为死症，不独风痰所阻之故也。其舌不鲜，干枯而痿，肾阴将竭，亦为危症，而黄连、金汁并可治疳也。

璜按：舌短难骤伸，死症恒多。风痰所阻，特间有之耳。余曾诊两人，一绛干，颤动而难伸；一舌痿缩，湿腻，苔布满而难伸。均于诊后一二日死。

王士雄曰：光绛而胃阴亡者，炙甘草汤去姜、桂加石斛，以蔗浆易饴糖。干绛而火邪劫营者，晋三犀角地黄汤加元参、花粉、紫草、银花、丹参、莲子心、竹叶之类。若尤氏所云，不能饮冷者，乃胃中气液两亡，宜复脉原方。

其有舌独中心绛干者，此胃热，心营受灼也，当于清胃方中加入清心之品。否则，延及于尖，为津干火盛也。舌尖绛独干，此心火上炎，用导赤散泻其腑。

章虚谷曰：其干独在舌心、舌尖，又有热邪在心与胃之别。尖独干，是心热，其热在气分者必渴，以气热劫津也；热在血分，其津虽涸，其气不热，故口干而不渴也。多饮能消水者为渴，不能多饮，但欲略润者为干。又如血分无热而口干者，是阳气虚不能生化津液，与此大不同也。

王士雄曰：舌心是胃之分野，舌尖乃心下之外候。心胃两清，即白虎加生地、黄连、犀角、竹叶、莲子心也。津干火盛者，再加西洋参、花粉、梨汁、蔗浆可耳；火上炎者，导赤散入童溲尤良。

再舌苔白厚而干燥者，此胃燥气伤也。滋润药中加甘草，令甘守津还之意。舌白而薄者，外感风寒也，当疏散之。若舌干薄者，肺津伤也，加麦冬、花露、芦根汁等轻清之品，为上者上之也。若白苔绛底者，湿遏热伏也，当先泄湿透热，防其就干也。勿忧之，再从里透于外，则变润矣。初病舌就干，神不昏者，急加养正透邪之药；若神已昏，此内匮矣，不可救药。

章虚谷曰：苔白而厚，本是浊邪，干燥伤津，则浊结不能化，故当先养津而后降浊也。肺位至高，肺津伤，必用轻清之品方能达肺，若气味厚重而下走，则反无涉矣，故曰上者上之也。湿遏热伏，必先用辛开苦降以泄其湿，湿开热透，救防舌干，再用苦辛甘凉，从里而透于外。则胃气输布，舌即变润，自能作汗，而热邪亦可随汗而解。若初病舌即干，其津液素竭也，急当养正略佐透邪；若神已昏，则本原败而正不胜邪，不可救矣。

王士雄曰：有初起舌干而脉滑脘闷者，乃痰阻于中而液不上潮，未可率投补益也。

璜按：白苔绛底，或厚黄苔绛底，秋后伏热，症多见之，乃营分之热受膈间湿邪蒙蔽也。见此舌询之，无不脘闷。此症滋液则助痰，运湿则益热，用升提则神昏，久服玄参、生地、二冬等类则动中宫之湿。痰气升浮，气道不利，阴霾蔽天，往往气逆眼吊、肢冷神呆而死。温热病虽宜育阴，独于此症则宜慎。

又不拘何色，舌上生芒刺者，皆是上焦热极也。当用青布拭冷，薄荷水揩之，即去者生，旋即生者险矣。

生芒刺者，苔必焦黄或黑无苔者，舌必深绛。其苔白或淡黄者，胃无大热，必无芒刺。或舌尖或两边有小赤瘰，是营热郁结，当开泄气分以通营清热也，宜凉膈散主之。

舌苔不燥，自觉闷极者，属脾湿盛也。或有伤痕血迹者，必问曾经搔挖否。不可以有血而便为枯证，乃从湿治可也。再有神情清爽，舌胀大不能出口者，此脾湿胃热，郁极化风而毒延口也。用大黄磨入当用药剂内，则舌胀自消矣。

何报之曰：凡中宫有痰，饮水血者，舌多不燥，不可误认为寒也。

周澂之曰：此即前舌绛难伸、痰阻内风之症。一为缩急，一为胀大。前人有用生蒲黄末涂舌者，大致总不外苦辛开痰降热也。

再舌上白苔粘腻，吐出浊厚涎沫，口必甜味也，为脾瘅病。乃湿热气聚，与谷气相搏，土有余也。盈满则上泛，当用省头草、芳香辛散以逐之，则退。若舌上苔如碱者，胃中宿滞，挟浊秽郁伏，当急急开泄。否则闭结中焦，不能从膜原出矣。

章虚谷曰：脾瘅而浊泛口甜者，更当视其舌本。如红赤者为热，当辛通苦降以泄浊；如色淡不红，由脾虚不能摄涎而上泛，当健脾以降浊也。苔如碱者，浊结甚，故当急急开泄，恐内闭也。

璜按：脾瘅多由痰涎聚于胸脘，甚者如有物凭焉，寒热将发，每从痰食结聚处而出。胸脘冷则肢体淅淅恶寒，胸脘温则肢体翕翕发热。是症余曾治之，大概以辛香逐秽、温运除痰立法。

周澂之曰：温病必察胸脘，如拒按者，即舌绛神昏，亦宜辛苦开泄，不可率投甘润。缘甘寒清润之药得大热煎熬其膏液，即化为胶涎，结于脘中矣。

惟胃燥津伤[①]乃可以甘润养胃，为其胃中本虚也。

王士雄曰：浊气上泛者，涎沫厚浊，小溲黄赤；脾虚不运者，涎沫稀黏，小溲清白，见症迥异。虚症宜温中以摄液，即理中汤，或四君加益智之类可也。何亦以降浊为言乎？疏矣！

若舌无苔而有如烟煤隐隐者，不渴，肢寒，知挟阴病。如口渴烦热，平时胃燥舌也，不可攻之。若燥者，甘寒益胃；若润者，甘温扶中。此何故，外露而里无也？

章虚谷曰：凡黑苔，大有虚实寒热之不同。即黄白之苔，因食酸味，其色即黑，尤当问之。其润而不燥，舌色并不紫赤，或无苔如烟煤者，正是肾水来乘心火，其阳虚极矣。若黑而燥裂者，火极变水色，如焚木成炭而黑也。虚实不辨，死生反掌耳。

周澂之曰：旧注舌黑有因食酸味，又食橄榄，令舌黑；枇杷令舌黄，不可误以为病也。大黄亦令舌黄，更能令小便黄赤。此等俱宜平时细心察之。

若舌黑而滑者，水来克火，为阴证，当温之。若见舌缩，此肾气竭也，为难治。欲救之，加人参、五味子，勉希万一。舌黑而干者，津枯火炽，急急泻南补北。若黑燥而中心厚痞[②]者，急以咸苦下之。

何报之曰：发热症夹血，多有中心黑润者，勿误作阴症治之。

章虚谷曰：黑苔而发虚寒者，非桂、附不可治，佐以调补气血，随宜而施。若黑燥无苔，胃无浊[③]邪，故当泻南方之火，补北方之水，仲景黄连阿胶汤主之。黑燥而中心厚者，胃浊邪热干结也，宜用硝黄咸苦下之矣。

璜按：舌至黑苔，最为危候。此节辨寒热虚实俱[④]见明晰，再以脉症参之，病无遁情矣。以至危之候，真能辨虚实寒热，多可起死回生。奈今之学西医者，每鄙中医之言，寒热虚实为陈膏[⑤]土饭。呜呼！其然岂其然乎？

周澂之曰：王注云更有阴虚黑者，苔不甚燥，口不甚渴。其舌甚赤，或舌心虽黑，无甚苔垢，舌本枯而不甚赤，症虽烦渴，便秘，腹无满痛，神不甚昏，俱宜壮水滋阴，不可以为阴症也。若黑苔，望之虽燥而生刺，但渴不多饮，或不渴，其边或有白苔，舌本淡而润者，亦属假热，治宜温补。若舌心并无黑苔，舌根有黑苔而燥者，宜下之，以热在下焦也。若舌本无苔，惟尖黑燥，为

---

① 伤：原作“仅”，据文意改。

② 痞：原作“焙”，据《温热论》改。

③ 浊：原作“渴”，据《温热经纬》改。

④ 俱：原作“具”，据文意改。

⑤ 陈膏：原作“陈羔”，据文意改。

心火自焚,不治。

按:此死血攻心也。此段论黑苔,为叶氏未及,故附录之。

舌淡红无色,或红而色不荣者,当是胃津伤而气无化液也。宜炙甘草汤,不可用寒凉药。

何报之曰:红嫩如新生,望之似润而燥,渴殆甚者,为妄行汗下以致津液竭也。

章虚谷曰:淡红无色,心脾气血素虚也。更加干而色不荣,胃中津、液、气亦亡也,故不用苦寒药。炙甘草汤养气血以通经脉,其邪自可渐去矣。

璜按:邪在气,多淡红;邪在血,多深红。干而色不荣,不徒津亡,兼伤其血矣。此等候不宜徒诊舌,须兼脉症辨之。

若苔白如粉而滑,四边色紫绛者,温疫病初入膜原,未归胃腑。急急透解,莫待传陷而入为险恶之病。且见此舌者,病必见凶,须要小心。凡斑疹初见,须用纸燃照,见胸背两胁点大而在皮肤之上者为斑,或云头隐隐,或琐碎小粒者为疹。又宜见少而不宜多。按方书谓斑色红者属胃热,紫者热极,黑者胃烂。然亦必看外症所合,乃可断之。

章虚谷曰:温疫白如积粉之厚,其秽浊重也。舌本紫绛,则邪热为毒所闭,故当急急透解。

王士雄曰:温热病舌绛而白苔满布者,宜清肃肺胃。更有伏痰内盛,神气昏瞀者,宜开痰为治。黑斑、蓝斑亦有可治者。

璜按:温疫斑疹,东医名为猩红热,西医以为噜哂噢拉[①]。我国则以为热毒郁于血中,当汗不汗,当下不下,火盛不解,酿成是症也。病之初起,舌之边缘有强度发赤,中央部及基底部被以带青灰白色及灰白黄色之苔。前兆期多有剧烈之恶寒反复,或一回之战栗开其端。在小儿,每发全身痉挛,体温升腾达于三十九度或四十度,恶心呕吐,心悸亢进,全身倦惫,头痛,咽喉亦或痛,甚至咽下困难。此等症,疫咳假痘,小肠坏症盛行时多有之。蓝斑少见,黑斑半出半隐,必兼喉咙极肿,每多溃烂朽腐,内致流血,自内胃肉皮起流入小肠内皮,下入溺管内皮,多成死候。

然而春夏之间,湿病俱发,疹为甚,且其色要辨。如淡红色,四肢清,口不甚渴,脉不洪数,非虚斑即阴斑,或胸微见数点,面赤足冷,或下利清谷。此阴盛格阳于上而见,当温之。

章虚谷曰:此专论斑疹不独温疫所有,且有虚实之迥别也。然火不郁不

---

① 噜哂噢拉:即猩红热 scarlatina 的译音。

成斑疹,若虚火力弱而色淡,四肢青者微冷也。口不甚渴,脉不洪数,其非实火可征矣,故曰虚斑。若面赤足冷,下利清谷,此阴寒格拒其阳于外,内真寒外假热,郁而成斑,故直名为阴斑也。须附、桂引火归元,误投凉药即死,实火误补亦死,最当详辨也。

璜按:阴症发斑,状如蚊迹,多出胸背手足间,但稀少而淡红。身虽热而安静,以其人元气素弱,心肾有亏,当补不补,则阴凝不解。或服凉药太过,以致变成阴症。寒郁于下,逼其无根失守之火聚于胸中,薰灼脾胃,传于皮肤而发斑点。此症宜温补、托邪,西医不识也。尝考《西医全书》云:亦有寻常症于流行病之后,忽见甚危者,其脉极弱,症已回散,身冷逾数时即死者,此即叶氏所谓阴斑也。又云:尝有周身肿胀,复积水,成臌症者,其小便短少色黑,内有瘀血,尿浊重而多蛋白,呕泻齐至,头痛,困倦无神,身热时轻时重,脉迟而散乱。此为出疹臌症,抑又死症也。其所以然之故,不尽由内肾坏所致,亦因肺与小肠有病而然。又有尿清白而极少,或数日无小便者,此则内肾伏毒,必觉眼蒙,昏迷不醒与抽筋,随则因脑流血而毙,或肺肿胀而绝,或精力耗尽而死。此二症热本不甚,以其元气素弱,不能送毒外出,致成种种危候。所云久病之亏,穷必及肾,亦即阴症发斑之类耳。故治此症,误凉、误补,均有大害,全在医者心有灵犀、当机立断,乃能起死回生。余尝治一王姓,疹后疹未全收,身微热,面色无华,喉中痰声漉漉,脉象虚弱,医者犹用清热通套之品。余独排众议,投以王清任可保立苏汤(方见《医林改错》)而热退痰收。呜呼!医岂易言哉?

若斑色紫而小点者,心包热也;点大而紫,胃中热也。黑斑而光亮者,热胜毒盛,虽属不治,若其人气血充实,或依法治之,尚可救。若黑而晦者,必死。若黑而隐隐,四旁赤色,火郁内伏,大用清凉透发,间有转红,或可救者。若夹斑带疹,皆是邪之不一,各随其部而泄。然斑属血者恒多,疹属气者不少,斑疹皆是邪气外露之象,发出宜神清气爽,为外解里和之意。如斑疹出而昏者,正不胜邪,内陷为患,或胃津内涸之故。

章虚谷曰:此论实火之斑疹也,点小即是从血络而出之疹,故热在心包;点大从肌肉而出为斑,故热在胃。黑而光亮者,元气犹充,故或可救。黑暗则元气败,必死矣。四旁赤色,其气血尚活,故可透发也。斑疹夹杂经胃之热,各随其部而外泄。热邪入肾,本属气分,见斑则邪属于血者多矣。疹从血络而出,本属血分,然邪由气而闭其血,方成疹也,必当两清气血以为治也。既出而反神昏,则正不胜邪而死矣。

璜按:斑疹病毒,西医以为在血液、泪液、鼻喉头及气管支分泌物。迨疹之既发，串连成片，周身红紫，舌苔黄厚，色红起泡，日间心神慌乱，夜里常谵语，以实证论，实不无在气、在血之分。惟察其皮肉，积血颇多，故治法尤以清血为要。此等症常随疫咳、假痘、小肠炎等而发生，或来热度之升腾，或见心脏之衰弱，或显呈脑障害之症状，常由热度过高兼心脑两症状而死。间有尿中含多量蛋白质，起肾脏圆柱及血液之排泄，尿量减少，体温升腾，则又有内肾炎之发生。于此先则乏尿，后则发尿毒症而毙命。盖温热中之斑疹，其关系有如此者。

再有一种白痦小粒如水晶色者，此湿热伤肺，邪虽出而气液枯也，必得甘药补之。或未至久延，伤及气液，及湿郁卫分，汗出不彻之故。当理气分之邪。或白如枯骨者，多凶，为气液竭出。

王士雄曰：湿热之邪郁于气分，失于轻清开泄，幸不传及他经。而从卫分发白痦者，治当清气分之余邪。邪若久郁，虽化白痦，而气机随之以泄，故宜甘濡以补之。苟色白如枯骨者，虽补以甘药，亦恐不及也。

杨素园[①]曰：湿热素盛者多有此症，然在湿病中为轻症，不见有他患。其白如枯骨者，未经阅历，不敢臆断。

汪谢城曰：白痦，前人未经细论，此条之功不少。白如枯骨者，余曾见之，非惟不能救并不及救。故俗医一见白痦，辄以危言恐吓病家。其实白如水晶色者，绝无紧要，吾见甚多。然不知甘濡之法，反投苦燥升提，则不枯者亦枯矣。

璜按：白如枯骨，必兼发喘，此死症也，余临证时曾见之。

再温热病看舌之后，亦须验齿。齿为肾之余，龈为胃之络，热邪不燥胃津，必耗肾液，且二经之血皆走其地。病深动血，结瓣于上，阳血者色必紫，紫如干漆；阴血者色必黄，黄如酱瓣。阳血若见，安胃为主；阴血若见，救肾为要。然豆瓣色者多险，若症还不逆者，尚可治，否则难治矣。何以故耶？盖阴下竭，阳上厥也。

章虚谷曰：肾主骨，齿为骨之余，故齿浮、龈不肿者，为胃火水亏也。胃脉络于上龈，大肠络于下龈，皆属阳明。故牙龈肿痛为阳明之火，若湿入胃，则必连及大肠。血循经络而行，邪热动血，而上结于龈。紫者为阳明之血，可清可泻。黄者为少阴之血，少阴血伤为血竭，其阳上亢而气厥逆，故为难治。

璜按：此节言齿龈紫黄，据初病言耳，若久病黄者为多。余曾治黄氏妇，

---

① 杨素园：名照藜，清代定州人，获交王士雄，颇莫逆，并为刊《王氏医案初编及续编》。

神气昏沉，面黄、唇黄、齿龈黄而无热，自汗出，脉浮虚，牙关紧急不开，延四日矣，小便时下，三日前大便溏泄一次。因思此病全属虚症，然见其面有惨状，身无厥冷，汗出脉虚，又属可治。因仿张令韶案，令按其腹，病者似觉痛苦，手足抽动。再按两次俱然，断为大实有虚象，用大承气下之，汗收噤开，身能转侧，神气未清。再投以复脉汤去姜桂加紫雪丹，遂愈。复用养营理中，善后而全愈。然则龈黄岂尽少阴血伤耶？附此备考。

若齿光燥如石者，胃热甚也。若无汗恶寒，卫偏胜也。辛凉泄卫，透汗为要。若如枯骨色者，肾液枯也，为难治。若上半截润，水不上承，心火上炎也。急急清心救水，俟枯处转润为妥。

章虚谷曰：胃热甚而反恶寒者，阳邪内郁，表气不通，故无汗而为卫气偏胜。当泄卫以透发其汗，则内热即从表散矣。凡恶寒而汗出者，为表阳虚，腠理不固，虽有内热，亦非实火矣。齿燥有光者，胃津虽干，肾气未竭也。如枯骨者，肾亦败矣，故难治也。上半截润，胃津养之。下半截燥，由肾水不能上滋其根而心火燔灼。故急当清心救水，仲景黄连阿胶汤主之。

璜按：白如枯骨，大剂养肝肾之阴亦有愈者。

若咬牙啮齿者，湿热化风痉病。但咬牙者，胃热气走其络也。若咬牙而脉症皆衰者，胃虚无谷以内荣，亦咬牙也。何以故耶？虚则喜实也。舌本不缩而硬，而牙关咬定难开者，此非风痰阻络，即欲作痉症，用酸物擦之即开，木来泄土故也。

章虚谷曰：牙齿相啮者，以内风鼓动也。但咬不啮者，热气盛而络满，牙关紧急也。若脉症皆虚，胃无谷养，内风乘虚袭入，入络而亦咬牙。虚而反见实象，是谓虚则喜实，当详辨之。又如风痰阻络为实邪，其热盛化风欲作痉者，或由伤阴而挟虚者，皆当辨也。

若齿垢如灰糕样者，胃气无权，津亡湿浊用事，多死。而初病齿缝流清血，痛者，胃火冲激也；不痛者，龙火内燔也。齿焦无垢者死。齿焦有垢者，肾热胃劫也，当微下之，或玉女煎清胃救肾可也。

章虚谷曰：齿垢由肾热蒸胃中浊气所结，其色如灰糕，则枯败而津气俱亡。肾胃两竭，惟有湿浊用事，故死。齿缝流清血，因胃火者出于龈，胃火冲激故痛；不痛者，出于牙根，肾火上炎故也。齿焦者，肾水枯，无垢，则胃液竭，故死。有垢者，火盛而气液未竭，故审其邪热甚者，以调胃承气微下其胃热。肾水亏者，玉女煎清胃滋肾可也。

再妇人病温与男子同，但多胎前、产后以及经水适来适断。大凡胎前病，古人皆以四物加减用之，谓护胎为要，恐来害娠。如热极，用井底泥蓝布浸冷，覆盖腹上等，皆是保护之意，但亦要看其邪之可解处。用血腻之药不灵，又当省察，不可认板法。然须步步保护胎元，恐损正邪陷也。

章虚谷曰：保护胎元，勿使邪热入内伤胎也。如邪犹在表分，当从开达外解，倘执用四物之说，则反因邪入内，轻病变重矣。故必审其邪之浅深而治为至要也。若邪热迫胎，急清内热为主，如外用泥布等盖覆，恐攻热内走，反与胎碍，更当详审，勿轻用也。总之，清热解邪，勿使伤动其胎，即为保护。若助气和气以达邪，犹可酌用。其补血腻药，恐反遏其邪也。且《内经》曰：妇人重身，毒之何如？岐伯曰：有故无殒，亦故无殒也，亦无殒也。大积大聚，其可犯也，衰其大半而止，不可过也。故如伤寒阳明实热证，亦当用承气下之，邪去则胎安也。盖病邪浅则在经，深则在腑，而胎紧于脏，攻其经腑，则邪当其药，与脏无碍。若妄用补法以闭邪，则反害其胎矣。倘邪已入脏，虽不用药，其胎必殒而命难保。所以经言有故无殒者，谓其邪未入脏，攻其邪亦无殒胎之害也。故要其在辨证明晰，用法得当，非区区四物所能保胎者也。故先生曰：看其邪之可解处，不可任板法。至哉言乎！

璜按：孕妇患温热症，按症施治，较常人尤须多用大剂，急夺其热，即所以保其胎。若迟疑贻误，以致腹痛如椎、腰痛如折，服药已无及矣。温热病多损胎，痢疾亦多堕胎，胎坠后神气昏沉、手足厥冷者多死。古云："需者事之贼。"医者、病家慎勿以假小心误事也。

至于产后之法，按方书谓慎用苦寒，恐伤其已亡之阴也。然亦要辨其邪能从上中解者，稍从证用之，亦无妨也。不过，勿犯下焦。且属虚体，当如虚怯人病邪而治。总之，无犯实实虚虚之禁。况产后当气血沸腾之候，最多空窦，邪势必乘虚内陷，虚处受邪，为难治也。

徐洄溪曰：产后血脱，孤阳独旺，虽石膏、犀角对症亦不禁用，而世之庸医误信产后宜温之说，不论病症皆以辛热之药，戕其阴而益其火，无不立毙。我见甚多，叶案中绝无此弊，足证学有渊源。

魏柳洲曰：近时专科及庸手遇产后，一以燥热温补为事，杀人如麻。

璜按：产后患温热病者最多，宜按症施治。盖阴血素亏，温邪易于感受也。吴鞠通《解产难》、王孟英产后各医案，均可为法程。

又有一种产褥热者，其故因产婆处置产妇或褥妇之时，消毒未曾严密，有毒之霉菌，由产婆或产妇之手及器具、布片等物带入产门以内，自子宫伤部窜入血中，遂发为病。其症有败血、脓毒两种。败血症者，该毒菌为淋巴管所吸收，先犯生殖器，次及腹膜，遂为害于全身。多发于产后第一日至第三日，始则恶寒战栗，无何即发，39℃～41℃之大热，脉搏频数先在 120 次/

分钟以上，继则热候不正，或低至三十八九度，清晨尤低，仅仅三十七八度。惟脉搏疾驶如故，病妇头痛口渴，食欲减损，身体倦怠，时或精神朦胧，腹部始而胀满，疼痛加剧，呕恶频仍，呼吸短促，脉搏增进，多至 140 次/分钟或 160 次/分钟。呼吸异常困苦，精神昏瞀，或发谵语，亦有至死精神毫无变异者。症状至此，终归于死。更有一种麻痹[①]症状，病人毫不觉痛，亦不知病之危笃，而转自觉爽适，惟脉搏之数几不能数，我国医者所云七极八死也。顷之，四肢逐渐厥冷，容貌不良，言语艰涩，遂至于死。其迁延久长者，虽幸得保其生命，然毒质一旦达于肋膜、肺脏、心脏、脑部等，现危险之症状，亦属不治。凡罹此病之产妇或褥妇，鲜有不死亡者。如脉搏过 140 次/分钟兼发脑症，呕吐剧甚，其危急尤可知。若经一星期而腹膜炎尚不显著，或略有治愈之望。脓毒轻者，毒菌系自静脉传入，而播及心、肺、脾、肝、肾诸脏腑，使此等之组织逐渐溃烂为脓。此外，尚有侵及肘、膜、眼球、脑部、关节等者，多发于产后第一星期之终或第二星期之中。其无腹膜炎者，每以恶寒战栗而始，壮热如前，一二时后，全身发汗，乃渐下降。经一二日或数时后，寒战如故，壮热又如故，一若疟疾之发热。然发作后之热度每较寻常为低，亦有止于常度者，然设于同时犯数多之脏腑，则大热无解退之时。其症随所犯之脏腑而异：犯肺则咳嗽不已，频咯血痰；犯肝则发剧烈之黄疸；犯肾则小便减少，排蛋白尿或血尿等。犯心亦如败血症，但病情之变化最多，发则往往寒战，热候异常下降，脉细而数，不安不眠，昏睡，诸脑证状，发生极多。又有患脑膜炎而来头痛项直及全身痉挛诸症状者，犯眼球则化脓而发剧痛因而失眠者，犯关节则胀痛异常。以上两种证候有仅具其一者，有合并而至者，有中途变迁者。但两证相较，犹以脓毒一症较为佳良，死亡亦较少。预防之法，总宜消毒。若既发生，应速医治。腹部胀痛，用炒黑楂肉一二两，沙糖酌量；体力衰脱，进牛乳、肉汁、葡萄酒等；大便秘结，大剂润血，施灌肠法，阴部速以淡石灰酸水洗涤伤处，涂沃度酒等；体壮发热，西国用退热药，我国则和血清热行瘀；谵语虚脱，用樟羌一分三厘、白糖五分研和，分五包，每二时服一包。

如经水适来适断，邪将陷血室，少阳伤寒言之详悉，不必多赘。但数动与正伤寒不同。仲景立小柴胡汤，提出所陷热邪，参枣扶胃气，以冲脉隶属阳明也。此与虚者为合治。若热邪陷入，与血相结者，当从陶氏小柴胡汤，去参、枣，加生地、桃仁、楂肉、丹皮或犀角等。若本经血结自甚，必少腹满痛，轻者刺期门，重者小柴胡汤，去甘药，加延胡、归尾、桃仁；挟寒，加肉桂；

① 痹：原作“脾”，据文意径改。

心气滞者，加香附、陈皮、枳壳等。然热陷血室之症，多有谵语，如狂之象，防是阳明胃实。血结者，身体必重，非若阳明之轻旋便捷者。何以故耶？阴主重浊，络脉被阻，侧旁气痹，连胸背皆拘束不遂，故去邪通络，正合其病。往往延久，上逆心包，胸中痹病，即陶氏所谓血结胸也。王海藏出一桂枝红花汤，如海蛤、桃仁，原是表里上下，一尽终解之理。看此方大有巧手，故录出以备学者之用。

章虚谷曰：数动未详，或"数"字是"变"字之误，更俟明者正之。卫脉为血室，肝所主，其脉起于气卫。气卫，阳明胃经之穴，故又隶属阳明也。邪入血室，仲景分浅深而立两法：其邪深者，云如结胸状，谵语者，刺期门，随其实而泻之，是从肝而泄其邪，亦即陶氏所谓血结胸也；其邪浅者，云往来寒热如疟状，而无谵语，用小柴胡汤，是从胆治也。盖往来寒热是少阳证，故以小柴胡散提少阳之邪，则血室之热亦可随之外出。以肝胆为表里，故深则从肝，浅则从胆，以导泄血室之邪也。今先生更详症状，并采陶氏、王氏之方法与仲景各条合观，诚为精细周至矣。其言小柴胡汤，惟虚者为合法，何也？盖伤寒之邪由经而入血室，其胃无邪，故可用参、枣。若温热之邪，先已犯胃，后入血室，故当去参、枣。惟胃无邪及中虚之人，方可用之耳。须知伤寒之邪用小柴胡者，正防少阳经乘虚入胃，故用参、枣，先助胃以御之。其与温热之邪来路不同，故治法有异也。

王士雄曰：温邪热入血室有三证，如经水适来，因邪陷入而抟结不行者，此宜破其血结；若经水适断，而邪乃乘血舍之空虚以袭之者，宜养营以清热。其邪热传营，逼血妄行，致经未当期而至者，宜清热以安营。

温症论治

温为春气，其病温者，因时令温暖，腠理开泄，或新邪引动伏邪，或乍感而即发。其为状[①]也，发热而渴，不恶寒，脉数盛，右倍于左，即不右倍于左，而中按每弦数有力。缘此热邪大都由内达外，最忌发汗。昔吴鞠通云：温病忌汗，汗之不惟不解，反生他患。由病在手经，徒伤足太阳无益；病由里出表，徒发其表亦无益也。吴氏此说，甚为精当。然亦为误用羌、葛、荆、防，辛温升提，致神昏谵妄，变症蜂起者，谆谆垂戒，故曰汗之不惟不解，反生他患。意有在也。依璜愚见，温病亦时感之一，冬春恒见此症，若不开表，时感何从

① 状：《四时感症论》作"病"。

出路？若不透汗，里热何从外溃[1]？故温病虽不宜辛温以发汗，而亦不可不用辛凉以解表。古人立葱白香豉汤、连翘栀豉汤，加葱白、薄荷，即其法也。其表实无汗者，张子倍[2]用银翘散，略加麻黄绒，辛凉开肺以泄卫，令表解，肺热自清。其从气分化燥，不恶寒，反恶热，咳嗽烦渴，小便色黄，须展气化以轻清。叶天士用杏石甘汤方，用薄荷、杏仁、石膏、甘草、桑叶、连翘、瓜蒌皮、焦栀皮，为热较重者立法。即雷少逸[3]之辛凉透汗法，用芦根、苦杏、绿豆衣、生石膏、薄荷、竹叶，以透汗泄热，亦同此意。以上皆清热通津、透汗解表之良法，从无因汗致伤心液之弊。此乃治温热之透汗，与治伤寒之发汗用法不同之点。若舌干便秘者，凉膈散（方见汪讱庵《汤头歌诀》）；协热下利者，黄芩汤加银花；咽痛者，甘桔汤加银花、牛蒡、芦根、杜牛膝、薄荷，每每或效。其有随感随发，从口鼻吸入而病温者。即叶氏所谓温邪上受，首先犯肺者是也。肺主气，温邪伤肺，胸满气窒，宜辛凉轻剂，可用苦杏仁、桔梗、瓜蒌、山栀皮、连翘、牛蒡、菊花之属；挟风，加薄荷、甘菊；挟湿，加芦根、滑石。俾风湿分开，不与热结，方为正治。如辛凉散风、甘淡驱湿，热仍不解，则入心营，而血液受劫，症为神烦少寐，脉数舌红，依法犹可透营泄热，令其仍从气分而解。叶氏犀地玄参汤为主（犀角、生地、玄参、连翘、桑叶、丹皮、竹叶心、石菖蒲），再不解，必入血，病候舌深绛，目赤唇焦，烦躁不寐，夜多谵语，甚或神昏不语，就恐耗血伤血，直须凉血泻火，陶氏导赤泻心汤加减，方即川连、犀角、生地、赤芍、丹皮、子芩、西洋参、茯神、知母、麦冬、山栀、木通、益元散、灯芯。兼见斑疹者，宜清解营热，生地、麦冬、犀角、竹叶、玄参、生芍之属；兼透斑者，加入牛蒡、山栀、连翘、银花、丹皮之属；斑出热不解者，胃津亡也，主以甘寒，重则玉女煎，轻则芦根、梨汁、蔗浆之属。其邪入心包，神昏谵语，或目瞑昏沉而内闭者，宜芳香逐秽，宣神明之窍，驱热痰之结，牛黄丸、至宝丹之类。重者锦纹煎水和紫雪丹三四分服之，往往神清热退。此症若内匮，即不可救药。温邪辨证施治，大法总不过此。

此外尚有风温一症。叶天士曰：风温者，春月受风，其气已温，经谓春气病在头，治在上焦。肺位最高，邪必先伤，故手太阴气分先病。失治则入手少阴心包络，血分亦伤。故足经顺传，如足太阳传阳明，人皆知之。肺病失

---

① 溃：《四时感症论》作“泄”。

② 张子倍：应为张子培，清代四川成都人，著有《春温三字诀》。

③ 雷少逸：名丰，字松存，号少逸、侣菊，清代浙江衢州人，有《时病论》一书。该书以论四时温病为主，并兼及疟痢泄泻诸证。

治，逆传心包，人多不知。医见身热咳嗽，不知肺病在上之旨，妄投荆、防、柴、葛，辄云解肌。或见痞闷，便用大黄，大便数行，上热愈结，苦辛化燥，胃汁大伤，致变屡矣。究之，此病春月、冬季居多，治法亦有在表在里之辨，如身热恶风，头痛咳嗽，口渴，舌苔白，脉浮数，此邪在表也，以薄荷、前胡、杏仁、连翘、桑叶、甘菊、花粉之类，凉解表邪；如身热咳嗽，自汗口渴，烦闷，脉数，舌苔微黄，此热在肺胃也，宜川贝、牛蒡、甘菊、栀子衣、连翘、知母、花粉、黄芩之属，凉泄里热；如身热咳嗽，口渴下利，苔黄，胸痞，脉数，此温热之邪，郁在肺胃，无处可宣，奔迫大肠，咳嗽烦冤，下利日数十行，此等症洋派医不曰肺炎则曰肠炎，分别施治，缠绵难愈，甚有因而不治者。不思此症须以清肺为主，而以清肠为辅，宜用苦杏、银花、黄芩、芦根、瓜蒌、桑叶、石膏、枇杷出入为方，不难治愈。其病情较重者，若身大热，口大渴，目赤唇肿，气粗燥烦，舌绛齿板，痰咳，甚至神昏谵语、下利黄水者，此风温热毒深入阳明营分，为温邪烧烁胃肠，营阴大伤之重症，神犀丹加入紫雪丹，频频灌之，多可得生。

时令湿温湿热

温热一病，前贤如戴天章辈，虽苦心分明，而每与风寒混同施治，至湿温、湿热，则阐发尤少。不思温者，热之渐，以病之轻重言也。发于夏至以前为湿温，发于夏至以后者为湿热，以气候言也。其人中气实而热重于湿，则发于阳明胃肠；其人中气虚而湿重于热，则发于太阴脾肺，以脏腑之病变言也。是湿温、湿热既有种种病体之不同，尤当随其气候、病体而分别施治。

喻嘉言曰：湿温之病，因夏月少阴君火，继以太阴湿土，则出暍湿两症为一大纲。以暍病该湿温，天然不易也，乃湿温一大症，从古不言及，则夏月诸病竟无着落矣。讵知长夏之湿气，春分后早已先动，最能与温气相合而为湿温之症。湿温至盛，长幼相似则疫矣。故湿温可该疫症而言。又云六气各行其政，春分后秋分前，少阴君火、少阴相火、太阴湿土三气合行其事，是故天本热也。而益以日之暑，日本热也，而载以地之湿，三气交动，时分时合。其分也，风动于中，胜湿解蒸，不觉其苦；其合也，天之热气下，地之热气上，人在气交之中，受其炎气，无隙可避，口鼻受气，着于脾胃。潮热，汗出稍凉。少顷又热，病入湿温，脉濡弱，舌白口干，不能畅饮，胸次软而满。或饮以芳香而散，或战汗而解，或入里下之而解，或内陷而神昏不愈。初起在气分，日久渐入血分，当分别治之。

湿温之类别

雷少逸云：湿温之病，议论纷纷，有言温病复感乎湿，名曰湿温。据此是病乃在乎春。有言素伤于湿，因而中暑，暑湿相搏，名曰湿温。据此是病又在乎夏。有言长夏初秋，湿中生热，即暑病之偏于湿者，名曰湿温。据此是病又在乎夏末秋初。细揆三论，湿温在夏末秋初者，与《内经》秋伤于湿之训颇不龃龉。又与四之气，大暑至白露，湿土主气，亦属符节，当宗夏月秋初为界限。少逸此说，殊合经旨。然以《月令》七十二候之说考之，土寄旺[①]于四时，则谓四时皆有湿温，亦无不可。况既为[②]湿温，无论温夹湿、暑夹湿，皆宜宣透清泄，以分开其湿。治法既同，则均谓之湿温，有何不合？邵步青[③]云：此症但当分解湿热之邪而息其焰，不宜发汗，令两邪混合为一。旨哉言乎！

湿温在气分之治法

叶天士曰：夏季雨湿潮冷，郁勃秽毒之气，人在气交中，口鼻触受，直走胃络、膜原，分布上下。初病，头胀痞闷，呕恶舌白，病全在气分，为里中之表。芳香逐秽，淡渗逐湿，少佐辛解为治，宜达原饮、防己茯苓汤之属。又云湿邪郁遏经脉，身痛不可转侧，变出目黄上视，手肢发痉，舌苔白，齿板燥，皆邪深变症，可与木防己汤、栝蒌桂枝汤、大豆蘖散之属。

木防己汤方

治太阳经络、风湿壅闭及膀胱积热，身热有汗，身强肢痛，小便不利。

防己　桂枝　石膏　人参

方解：风湿凝聚，遍身疼痛。防己疗风痹，桂枝通血脉，石膏解阳明之络热，人参补正气以养营。

栝蒌桂枝汤

治风湿混扰，太阳经阳气为湿所滞，不得宣通，脉沉迟，身强几几。

---

① 旺：原作“王”，据文意改。

② 既为：《四时感症论》作“已为”。

③ 邵步青：原作“沈步青”，下文径改。邵步青，名登瀛，清同治朝吴门人，著有《四时病机》十四卷、《温毒论》一卷、《女科歌诀》六卷等。

栝蒌　桂枝　芍药　甘草　生姜　大枣

方解：太阳痉湿病，非但发热无汗恶寒，更兼身体强几几，脉反沉迟。明是风湿扰乱于太阳，气为湿所滞不得宣通，非寒邪之沉滞脉也。风则用桂枝，湿则君以瓜蒌根，酸苦入阴，内走经络，解天行时热以降湿，合之桂枝和营卫以治，是表法变为和法。

璜按：此方治风湿为合，暑湿则不宜。

大豆蘖散

治湿热壅闭不通，周身麻痹疼痛。

大豆黄卷，《本经》此味治湿痹疼痛，《宣明》治周痹。邪在血脉之中，木痹不仁，上下周身尽疼。此药亦散经脉中湿滞、冷热湿秽、郁遏脾阳之治法。

邵步青曰：冷热湿秽杂感，太阴受邪，脾阳不运，舌白脘闷，脉沉伏，胀痞，水饮停蓄不行，周身气遂阻塞，甚则肢冷汗泄，经络气分俱闭。治宜辛香温脾，宣气逐湿，宜苏合香丸、冷香饮子。

璜按：舌白脘闷，湿热症所恒有。但周身气隧阻塞，更有胫冷胸满者，为湿邪抑遏阳气。此症若误下，则损脾阳；误汗，则脘闷益甚。温运宣阳，尤不可少。苏合香丸，治寒湿阻碍关窍，此丸各大药房均有卖，故不抄列。

冷香饮子

此方温脾阳以行湿。

附子　草果　生姜　陈皮　甘草

方解：湿走膜原，上下分布。附子、生姜取其温脾，草果、陈皮取其运湿，气通而病自解。

湿温分布上下心中懊侬之治法

湿温在膜原，分布上下，留于胸膈。舌上白苔，膈间热甚，心中懊侬而烦，发热汗出，不恶寒反恶热。此热在胃口之外，属阳明之表。盖阳以心胸为表也。宜栀子豉汤。

栀子豉汤　方见《伤寒》

阳明病，咽燥口苦，腹满而喘，是阳明里热。汗出，不恶寒反恶热，身重，是阳明表热。因阳明之热自内达表，则里热为重。故用栀子以清里热，而表热亦解，用香豉以泻腹满，而身重亦除也。

治阳明内热之表有三法：如热在上焦者，用栀子豉汤吐之，上焦得通，津液得下，胃家不实矣；热在中焦者，用白虎汤清之，胃火得清，胃家不实矣；热陷下焦者，用猪苓汤利之，火从下泄，胃家不实矣。要知治阳明之表热，即是预治其里。三方皆润剂，所以存津液而不令胃家实也。阳明以心胸为表，不特发热恶热、汗出身重、目疼鼻干谓之表，一切虚烦虚热，如口苦咽干、喘不得卧、消渴而小便不利，凡在胃之外者，悉属阳明之表。但以栀豉宣上焦虚热，以除胃之热，便解胃家之实。此栀子豉汤所以为阳明解表和里之圣药也。

邪杂膜原，脉转洪长而数，自汗，热不退，渴欲饮水，口舌干燥者，此邪气适杂膜原，为阳明成温之候。白虎汤主之。

璜按：此湿邪化热之治法也。湿为阴邪，其脉多滞，今转洪长，湿家不渴；今渴欲饮水，湿家口舌润。今口舌干燥，且自汗出，是为阳明成温之候，用白虎汤最为合法。

湿温在血分之治法

湿温初在气分，日久不解，渐入血分。舌色绛赤，圆硬干光，唇燥齿板，神昏谵语，斑疹，芩、连、栀、膏不应，必用血药。如犀角地黄汤，非解阳明热邪，解心经之络热也。

犀角地黄汤方

治温邪入络，舌绛烦热，神昏不解。

犀角（磨汁）、连翘各三钱　生地五钱　生甘草五分

水煎三物至八分，去渣，入犀角汁服。

王晋三[①]曰：温热入络，舌绛烦热，八九日不解，医反治经，寒之、散之、攻之，热势益炽。得此汤立效者，非解阳明络邪，解心经之烦热也。按：《本草》犀角、地黄能走心经，专解营热；连翘入心散客热；甘草入心和络血，以治温热症热邪入络，功胜局方。

璜按：热伤阴络而吐血下血者，此方亦有奇效。

---

① 王晋三：名子接，清初长洲（今江苏苏州）人，著有《绛雪园古方选注》三卷、《得宜本草》一卷、《伤寒古方通》二卷。

重者热入心包[1]，神昏不识人，热阻关窍，宜芳香开泄。牛黄清心丸泄包络之热，神昏舌苔黄者宜之。至宝丹开包络血分，神昏舌绛者宜之。同一热阻关窍，微有分别。故牛黄丸开后，可以竹叶石膏汤、六一散继之；至宝丹开后，可以犀角地黄汤继之。

牛黄清心丸方

治温邪内陷包络神昏，是丸苦泄辛开，宜调入连翘、薄荷、犀角、羚羊、甘草、人中黄等汤剂中。

王晋三曰：此丸古有数方，其义各别。若治温邪内陷包络神昏者，惟万氏此方为妙。盖温热入于心包络，邪在里矣。草本之香仅能达表，不能透里，必藉牛黄幽香物性，乃能内透包络，与神明相合，然尤在佐使之品配合咸宜。万氏用芩、连、山栀以泻心火，郁金以通心气，辰砂以镇心神，合之牛黄相使之妙。是丸调入犀角、羚羊角、金汁、甘草、人中黄、连翘、薄荷等汤剂中，颇建奇功。一方用牛黄、雄黄、黄连、黄芩、栀子、犀角、郁金、朱砂各一两，真珠五钱，冰片、射香各二钱五分，研炼蜜丸。每重一钱，金箔为衣，蜡匮。功效较万方为胜。

至宝丹

治心脏神昏，从表透里之方。

金箔　银箔　犀角　玳瑁　朱砂

水安息　琥珀　牛黄　雄黄　龙脑　麝香

《本事方》有天竺黄、人参、天南星。

王晋三曰：此治心脏神昏，从表透里之方也。黄、犀、玳、珀以有灵之物，内通心窍。朱、黄、二箔以重坠之品，安镇心神，佐以脑、麝、安息，梳剔幽隐诸窍。东垣云：冰、雄、牛、麝入骨髓，透肌肤，故热入心包络。舌绛神昏者，以此丹入寒凉汤药中用之，能祛阴起阳，立展神明，有非他药所可及。若病因头痛而即神昏不语者，此肝虚魂升于顶，当用牡蛎救逆以降之，又非至宝丹所宜轻试。

---

① 心包：《四时感症论》作"包络"。

四时感症讲义卷下

闽同安吴锡璜瑞甫氏撰述
男树萱　侄孙庆福同校

湿　热

璜按:湿为天之六气,感湿化热,即六淫皆从火化之义。我国医学推原于六气,乃岐黄与仲景不易之心法也。近世学西医者,每以我国此学说为笼统之谈,必推究病原菌,方为细切,不思病原菌亦就后起者以为考究,而病原菌之发生,亦断不能出于六气之外。今试以五日一候、三候一气、六气一时,与《礼记[①]》之《月令》篇推勘之。动物若虫鱼鸟兽,植物若蔬葭苇果实,莫不随时令而生长。爵化蛤,鼠化鴽,亦须天时方能感化。可见人与物都不能出四时支配之外。一岁之疾疫,若热病、咳嗽、白喉、疟痢等,每沿门阖境相同,则气候为之也。可见天时气候为病菌所自出,非泛论也。西医对于细菌检查备至,而于小肠热杆菌尚未有杀毒之方法。盖小肠热即我国之湿热症也,我国但分开其湿热,每每获效。故渡边熙[②]云:汉医学不必从事于杀菌,而病菌自然消灭。英国嘉约翰云:小肠坏,中国人染之较轻,恒多治愈。非较轻也,精气化之学,有以溯其原;体病情之要,有以通其变故也。朱心农[③]曰:东南方天时多热,地气多湿,最多湿温、湿热之症。若其人中气实而热重于湿者,则发于阳明胃肠;其人中气虚而湿重于热者,则发于太阴肺脾。初起邪在气分,当分别湿多热多为重要。

时贤何廉臣云:湿多者,湿重于热也。其病多发于太阴肺脾,其舌苔必白腻,或白滑而厚,或白苔带灰兼枯腻浮滑,或白带黑点而粘腻,或兼黑纹而

① 记:原作"经",据文意改。

② 渡边熙:日人,初留德习医,后转习汉医。其言最为可据。

③ 朱心农:清代医家,名朱恩,字心农,安徽芜湖人。著《困学随笔》三卷。

黏腻，甚或舌苔满布，厚如积粉，板贴不松。脉息模糊不清，或沉细似伏，断续不匀。神多沉困嗜睡，症必凛凛恶寒，甚而足冷。头目胀痛昏重，如裹如蒙。身痛不能屈伸，身重不能转侧，肢节肌肉痛而且烦，腿足痛而且酸，胸膈痞满，渴不引饮，或竟不渴。清早较适，午后寒热，小便短涩黄热，大便溏而不爽，甚或水泻。治法以轻开肺气为主。肺主一身之气，肺气化则脾湿自化，即有兼邪，亦与之俱化。宜用藿、朴、陈、苓等体轻而味辛淡之品，导湿下行，以为出路。湿去气通，带津于外，自然汗解。

璜按：何氏此说，手腕灵妙，以治湿多于热之症，亦属一定不易之规。第此等症宜刻刻顾其脾阳，脾阳一损，寒厥立至。故治此症者，不但清泻诸药不可妄投，即滋润之品，亦当畏之如鸩。若能于辛开中佐以温运，于治此症之法，思过半矣。此外又有寒湿之症，尤以温散为宜，重者又须暖胃，若仅以温运立法，又未尽适用也。

若兼神烦而昏者，此由湿热郁蒸过极，内蒙清窍。前辛淡法，去蔻仁、厚朴，加细辛二三分，白芥子钱许，辛润行水开闭。再加芦根一二两，滑石四五钱，轻清甘淡，泄热导湿，蒙闭即开，屡验不爽。

璜按：前法固佳，宜兼用六一散开水泡，候澄清，和紫雪丹三四分服之，为效尤捷。湿重于热，阻滞气机，致大便不利，亦所恒见。宜重用芦根，佐以瓜蒌、薤白、枳实、郁李仁及苦杏、菖蒲等品，流利气机，大便自解。且上下机关一通，即湿热之邪亦随汗解，是又一举两得之法也。

何廉臣[①]先生又云：热多者，热重于湿也，其病多发于阳明胃肠。热结在里，由中蒸上，此时气分邪热郁遏灼津，尚未郁结血分。其舌苔必黄腻，舌之边尖红紫欠津，或底白罩黄，混浊不清。或纯黄少白，或黄色燥刺，或苔白底绛，或黄中带黑，浮滑粘腻。或白苔渐黄而灰黑。伏邪重者，苔亦厚而且满，板贴不松。脉息数滞不调，症必神烦口渴，渴不引饮，甚则耳聋干呕，面色红黄黑混，口气秽浊，但必胸腹热满，按之灼手，甚或按之作痛。宜用枳实、栀豉合小陷胸汤，加连翘、茵陈之清芬，青子芩、姜水炒木通之苦辛，内通外达，表里两彻，使伏邪从汗、利而双解。渐欲化燥，渴甚脉大，气粗而逆者，重加石膏、知母，清肺气而滋化源。惟芦根、灯芯尤宜多用，轻清甘淡，泄热化湿下行，从膀胱而解。外解[②]从白痦而解，或斑疹齐发而解。

---

① 何廉臣：清末浙江绍兴人，著有《重订广温热论》、《感症宝筏》、《通俗伤寒论》、《全国名医验案汇编》等书。吴瑞甫对其极推重之。

② 解：《四时感症论》作“达”。

璜按:治湿热证,当分湿重于热、热重于湿二种。湿重于热者,宜化湿为先,佐以清降;热重于湿者,宜清热为先,佐以开降。余三十年前临证时早已悟出,以治此症,殊有得心应手之妙。检阅温热各书,竟无有言及此者,殊不可解。后得何氏《广温热论》读之,已先得我心之所同然。第治法稍有不同之点,何氏用枳实栀豉合小陷胸等法,是从王孟英温热各治案得来,成效亦彰彰可纪,但谓能内通外达,尚觉力量未充。余则重加苦杏、薄荷、绿豆衣等类,以透汗外出,且寓有双解之意,取效尤捷。至木通一味,余生平最不喜用,因其性善动呕,且热重者最易伤津,宜改用车前子、滑石之利不伤阴,且可化湿下行者,较为万举万当。湿热一清,内外两解,即白瘖、斑疹亦不多见。兹特补此二条,意义较足。何氏《广温热论》为治温热最纯粹之书,学者取薛生白《湿热论》读之,再将《广温热论》潜心体会,于治温热、湿热各症无余蕴矣。兹取薛生白《湿热篇》略加删订,附载于后。

薛生白湿热病篇

一、湿热症,始恶寒,后但热不寒,汗出胸痞,舌白,口渴不引饮。

湿热症始恶寒者,见诸凡感冒症,初起无不恶寒也。后但热不寒者,见诸凡热症,一发热遂不恶寒,以别于太阳伤寒证也。恶寒不恶寒,既与他症病状相同,何以相别之为湿热症?则以汗出胸痞、舌白、口渴不引饮为湿热证所独也。此为湿热症之提纲。按:王士雄于此症,主用甘露消毒丹,余每以葱白、豆豉、瓜蒌、薤白、芦根、苦杏、薄荷、滑石投之,亦屡效。

自注云:湿热症属阳明、太阴经者居多,中气实则病在阳明,中气虚则病在太阴。病在二经之表者,多兼少阳、三焦;病在二经之里者,每兼厥阴风木。以少阳、厥阴同司相火,阳明、太阴湿热内郁,郁甚则少火皆成壮火,而表里上下充斥肆逆。故是症最易耳聋干呕、发痉发厥。而提纲不言及者,因以上诸症皆湿热症兼见之变局,而非湿热必见之正局也。始恶寒者,阳为湿郁而恶寒,终非若寒伤于表之恶寒。后但热不寒,则郁而成热,反恶热矣。热盛阳明则汗出,湿蔽清阳则胸痞,湿邪内盛则舌白,湿热交蒸则舌黄,热则液不升而口渴,湿则饮内留而不引饮。然所云表者,乃太阴、阳明之表而非太阳之表。太阴之表,四肢也,阳明也。阳明之表,肌肉也,胸中也。故胸痞为湿热必有之症,四肢倦怠、肌肉烦疼,亦必兼见。其所以不干太阳者,以太阳为寒水之腑,主一身之表,风寒必自表入,故属太阳。湿热之邪,从表伤者十之一二,由口鼻入者十之八九。阳明为水谷之海,太阴为湿土之脏,故多阳明、太阴受病。膜原者，外通肌肉，内近胃腑，即三焦之门户，实一身之半表半里也。邪由上受，直趋中道，故病多归膜原。要之，湿热之邪不独与伤寒不同，且与温病大异。温病乃少阴、太阳同病，湿热乃阳明、太阴同病也。而提纲中言不及脉者，以湿热之症，脉无定体，或洪或缓，或伏或细，各随症见，不拘一格，故难以一定之脉拘定后人眼目也。

二、湿热症，恶寒无汗，身重头痛，湿在表分，宜藿香、香薷、羌活、苍术及薄荷等味。头不痛，去羌活。

此条乃阴湿伤表之候。

璜按：王士雄谓阴湿，故可用薷、术、羌活以发其表。设暑胜者，三味皆为禁药。然既为阴湿，必兼寒邪，既用羌活治寒，又用香薷治暑，且列于湿热门中，界线似未分明。

三、湿热症，恶寒发热，身重，关节疼痛。湿在肌肉，不为汗解，宜滑石、大豆黄卷、茯苓皮、藿香叶、鲜荷叶、白通草、桔梗等味。

此乃阳湿伤表之候。

方用分利法，俾湿邪之郁热上蒸者，导之使淡渗下走，亦分解之法也。

四、湿热症，三四日即口噤，四肢牵引拘急，甚则角弓反张。此湿热侵入经络脉隧中，宜甘菊、羚羊、竹茹、桑枝、菖蒲、川贝、银花、天竺、连翘、丝瓜络、钩藤等味。

此乃湿邪引动肝风之症，西医谓之脑髓病，我国又谓之痉症。

或问：仲景治痉原有桂枝加瓜蒌根及葛根汤两方，岂宜于古而不宜于今耶？今之痉与厥相连，仲景不言及厥，岂《金匮》有遗文耶？余曰：非也。药因病用，病原既异，治法自殊。伤寒之痉自外来，证属太阳，治以散外邪为主；湿热之痉自内出，波及太阳，治以息内风为主。盖三焦与肝胆同司相火，中焦湿热不解，则热盛于里，而少火悉成壮火。火动则风生，而筋挛脉急；风煽则火炽，而识乱神迷。身中之气随风火上逆，而有升无降，常度尽失，由是而形若尸厥，正《内经》所谓血之与气并走于上，则为暴厥是也。外窜经脉则成痉，内侵膻中则为厥，痉厥并见，正气独存一线，则气复返而生；胃津不克支持，则厥不回而死矣。

五、湿热证，壮热口渴，舌黄或焦红，发痉，神昏谵妄，或笑，邪灼心包，营血已耗。宜犀角、羚羊角、连翘、生地、玄参、钩藤、银花露、鲜菖蒲、至宝丹等味。

上条言痉，此条言厥。温暑之邪本伤阳气，及至热极逼入营阴，则津液耗而阴亦病，心包受灼，神识昏乱。用药以清热救阴、泄热平肝为务。

璜按:此等症最重,此等方最效,余试验多矣。细阅原文,壮热口渴,湿已化热;舌苔黄而色焦红,热已灼及营阴;发痉、昏谵,肝风又将内动。故用大剂清热救阴、宁肝提神。用方极有法度。

六、湿热症,发痉,神昏笑妄,脉洪数有力,开泄不效者,湿热蕴结胸膈,宜仿凉膈散。若大便数日不通者,热邪闭结肠胃,宜仿承气微下之例。

章虚谷云:曰宜仿,曰微下,教人细审详慎,不可孟浪攻泻。盖暑湿黏腻,须化气缓攻,不同伤寒化热而燥结须用咸苦峻下法。

此条乃阳明实热,或上结胸膈,或下结肠胃。清热散邪,止能散络中流走之热,而不能除肠中蕴结之邪。故阳明之邪仍假阳明为出路也。阳明实热,舌苔必老黄色,或兼燥,若犹带白色而滑者,乃湿重,为挟阴之邪。或胀满,不得不下,须佐二术健脾燥湿,否则,脾伤气陷,下利不止,即变危症。盖湿重属太阴证,必当扶脾也。

七、湿热症,壮热烦渴,舌焦红或缩,斑疹,胸痞,自利,神昏痉厥。热邪充斥表里三焦,宜大剂犀角、羚羊角、生地、玄参、银花露、方诸水、金汁、鲜菖蒲等味。

此条乃痉厥中最重者。上为胸闷,下挟热利,斑疹痉厥,阴阳过困。清阳明之热、救阳明之液为急务者,恐胃液不存,其人自焚而死也。

王士雄曰:此治湿热诸病之真诠也。方诸水俗代以蚌水,腥秽已甚,宜竹沥为妙。此症紫雪、神犀丹皆可用。

八、湿热症,舌遍体白,口渴,湿滞阳明,宜用辛开,如厚朴、草果、半夏、干菖蒲等味。

此湿邪极盛之候。口渴乃液不上升,非有热也。辛泄太过,即变为热。惟湿邪尚未蕴热,故重用辛开,使上焦得通,津液得下也。

杨云湿盛热微之症,初起原可用此等药开之,一见开湿化热,便即转手清热。若执此为常用,则误矣。王士雄谓须辨其便溺不热,方为宜温之的证。

璜按:宣透湿邪后,其热每炽,吴鞠通所谓宣之不愈,必待其热而后清,清而后愈也。若察其溺有热,为热重于湿,宣透方中必兼清解。

九、湿热证,舌根白,舌尖红,湿渐化热,余湿犹滞,宜辛泄佐清热,如蔻仁、半夏、干菖蒲、大豆黄卷、连翘、绿豆衣、六一散等味。

此湿热参半之症,燥湿中即佐清热者,所以存阳明之液也。以上二条,验舌投剂为临症要诀。

十、湿热症,初起即胸闷不知人,瞀乱,大狂叫,湿热阻闭中、上二焦。宜草果、槟榔、鲜菖蒲、芫荽、六一散各重用，或加皂角，地浆水煎。

此条乃湿、热俱盛之候，而去湿药多，清热药少，以病邪初起即闭，不得不以辛通开闭为急务，不欲以寒凉凝滞气机也。

涂云此条颇似痧证，宜用灵验痧丸为妙。

璜按：此症别有开泄验方，非煎剂所能奏效，并有忌热饮者。灵验痧丸乃紫金锭，可用。凡药中含有鸦片质、樟脑质者均效。

十一、湿热症四五日，口大渴，胸闷欲绝，干呕不止，脉细数，舌光如镜。胃液受劫，胆火上冲。宜西瓜汁、金汁、鲜生地汁、甘蔗汁，磨服郁金、木香、香附、乌药等味。

此营阴素亏，胆火素旺，耗及胃液之症。舌光无苔，津液枯而非浊壅，乃胸闷欲绝者，肝胆气上逆也。故以诸汁滋胃液，辛香散逆气。

王士雄曰：凡治阴虚气滞，可以仿此用药。

俞惺庵云：嘉善一人胸胀脘闷，诸治不效。一瓢用续随子去净油煎汤，磨沉香、木香、檀香、降香、丁香，服用一月，泻尽水饮而痊。

璜按：以胸闷干呕，知其气滞；以脉细数，舌光如镜，知其阴亏。看他用药，养阴而不滞邪，调气又不枯阴，斯为灵妙。

十二、湿热证，呕恶不止，昼夜不差欲死者，肺胃不和，胃热移肺，肺不受邪也。宜黄连三四分、苏叶二三分，煎汤呷下即止。

肺胃不和，最易致呕，必用川连以清湿热，苏叶以通肺胃。投之立愈者，以肺胃之气非苏叶不能通也。分数轻者，以轻剂恰治上焦之病耳。

王士雄曰：此方药只二味，分不及钱。不但治上焦宜小剂，而轻药竟可愈重病，所谓轻可去实也。合后条观之。盖气贵流通，而邪气挠之，则周行窒滞，反觉实矣。惟剂以轻清，则正气宣布，邪气潜消，而窒滞者自通。设投重剂，则药过病所，病不能去矣。章氏谓轻剂为吴人质薄而设，殆未明治病之理也。川连不但治湿热，乃苦以降胃火之上冲；苏叶甘辛气香，通降顺气独擅其长。然性温散，故虽与黄连并驾，尚减用分两而节制之，可谓方成知行矣。世人不知诸逆冲上，皆属于火之理，治呕辄以姜、萸、丁、桂从事，皆粗工也。余借以治胎前恶阻，甚妙。

璜按：原本尚有温胆汤以治痰水作呕一条，以治湿热症尚合，但常法无甚深义。涤痰除饮，生姜泻心、半夏泻心诸方尽可采用，故本书不录。

十三、湿热症，咳嗽昼夜不安，甚至喘不得眠者，暑邪深入肺络，宜葶苈、枇杷叶、六一散等味。

人但知暑伤肺气则肺虚，而不知暑滞肺络则肺实。葶苈引滑石直泻肺邪，则病自除。

吴子音[1]曰：业师张友樵治一酒客，夏月痰嗽气喘，夜不得卧，服凉药及开气药不效。有议用人参、麦冬等药者，师诊其脉左寸数实，此肺实非肺虚也，投以人参则立毙，与此方煎服立愈。明年复感客邪，壅遏肺气，喘咳复作，医有以葶苈进者，服之不效，必烦闷汗泄。师脉其右寸浮数，口渴恶热，冷汗自出，喘急烦闷，曰热邪内壅，肺气郁极，是以逼汗外出，非气虚自汗也。与麻杏石甘汤二剂，肺气通而喘止汗敛，诸症悉平。

十四、湿热症，数日后，汗出热不除或痉，忽头痛不止者，营气大亏，厥阴风火上升。宜羚羊角、甘菊花、桑叶、钩藤、玄参、女贞子等味。

湿热伤营，肝风上逆，血不营筋而痉，上升颠顶则头痛。因热气已退，故但痉而不厥。投剂以息风育阴主治。

璜按：汗出热留，营液受伤，则肝风徙动；上攻脑髓，则头痛发痉。因热尚轻，故不昏厥。润肝息风，如玉竹、参叶、桑枝、连翘、甘菊、稆豆衣均能奏效。

十五、湿热症，湿热发热，肌肉微疼，始终无汗者，腠理气机怫郁，湿热不能达外。宜六一散一两、薄荷叶三四分，泡汤调下，即汗解。

此湿热蕴遏，气郁不宣，故宜辛凉以解散之。

璜按：用泡汤取其轻扬透汗、淡渗清利，一方而寓有两解之意，盖为病之较轻者立法也。夫湿热症较重者，古人亦有时禁汗。但不从汗解，则湿热蒙蔽，昏谵神呆，变症亦速。所以治此症者，开手便当查其胸痞脘闷否，一有此候，便宜清涤痰秽，分开湿热，佐以透汗。璜每用芦根、灯心草、淡豆豉、瓜蒌、薤白、竹叶、滑石、苦杏、绿豆衣、薄荷，往往获效。

十六、湿热症，十余日后，左关弦数，腹时痛，圊血，肛门热痛。血液内燥，热邪传入厥阴之症。宜仿白头翁法。（方见伤寒）

热入厥阴而下利，即不圊血，亦当宗仲景治热利法。若竟逼入营阴，安得不用白头翁汤凉血而散邪乎？设热入阳明而下利，即不圊血，又当师仲景下利谵语，用小承气汤之法矣。

璜按：此即西医所谓肠炎也。用黄芩汤加银花、玄明粉可以治之。

十七、湿热症十余日后，尺脉数，下利，或咽痛口渴心烦。下泉不足，热邪直犯少阴之症。

---

① 吴子音：名金寿，清代时人，但知其为张友樵门人，著有《三家医案》三卷。本书汇萃苏州名医叶桂、薛雪、缪遵义三家医案，所选大多症治熨帖，议论中肯。

此与上节乃言同一下利而有厥、少之分也。依璜临证体察，昔贤学说有肾开窍于二阴而上通于咽喉等语。故下利咽痛，尺脉数者，主少阴症论治，未尝不是。乃近十年来，下利而兼咽痛者颇多，肠有燥粪，尺脉每弦实而数，用白头翁汤加银花、莱菔子、山豆根、玄明粉亦多取效。病情有气候之不同，正不必拘泥传入少阴之说，以印定耳目也。

十八、湿热症身冷脉细，汗泄胸痞，口渴舌白，湿中少阴之阳。宜人参、白术、附子、茯苓、益智等味。

按：本论言湿热，此条夹入寒湿，未免自乱其例。然有热即有寒，误治变症亦恒有之，宜兼采用，庶临证时知所分别。

王士雄曰：此湿热病之类证，乃寒湿也，故伤人之阳气。或湿热症治不如法，但与清热，失于化湿，亦有此变。第口渴而兼身冷、脉细、汗泄、舌白诸候，固属阴证，宜温。还须察其二便，如溲赤且短，便热极臭，仍是湿热蕴伏之阳证，虽有虚寒假象，不宜温补也。

十九、湿热症四五日忽大汗出，手足冷，脉细如丝或绝，口渴茎痛，起坐自如，神清语亮。乃汗出过多，卫外之阳暂亡，湿热之邪仍结，一时表里不通，脉故伏，非阳脱也。宜五苓散去术加滑石、酒炒川连、生地、芪皮等味。

此条脉症绝似亡阳之候，以口渴茎痛知其邪结，辨症最精。

王士雄曰：此症卫阳暂亡，必由误表所致。而湿热乃结，阴液已伤。故以四苓加滑石导湿下行，川连、生地清火救阴，芪皮固其卫气，用法颇见周密。

璜按：大汗伤其心液，故手足冷，脉细如丝；热邪仍结，故口渴茎痛；元气犹得保持，故起坐自如，神清语亮；汗出过多，固多此症。而误服寒凉冰闭者，亦有此候。观王孟英治潘翼廷案，用六一散搅淡盐汤，去滓，调下紫雪丹，以解其冰闭之邪，是何等手法。

二十、湿热症初起壮热口渴，脘闷懊憹，眼欲闭，时谵语，浊邪蒙闭上焦。宜涌泄，用枳壳、桔梗、淡豆豉、生山栀，无汗者加葛根。

此湿秽之邪蒙蔽上焦，故懊侬脘闷；眼欲闭，肺气不舒也；时谵语，邪郁心包也。经曰：高者越之。用栀豉汤涌泄，以引胃脘之阳，开心胸之表，邪从吐散矣。

章虚谷曰：舌苔薄而清者，邪未胶结，可吐散。舌苔厚而有根，浊邪瘀结，须兼用辛开苦降。如吐之，邪结不得出，反气逆而变他证矣。

王士雄曰：此释甚是。病在上焦，浊邪未结，故可越之。若已结在中焦，岂可引吐？不但湿热症吐法宜慎，即痰饮症宜于取吐者，亦有辨别要诀。赵恕轩[①]《串雅》云：宜吐之症必须看痰色，吐在壁上，须其痰干以后有光亮如蜗牛之涎者，无论痰在何经，皆可吐也；若痰干无光亮之色，切忌用吐。此验痰秽，彼验舌苔，用吐者识之。

璜按：以葛根、桔梗治湿热脘闷、眼闭谵语，未合。盖脘闷多夹痰，眼闭谵语，既为湿热上冲，蒙闭上焦，似不宜以葛根、桔梗再引其上逆，宜改用芦根、菖蒲、滑石、杏仁、薄荷为妥。

二十一、湿热症经水适来，壮热口渴，谵语神昏，胸腹痛，或舌无苔，脉滑数，宜大剂犀角、紫草、茜根、贯众、连翘、鲜菖蒲、银花露等味。

热入血室，不独妇女，男子亦有之。不第凉血，并须解毒。仲景谓阳明病下血谵语，此为热入血室，即指男子而言。

二十二、湿热症七八日，口不渴，声不出，与饮食亦不却，默默不语，神识昏迷。进辛香凉泄、芳香逐秽俱不效。此邪入手厥阴，主客浑受。宜仿吴又可三甲散，醉地鳖虫醋炒，鳖甲土炒，穿山甲、柴胡、桃仁泥等味。

此湿热侵入手厥阴，络脉凝瘀之症。包络与心为近，心主阻遏，灵气不通，所以神不清而昏迷默默也。破滞通瘀，斯络脉通而邪得解。

璜按：湿热症误治变为此候者颇多。叶氏以为湿邪蒙蔽，故神呆，用温运开湿之法。此节主行瘀通络，以治神识昏迷，乃为病久气血浑乱者而设。不知与饮食不却，则神机犹在若明若昧之间。不必湿邪，虚症亦有之。余曾遇此症，诊其脉甚虚，舌淡红无苔，投以养营汤而愈。乃知治病未可拘执一法也。西洋医每讥中国医学无定论，噫！惟无定论，乃所以为我国活泼泼地之医学。

三甲散，即鳖甲、龟甲、穿山甲、蝉退、白僵蚕、牡蛎、当归、白芍、甘草、䗪虫九味。方见《温热经纬·方论》。

二十三、湿热症口渴苔黄起刺，脉弦缓，囊缩舌硬，谵语，昏不知人，两手搐搦，津枯邪滞。宜鲜生地、芦根、生首乌、鲜稻根等味。脉有力，大便不通，大黄亦可加入。

胃津劫夺，热邪内据，非润下以泄邪则不能达。故仿承气之例，以甘凉易苦寒，正恐胃气受伤，胃津不复也。

---

① 赵恕轩：名学敏，号依吉，清代浙江钱塘人。博学工医，著述甚富，有《本草纲目拾遗》十卷、《串雅内外篇》各四卷。其中《串雅》是历史上第一部有关民间走方医的专著，揭开了走方医的千古之秘。

璜按：昏谵搐搦，津枯黄刺，痉厥大端毕具，加以囊缩舌硬，已成十不救一之症。仅用生地、首乌、芦根、稻根，药力轻微，何济于事？此症须以《温病条辨》护胃承气汤和安宫牛黄丸或紫雪丹服之，为死里救生之计。即用竹叶石膏汤加生地、菖蒲、芦根，于法亦合。

二十四、湿热症发痉撮空，神昏笑妄，舌苔干黄起刺或转黑色，大便不通者，热邪闭结胃腑。宜用承气汤主之。

撮空一症，昔贤谓非大实即大虚。虚则神明涣散，将有脱绝之虞；实则神明被迫，故多撩乱之象。今舌苔黄刺干涩，大便闭而不通，其为热邪内结阳明，腑热显然矣。徒事清热泄邪，止能散络中流走之热，不能除胃中蕴结之邪，故假承气以通地道。然舌不干黄起刺者，不可下也。

王士雄曰：湿热原有可下之症，惟湿未化燥、腑实未结者不可下，下之则利不止。如已燥结，亟宜下夺。否则，垢浊薰蒸，神明蔽塞，腐肠灼液，莫可挽回。较彼伤寒之"下不嫌迟"，去死更速也。

又按，董废翁云：外感之邪不得从玄府透达，则必向里而走空隙。而十二脏腑中惟胃为水谷之海，其下有口，最虚而善受，故诸邪皆能入之。邪入则胃实矣，胃实则津液干矣，津液干则死矣。彼肆用风燥之剂劫液，夭人生命者，正坐不知此义耳！凡治感症，须先审其胃汁之盛衰，如邪渐化热，即当濡润胃腑，俾得流通，则热有出路，津自不伤，斯为尽善。

二十五、湿热症壮热口渴，自汗身重，胸痞，脉洪大而长者。此太阴之湿与阳明之热相合，以白虎加苍术汤。

热渴自汗，阳明之热也；胸痞身重，太阴之湿兼见矣。脉洪大而长，知湿热滞于阳明之经，故用苍术、白虎汤以清热散湿，然乃热多湿少之候。白虎汤，仲景用以清阳明无形之燥热也。胃津枯涸者，加人参以生津，名白虎加人参汤。身中素有痹气者，加桂枝以通络，名桂枝白虎汤，而其实意在清胃热也。是以后人治暑热伤气、身热而渴者，亦用白虎加人参汤。热渴汗泄，肢节烦疼者，亦用白虎加桂枝汤。胸痞身重兼见，则于白虎汤加入苍术，以理太阴之湿。寒热往来，则于白虎汤加入柴胡，以散半表半里之邪。凡此皆热盛阳明，他症兼见，故用白虎清热，而仍随证加减。苟非热渴汗泄、脉洪大者，白虎便不可投。

王士雄曰：热渴汗泄，两手脉虚者，宜甘药以养肺胃之津。

汪云若大汗脉虚，身凉不热，口润不渴，则为亡阳脱症。非参附回阳，不能挽救。《洄溪医论》谓阳未亡则以凉药止汗，阳已亡则以热药止汗。此中转变，介在几微。

璜按:白虎汤用处尽多,随症加减俱效。痞满加厚朴,血虚加生地,精虚加枸杞,有痰加半夏。推之下利发热舌黄,可合白头翁汤;营阴亏损,舌绛热渴,可合犀角地黄汤;大汗脉虚,不热不渴,可合生脉饮。倘大汗,小便短而热,舌苔黄绛,可加生地、玄参,虽厥冷亦不禁用。西洋医谓石膏无功用,不宜入药,未免太过。

二十六、湿热症,湿热伤气,四肢困倦,精神减少,身热气高,心烦,溺黄口渴,自汗脉虚者,东垣用清暑益气汤主治。

王士雄曰:此证此脉,自宜清暑益气。但东垣此方,虽有清暑之名而无清暑之实。余每治此等症,辄用西洋参、石斛、麦冬、黄连、竹叶、荷杆、知母、甘草、粳米、西瓜翠衣等,以清暑热而益元气,无不应手取效。

东垣之方,药味夹杂,不堪采用。

二十七、湿热症按法治之,诸症悉退。惟目瞑则惊悸梦惕,余邪内留,胆气未舒。宜酒浸郁李仁、姜汁炒枣仁、猪胆皮等味。

滑可去暑,郁李仁性最滑腻。古人知惊悸由肝逆滞而不下,始终目不瞑者,用之以下肝逆而去滞。此证借用,良由湿热之邪留于胆中,胆为清虚之腑,藏而不泻,是以病去而内留之邪不去。寐则阳气行于阴,胆热内扰,肝魂不安。用郁李仁以泄邪,而以酒行之,酒气独归胆也。枣仁之酸,入肝安神,而以姜汁制,安神又兼散邪也。

王士雄曰:姜性太温,宜酌加凉品,黄连、山栀、竹茹、桑叶皆可佐也。

璜按:热病后心血略虚,余邪烦扰,以致脑筋不宁,故见目瞑则惊悸梦惕等症。拟方用生地润血,黄连、山栀子以清余热,整块朱砂、白茯神、首乌藤以宁睡止悸而镇惊惕。屡效。

二十八、湿热症曾开泄下夺,恶候皆平,神思不清,倦语不思食,溺数,唇、齿干。胃气不输,肺气不布,元神大亏。宜人参、麦冬、石斛、木瓜、生甘草、生谷芽、鲜莲子等味。

开泄下夺,恶候皆平,正亦大伤,故见症多气虚之象。理合清补元气,若用腻滞阴药,去生便远。

王士雄曰:此肺胃气液两虚之症,故宜清补。不但阴腻不可用,且与脾虚之宜于守补温运者亦异。

璜按:章虚谷《医门棒喝》载薛生白湿热症仅三十五条,而无泻痢各症。王士雄《温热经纬》谓其于友人顾听泉处见钞本《湿热条辨》,系得于吴人陈秋垞赞府者,共计四十六条,因全列之,俾后学得窥全豹,用意亦善。究之,泻痢虽有由于湿热者,然寒湿及虚泻虚痢亦属不少,章氏原本不载,或者因其病候不同，特为删去，亦无一定。究之，泻痢须另立一门，眉目较清。按之近时科学，病原菌既不相同，自未便混同立论。兹特于《湿热篇》次序略为删订，而以泻痢各条分别附后。僭逾之罪，自知不免，然于本书之重要处，均一一采入。王氏有知，应亦首肯。

泻　痢

暑月乘凉饮冷，阳气为阴寒所遏，皮肤蒸热，凛凛畏寒。头痛头重，自汗烦渴，或腹痛吐泻者，宜香薷、厚朴、扁豆等味。

原注云：此由避暑而感受寒湿之邪，虽病于暑月而实非暑病。昔人不曰暑月伤寒湿而曰阴暑，贻误匪轻，今特正之。其用香薷之辛温，以散阴邪而发越阳气；厚朴之苦温，除湿邪而行滞气；扁豆甘淡，行水和中。倘无恶寒头痛之表症，即无取香薷之辛温走窜矣；无腹痛、吐利之里证，亦无取厚朴、扁豆之疏滞和中矣。故热渴甚者，加黄连以清暑，名四味香薷饮；减去扁豆，名黄连香薷饮。湿盛于里，腹膨泄泻者，去黄连加茯苓、甘草，名五物香薷饮；若中虚气怯，汗出多者，加入参、芪、白术、橘皮、木瓜，名十味香薷饮。然香薷之用，总为寒湿外袭而设，不可用以治不挟寒湿之暑热也。

璜按：此症审症用药，俱未妥当。香薷为伤暑表实者而设，伤暑之用香薷，犹伤寒之用麻黄也，均属发汗之剂。今原文既云自汗，则香薷殊不宜用。扁豆最能滞邪，有热则宜去之，徐灵胎批叶案中曾有言及。今条文既云皮肤蒸热，又用扁豆，似不合宜。厚朴温中，性能燥液，条文云自汗烦渴，已为伤液之确据，再用厚朴何为？即注解亦混杂不清，不足为法。既云无恶寒头痛之表症，无取香薷之辛窜；无腹痛吐利之里症，亦无取厚朴、扁豆之疏滞和中。所言极是。条文仅此三味，表里症既有不合，将以何方为加减法乎？乃云热渴者可加黄连，黄连、厚朴以治湿热则可，以治热渴，则黄连化燥，厚朴伤液，不益助其热、益增其渴乎？十味香薷饮用药夹杂，与东垣之清暑益气汤，同不合用。此等症，余每用沙参、甘菊、银花、生白芍、黄连、花粉、竹叶、川朴花、桑叶出入为方，往往奏效。

湿热内滞太阴，郁久而为滞下，其症胸痞，腹痛，下坠窘迫，脓血稠黏，里结后重，脉软数者，宜厚朴、黄芩、神曲、广皮、木香、槟榔、柴胡、煨葛根、银花炭、荆芥炭等味。

古之所谓滞下，即今之所谓痢疾也。由湿热之邪，内伏太阴，阻遏气机，以致太阴失健运，少阳失疏达。热郁湿蒸，传导失其常度，蒸为败浊瘀血，下注肛门，故后重；气壅不化，仍数至圊而不能便。伤气则下白，伤血则下赤，气血并伤赤白兼下。湿热盛极，痢成五色。故用厚朴除湿而行滞气，槟榔下逆而破结气，黄芩清庚金之热，木香、神曲疏中气之滞，葛根升下陷之胃气，柴胡升土中之木气。热侵血分而便血，以银花、荆芥入营清热。若热盛于里，当用黄连以清热，大实而痛，宜增大黄以逐邪。昔张洁古制芍药汤以治血痢，方用归、芍、大黄、木香、芩、连、槟榔、桂心、甘草等味，而以芍药名汤者，盖谓下血必调藏血之脏，故用之为君，不特欲其土中泻木，抑亦赖以养肝和阴也。然芍药味酸性敛，终非湿热内蕴者所宜服。倘遇痢久中虚，而宜用芍药、甘草之化土者，恐难任芩、连、大黄之苦寒，木香、槟榔之破气。若其下痢初作，湿热正盛者，白芍酸敛滞邪，断不可投。此虽昔人已试之成方，不敢引为后学之楷式也。

璜按：此节不但理论不合，即用药亦未妥。惟以施诸疟痢交作及疟疾陷下作痢者，必无不效。盖疟痢交作者，余尝以小柴胡汤加花粉，每每治愈。若先疟后痢，非治其疟，痢必无愈期。市医见痢治痢，缠绵不愈，病人更医而求治于余，愈者不少。故此等方可为疟痢并治之主方，而断不可为湿热下痢之的方。原文及注解所云湿滞太阴、少阳，均属理想之谈。盖痢疾必由肠有破裂而起，其所下之赤白，乃脓血也。血已化脓则下白，血未全化脓则下赤，外科溃疡证自明。即五色痢，古云五液俱下亦非，盖痢下赤白，乃其常也，若秽粪则有黄有黑有青。故五色痢谓之赤白痢夹粪秽而下则可，谓之五液俱下，则不可。若云五液，则无病者粪色本黄，便闭者粪色多黑，亦将谓之液乎？且此节不但理论不合，即用药亦未妥。既云湿热内滞，自当清湿热以去滞方合。乃用柴胡、葛根之升提，将提湿热于何处乎？王士雄谓其必引浊上冲而呕恶，非过论也。至以芍药为性敛尤谬，芍药味苦，并不滞邪，细嚼之，毫无酸味，下痢腹痛者最宜。仲景黄芩汤为治痢祖方，用之屡效，未可訾议也。总之，此症东、西医论病原最为切实，其一为痢杆菌所变坏之溃疡，其一为阿米巴所侵蚀之溃疡，近世细菌学家类能区别，东、西学者多从之。

痢久伤阳，脉虚滑脱者，真人养脏汤加甘草、当归、白芍。

脾阳虚者，当补而兼温，然方中用木香，必其腹痛未止，故兼疏滞气；用归、芍，必其阴分亏残，故兼和营阴。但痢虽脾疾，久必传肾，以肾为胃关，司下焦而开窍于二阴也。况火为土母，欲温土中之阳，必补命门之火。若虚寒甚而滑脱者，当加附子以补阳，不得杂入阴药矣。

王士雄曰：观此条似非一瓢手笔，而注则断非本人自注。叶香岩云夏月炎热，其气俱浮于外，故为蕃莠之月，遇食寒冷，郁其暑热，不得外达。食物厚味为内伏之火，煅炼[①]成积，伤于血分则为红，伤于气分则为白。气滞不行，郁热迫于肛门则后重，滞于大肠则腹痛。故仲景用下药通之，河间、丹溪用调血和气而愈。此理甚明，何得误认为寒而用热药？余历证四十余年，治痢以疏理推荡清火而愈者不计其数，观其服热药而死者甚多，同志之士慎勿为景岳之书所误以杀人也！聂久吾[②]云：痢疾投补太早，锢塞邪热在内，久而正气虚、邪气盛，欲补而涩之则助邪，欲清而攻之则愈滑，多致不救。徐洄溪云：夏秋之间，总由湿热积滞，与伤寒三阴之利不同。后人竟用温补，杀人无算，触目伤怀。尤拙吾云：痢与泄泻，其病不同，其治亦异。泄泻多由寒湿，寒则宜温，湿则宜燥也。痢多成于湿热，热则宜清，湿则宜利也。虽泄泻有热证，毕竟寒多于热。痢疾亦有寒症，毕竟热多于寒。是以泄泻经久，必伤于阳，而肿胀[③]喘满之变生；痢疾经久，必损于阴，而虚烦痿废之疾作。痢病兜涩太早，湿热流注，多成痛痹；泄泻疏利过当，中气不复，多作脾劳。此余所亲历，非臆说也。或问：热则清而寒则温是矣，均是湿也。或从利，或从燥，何欤？曰：寒湿者，寒从湿生，故宜苦温燥其中；湿热者，湿从热化，故宜甘淡利其下。盖燥性多热，利药多寒。便利则热亦自去，中温则寒与俱消。寒湿必本中虚，不可更行清利；湿热郁多成毒，不宜益以温燥也。合诸论观之，可见痢久伤阳之症乃绝无而仅有者，然则真人养脏汤须慎重而审用矣。犹谓其杂用阴药，岂未闻下多亡阴之语乎？须知阳脱者亦由阴先亡而阳无依，如盏油干则火灭也。

璜按：痢久伤阳，间亦有之。但其人必有虚寒之症可凭。余尝治一周姓，脉细如丝，唇舌俱白，神倦欲寐，手足近冷，痢下红赤，竟用真武汤得效。从知实审症施治，未可执[④]也。

痢久伤阴，虚坐努责者，宜用熟地炭、炒当归、炒白芍、炙甘草、广皮之属。

里结欲便，坐久仍不得便者，谓之虚坐努责。凡里结属火居多，火性传送至速，郁于大肠，窘迫欲便，而便乃不舒。故痢疾门中，每用黄芩清火，甚者用大黄逐热。若痢久血虚，血不足则生热，亦急迫欲便，但坐久而不得便耳。此热由血虚所生，故治以补血为主。里结与后重不同，里结者，急迫欲

---

① 煅炼：原作“锻炼”，据《湿热病篇》径改。

② 聂久吾：明代医家，名尚恒，又字惟贞，江西清江人。有《痢门方旨》8卷。

③ 肿胀：原作“胆肿”，据尤怡《医学读书记・泻痢不同》改。

④ 执：原作“热”，据文意改。

便;后重者,肛门重坠。里结有虚实之分,实为火邪有余,虚为营阴不足。后重有虚实之异,实为邪实下壅,虚由气虚下陷。是以治里结者,有清热、养阴之异;治后重者,有行气、升补之殊。虚实之辨,不可不明。

王士雄曰:审属痢久而气虚下陷者,始可参用升、柴。若初痢不挟风邪,久痢不因气陷者,升、柴不可妄用。故喻氏逆流挽舟之说,尧封斥伪法也。

璜按:久痢伤阳者少,伤阴者颇多。余用圆角道人法,以六味地黄丸加银花、黄连、车前子、生白芍等,煎汤治之,多效。

按:痢疾病因,据外国科学家发明,谓有杆菌痢与阿米巴痢两种。杆菌痢由一种细菌所致,阿米巴痢则为一种寄生动物原虫为害也。其传染途径系由口而入肠,苍蝇、菜蔬即其媒介。就二者别其轻重,杆菌痢毒性轻;阿米巴痢孳生甚速,且能进入血流,以至肝、肺、胸膜、脑内,诱起各该器官之续发性传染,有时肝生脓肿,肠之溃疡甚广阔,或竟穿破肠壁而致死亡。

按:近世细菌学发明,杆菌及阿米巴菌为痢之原因已为世界所公认。然杆菌痢与肠窒扶斯菌既极相类,则必兼有其他之症候,方能确定。且考其治法,令患者先服蓖麻油半两,再继以硫酸钠三十厘,再施以血清和生理盐水注射,稍后可给以橘子汁与蛋调牛乳,小心调养,即能复原,较诸血清注射及大量药剂,远胜多多。且药物之收效不着,有时反碍于治疗甚大。至阿米巴原出,则谓由口而入,常能在人类之大肠内发见而不至病,对于种族、年龄无关,不过男子较女人为多,约为三与一之比。凡肠内检有阿米巴囊者,百人中仅有十人患痢,其余九十人可无病状发见。然即此不患痢疾之人,其大便中所排出之阿米巴亦可传染他人,此之谓接触带菌人。凡患此症至数月之久者,一视其肠之内壁,必发见满布大小不一之溃疡,其中亦有小白色之斑痕甚夥,盖即已经愈合之溃疡也。但有时此种溃疡甚广阔,或竟使肠穿破而致死亡。

璜按:此等菌为日人志贺所检出。但既确定为阿米巴作痢,何以检查一百人大便有此虫者,只十人患痢?是仅十分之一,其不患痢者尚居大多数。谓为痢疾菌,尚非确定。况据西说,谓此种阿米巴亦能穴居于牙齿周围之牙龈内而致齿槽溢脓,则此微生虫之具有化脓性,彰彰明甚。痢疾殆因肠壁有损坏,故此物得以为患,否则,不应百人中仅十人成痢也。附此以备参考。

阿米巴痢病状,此症发作均有半数属于慢性痢,往往腹泻与便秘相间,或有时仅腹内觉痛,而其大便内并未见有粘液与血。然则名之曰痢疾,似有未当,但就常规而言,患者之大便中必有甚多粘液排出,且其中常可觅见能致多种疾患之阿米巴囊。

此症一部分成为急性痢者，其病状常有恶心，腹痛与肚痛殊甚，二十四小时内大便约十五至五十次，且含有粘液而带血。便时极为难受，并腹内绞痛异常，胃口丧失，消瘦特甚，每致极度虚脱而常速致命。虽然此种患者亦甚多转成慢性，以致大便频数，腹泻时愈时发。

璜按：依前节所言，则阿米巴未必能痢，并有泻与便闭相间之病情；依此节言，则病状殆与我国方书所言之噤口痢无异。其转慢性者，每大便作泻时愈时发，我国谓之由痢转泻为虚邪，用补法佐以治痢，往往获效。

此症之死亡率，在未加治疗之急性痢，约百分之三十至四十。然若谨慎治疗，调理得当，则其死亡数不及百分之十。

阿米巴痢之通常并发病为肝生脓肿。此种脓肿往往甚难辨识，因其常能患至数月之久而不见有异也。通常其主要之病状为肝之功用受扰，白血球增多，患受肿而扪痛，并有热度。

阿米巴痢之结局，全视病者之能否持久为断。其治疗须用特效法与补助法。所谓特效法者，即用厄米汀注射皮下，以八至十日为一治疗期，而每一治疗期之用量最多为十厘，通常用法为三分之一厘至二分之一厘，每日注射二次或三次。但在厄米汀注射期内，须小心观察病人，同时并须施补助疗法，盖即注意于荣养休息，及热水浴、按摩术、多饮开水等。待过后三数星期，并当按照常规，于每星期注射完毕，以确定其已否将阿米巴完全消灭。

璜按：上篇杆菌痢之治法，既云收获不著，有时反碍于治法。此篇阿米巴痢之特效法，又云须三数星期方能确定其已否将阿米巴完全消灭，则此厄米汀虽为特效药，其必须多延期间，显然可证。时贤张锡纯用白头翁加地榆、银花，送鸦蛋子五十粒，余遵用之，每每速效。

暑湿内袭，腹痛吐利，胸痞脉缓者，湿浊内阻太阴，宜缩脾饮。

此暑湿浊邪伤太阴之气，以致土用不宣，太阴告困。故以芳香涤秽、辛燥化湿为治也。

王士雄曰：虽曰暑湿内袭，其实乃暑微湿盛之症，故用药如此。

璜按：暑必兼湿，故古人治伤暑症，多兼化湿。孟英谓湿多于暑，已示人以治湿热症举一反三之治法矣。盖湿多于热，固宜芳香涤秽；热多于湿，清热方中佐以涤秽，不惟治暑湿为然也。缩脾饮方用砂仁、乌梅、草果仁、炙甘草、干葛、白扁豆为粗末，每服四钱，水一碗煎八分，水澄冷服。以解烦，或欲温欲热任意服。乃治脾阳为湿[①]所滞者之主方。君以砂仁、草果，运脾阳而

① 湿：此处原缺一字，据文意补入。

化湿；臣以甘草、扁豆，甘淡以扶脾。佐以干葛、乌梅，一以鼓舞胃气，助其宣化之权；一以收敛胃津，俾温运化湿，不至伤液，制方俱有法度。第热多于湿者，此等方尚须慎用。

暑月饮冷过多，寒湿内留，水谷不分，上吐下泻，肢冷脉伏者，宜大顺散。

暑月过于贪凉，寒湿外袭者，有香薷饮；寒湿内侵者，有大顺散。夫吐泻肢冷脉伏，是脾胃之阳为寒湿所蒙，不得升越。故宜温热之剂，调脾胃、利气散寒，然广皮、茯苓似不可少。此即仲景治阴邪内侵之霍乱，而用理中汤之旨乎！

王士雄曰：此条明言暑月饮冷过多，寒湿内留，水谷不分之吐利，宜大顺散治之。是治暑月之寒湿病，非治暑也。读者不可草率致误！若肢冷脉伏，而有苔黄、烦渴、溲赤便秘之兼症，即为暑热致病，误投此剂，祸不旋踵。

璜按：此条病状并非暑症，着眼在寒湿二字，盖因于寒，非因于暑也。就令暑月伏阴在内，间有此症，此等方断不可训。原文明言上吐下泻，肢冷脉伏，为问甘草助吐、杏仁滑肠，用此二味，有何意义？况寒湿至肢冷脉伏，已为急症，此时阴霾蔽天，心之行血已失常度，而有停止气绝之虑，急用姜附温胃阳以助心之运血，犹恐不及，乃用甘草以增其呕逆，用杏仁以泄其肺气，不至绝其根株不止，即中有些少之姜桂，何能为力？此等症当从真武四逆辈以施治，大顺散方意不佳，不足法也。

大顺散方：甘草三十斤，干姜、杏仁（去皮尖）、肉桂各四斤。先将甘草同白砂炒及八分黄热，次入干姜同炒，姜裂。次入杏仁同炒，候不作声为度。筛去砂，后入肉桂一处，捣为散。每服二钱，水煎温服。如烦躁，井华水调下，不拘时，沸汤调亦可。《方论》徐洄溪曰：此治暑月内伤饮冷证，非治暑也。又甘草多于诸药八倍，亦非法。此等症百不得一，偶用之耳。而制药四十二斤，又止用二钱，其意何？居其方本不足取，而世之庸医竟以此治燥、火、暑病，杀人无算，可胜悼哉！

璜按：方下注云每服二钱，水煎服。如躁烦，井华水服。是服此药后，已变为大热、躁烦矣。夫肢冷脉伏，有中寒者，有热深厥深者。乃每次仅服二钱，遂变大热、烦躁，又再以姜、桂助其热，不能审症于几先，至病变后，乃欲用井华水制之。究之，井华水之凉，乌能制姜、桂之热耶？汪曰桢先生谓其进退失据，谅哉！

肠痛下痢，胸痞烦燥，口渴，脉数大，按之豁然空者，宜冷香饮子。

此不但湿邪伤脾，抑且寒邪伤肾。烦躁热渴，极似阳邪为病。惟数大之脉按之豁然而空，知其躁渴等症为虚阳外越，而非热邪内扰。故以此方冷服，俾下咽之后，冷气既消，热性乃发，庶药气、病气无扞格[①]之虞也。

王士雄曰：此症亦当详审，如果虚阳外越，则其渴也必不嗜饮，其舌色必淡白或红润，而无干黄黑燥之苔，其便溺必溏白而非秽赤。苟不细察，贻误必多。

瓒按：此条胸痞烦燥口渴，明系湿热为痢，且属热多于湿之症，仅以诊脉按之豁然而空，指为阳虚外越，殊未切当。盖肠痛下痢，脓血必多，下血多则脉之豁然而空，亦意中事。安得仅据此等脉，遂谓虚阳外越？诊法之疏，令人难解。孟英补出审证方法，何等精细，学者最当隅反[②]。冷香饮子方：附子、陈皮、草果各一钱，炙甘草一钱五分，生姜五片。水一钟煎滚，即滤，井水顿冷服。方解：此方用附子暖肾，陈皮行气，草果以化湿寒，姜、草以和胃气，以治中寒湿盛，亦有用处。若施诸肠痛下痢，胸痞烦燥口渴，脉数大而豁然空，助热添病、枯津灼阴，则变症必速。黼堂不阿好[③]也。方可以治寒湿症，而断不可以治肠痛下痢之症。盖肠痛下痢而至于脉数而大，数为热，大为病进，已属邪实正虚；按之豁然中空，乃系下痢频进，血液衰耗使然。清肠解热、育阴养液，则痢自止。仲景白头翁汤加阿胶、甘草，即其法也。若用冷香饮子，不至腐肠烂胃不止。王孟英谓痢疾门中，可用此方之症甚属罕见，万一误投，噬脐[④]奚及？最为卓识。

湿温后论

昔喻氏云：湿温一症，即藏疫疠在内，一人受之则为湿温，一方受之则为疫疠。石顽云：时疫之邪皆从湿土郁蒸而发。土为受盛之区，平时污秽之物无所不容，适当邪气蒸腾，不异瘴疠之毒。或发于山川原陆，或发于河井沟渠，人触之者，皆从口鼻流入膜原，而至阳明之经，脉必右盛于左。盖湿土之邪，以类相从，而犯于胃，所以右手脉盛也。阳明居太阳之里、少阳之外，为三阳经之中道。故初感一二日间，邪犯膜原，但觉背微恶寒，头额晕胀，胸膈痞满，手指酸麻，此为时疫之报使，与伤寒一感便发热头痛不同。至三日后，邪乘表虚而外发，则有昏热头汗，或咽肿发斑之患。邪乘里虚而内陷，或夹

① 扞格：抵触。

② 隅反：类推。语本《论语.述而》：举一隅，不以三隅反，则不复也。

③ 阿好：迎合别人所好。

④ 噬脐：用嘴咬自己的肚脐，是不可能做到的事。比喻后悔已迟。

饮食,则有呕逆痞满、嘈杂失血、自利吐蚘之患。若其人平素津枯,兼有停滞,则有谵语发狂言、舌苔黄黑、大便不通之患。若胃中浊气上熏,肺为热壅,无以清肃下行,则有头面赤热、足膝逆冷、至夜发热之患。若喘哕冷汗、烦扰瘈疭等症,皆因误治所致也。盖伤寒之邪自表传里,温热之邪自里达表,疫疠之邪自阳明中道随表里虚实而发,不循经络传次也。以邪既伏中道,不能一发便尽,故有得汗热除,二三日复热如前者;有得下里和,二三日复见表热者;有表和复见里症者,总由邪气内伏,故屡夺屡发。不可归咎于调理失宜,复伤风寒、饮食也。外解无如香豉、葱白、连翘、薄荷之属,内清无如滑石、银花、芩、连、绿豆。胸膈痞满,则宜香附、厚朴、石菖蒲、贝母;呕吐呃逆,则宜竹茹、枇杷叶、芩、连;衄血、下血,则宜犀角、丹皮;发斑、咽痛,则宜犀角、牛蒡,兼吹锡类散;烦渴多汗,则宜知母、石膏;愈后食复、劳复,则宜枳实、栀、豉、竹茹,皆为合剂。而香豉、人中黄,尤为时疫之专药,以其总解温热时行外内热毒也。当知其证虽有内外之殊,一皆火毒为患,绝无辛温发散之例。每见穷乡僻壤无医药之处,热极恣饮凉水,多有浃然汗出而解者。此非宜寒凉不宜辛热之明验乎?故一切风燥辛热皆不可犯。每见粗工用羌、独、柴、前、苍、芷、芎、防之类,引火上逆,亢热弥甚。以风燥之药性皆上升横散,如炉冶得鼓铸之力也。用朴、半、槟榔、木香、青皮等耗气之药,胸膈愈加痞满,揠苗助长之道也。有下证已具,迟疑不敢攻下,屡用芩、连不应,此与扬汤止沸不殊也。至于发狂谵语,舌苔焦黑,大便自利,证实脉虚,不可攻者,及烦热痞闷,冷汗喘乏,四肢冷,六脉虚微,不受补者,皆难图治。时疫变症多端,未能一一曲尽,聊陈大略如此。

疟

疟为大症,病因最多。方书有正疟、瘅疟、牝疟、暑疟、风疟、痰疟、食疟、瘴疟、虚疟、疟劳、间日疟、三日疟之别,究竟名目过多,临证时反易炫惑。据近世科学家发明,若安欧非蚊,则以为田蚊微生物入人血内,发为此症。万派德氏更详为解释,罗司氏更合数医研究,得其确据。万派氏又由意大利携此蚊至伦敦噬人,被噬者即发疟症,欧西学者益据此为发生疟症之病原。疟发之气候,以夏秋为最多。据中东欧历代医学家所考验,殆无异词。虽冬春亦间有之,然流行不甚,且多系旧疾复发者。考欧西学说,于此症计分三种:一瘴热症,二疟热症,三壮热症。虽属简要,究其实,尚有未尽之旨也。兹特以正疟、湿疟归诸瘴疟,以风疟、温疟、肺疟归诸疟热,瘅疟、暑疟归诸壮热,夹痰夹食为一类，寒疟、虚疟、劳疟、疟母为一类，少阴疟、厥阴疟为一类，庶眉目既清，症之轻重自易明了。兹特逐条互勘于后。

正　疟

正疟者应时而作，或寒热并重，或寒多于热，或热多于寒。疟论谓卫气与邪相并则病作，与邪相离则病休，并于阴则寒，并于阳则热；离于阴则寒已，离于阳则热已。据西说谓此病可从病人之血球中觅得应时发育生长之原虫，此虫可分三类：第一种原虫，自侵入红血球后，四十八小时内发育成熟，将该血球分裂破坏，而显阵发之寒颤、高热、出汗等病状，是谓隔日疟；第二种原虫须七十二小时方能发育成熟，故待第三日始发作，是谓隔二日疟；第三种原虫，较上述两种尤为恶烈，成熟于二十四至四十八时之间，即吾人所称之恶热疟是也。夫以原虫之发育成熟为疟之发作时期，显微镜之发明，已有确定，吾人固无可异议。然其所以恶寒发热之故，尚未能说出其所以然，则《内经》并阳并阴之说殊有研究之价值。盖吾人经气计分三阴三阳，万病无所不包。疮疡血毒也，病之重者尚发寒热。疟之原虫，在血生长，未有病血而不及气者。故知其所以寒颤或寒热高热偏重者，经气为之也。其所以发汗而寒热已者，吾人去病自然之良能也。

疟脉自弦，弦数者多热，弦迟者多寒。盖疟之病原在血，营卫二气因之受病。并阴并阳，正在少阳半表半里之界。故不但初病脉弦，即久病正虚，脉不鼓指而弦象亦隐然在内。偏阴则多寒，偏阳则多热，皆自少阳而造其偏。从知小柴胡汤之能愈疟者，乃从少阳经气着手而得效也。用鸡那霜[①]亦能愈疟者，乃从病原虫疗治而得效也。

瘴　疟

瘴疟者由于天气炎热，燥湿不常，山岚郁蒸，化而为毒。人感之者即时昏闷，一身沉重，或寒甚热微，或寒微热甚，重则发躁狂妄、口不能言，亦有叠日、间日而发者，皆由血瘀于心，涎聚于脾，即所谓恶性疟也。此等疟雷少逸于初起先用宣窍导痰法探吐其痰，然后辨其轻重，轻者用芳香化浊法加草果、槟榔，重者邵步青借用凉膈散治之亦效。

宣窍导痰法　治痰涎蔽塞、卒然昏倒之主方。

---

① 鸡那霜：《四时感症论》作"圭那霜"，亦作金鸡纳霜。乃 Cinchnoa 之树皮内所含白色针形之结晶，味极苦，西医用作解热补益之剂，治疟有特效。

远志一钱(去心),石菖蒲五分,天竺黄二钱,杏仁三钱,瓜蒌三钱,僵蚕(炒,三钱),皂角炭五分。水煎服。

此治昏晕卒倒,导痰宣窍之要方也。方中天竺、远、菖宣其窍而解其语,杏仁、蒌实导其痰且润其肠,僵蚕以解风痰,皂角以通窍道。凡风邪中于脏腑及疟发昏倒者,此方皆能治之。

芳香化浊法　治霉湿秽浊阻塞气道,清不升而浊不降者。

藿香叶一钱,佩兰叶一钱,广陈皮一钱五分,制半夏一钱五分,大腹皮一钱,厚朴八分(姜汁炒),加鲜荷叶三钱为引。

此法因秽浊霉湿而立也。君藿兰之芳香以化其浊,臣陈、夏之温燥以化其湿,佐腹皮宽其胸腹,厚朴畅其脾胃。上下气机一经宽畅,则湿浊不致滞留。使荷叶之轻清透达,俾清升而浊自降。

凉膈散　见汪讱庵《医方集解》。

湿　疟

太阴湿疟伤及脾阳,冷热不运,舌白脘闷,身痛恶寒而不甚热,脉象滞缓而不甚弦,手足沉重,呕逆胀满。近世此症颇多。治法宜温运宣透,但阴亏热势较炽者,辛燥之品尤宜酌用。若胃阳虚脾湿盛者,非温养胃阳。太阴湿动,则胀满日增,误用堵截,湿邪无出路,往往成臌。此症用前芳香化浊法亦可取效,热多者,加黄芩、花粉;湿重者,加干姜、白蔻,每每得效。

风　疟

雷少逸曰:经云夏暑汗不出者,秋成风疟。《金鉴》谓风疟先伤于寒,后伤于风。据此二说,是证之因,亦由长夏先受阴暑,在秋感受风而发。然有暑无风惟病暑,有风无暑惟病风,必风暑合邪,始成疟病,而见症究与暑疟有别。盖风疟为病,寒少热多,不似暑疟恶寒壮热,或着衣则烦,去衣则凛。风疟则头疼自汗,不似暑疟肌肤无汗,必待汗出淋漓而热始退。风疟之脉弦而兼浮,不似暑疟脉象纯弦,或洪或数软。治法初宜辛凉轻剂,连翘、滑石、薄荷、桑叶、甘菊,热重者,加石膏、羚羊角。倘日久不解,渐入血分,反渴不多饮,唇舌绛赤,必用血药佐以气药,令其由血出气而解。宜青蒿、丹皮、犀角、竹叶、木通、玄参、生地、淡竹叶、连翘之类。

璜按:风疟服鸡那霜亦能有效。

温　疟

雷少逸云:经谓温疟由冬令感受风寒,伏藏于骨髓之中,交夏阳气大泄,腠理不致,或有所用力,伏邪与汗并出,此邪藏于肾,自内达外。如是者阴虚而阳盛,阳盛则热矣,衰则其气复入,入则阳虚,阳虚生外寒矣。又谓先伤于风,后伤于寒,故先热而后寒也,亦以时作,名曰温疟。温疟之症,先热后寒,其脉阳浮阴弱,或汗多,或汗少,口渴喜凉,宜清凉透邪法治之。如汗者去栀、豉,加麦冬、花粉。如舌苔化为焦黑,宜清热保津法治之。

清凉透邪法　治温病无汗,温疟渴饮,冬温之邪内陷。

鲜芦根五钱,石膏六钱,连翘三钱,竹叶一钱五分,淡豆豉三钱,绿豆衣三钱。水煎服。

此治温病无汗之主方。其伏气虽不因风寒所触而发,然亦有有汗、无汗之分。无汗者宜透邪,有汗者宜保津,一定之法。凡清凉之剂,凉而不透者居多,惟此法清凉且透。芦根中空,透药也;石膏气轻,透药也。连翘之性升浮,竹叶之味轻浮,淡豆豉之宣解,绿豆衣之轻清,皆透药也。伏邪得透,汗出微微,温热自然透解耳。

清热保津法　治温热有汗,风热化火,热病伤津温透,舌苔变黑。

连翘三钱,天花粉二钱,鲜石斛三钱,鲜生地四钱,麦冬四钱,人参叶八分。水煎服。

此治温热有汗之主方。汗多者因于里热熏蒸。恐其伤津损液,故用连翘、花粉清其上中之热,鲜斛、生地保其中下之阴,麦冬退热除烦,参叶生津降火。

肺　疟

吴鞠通云:舌白渴饮,咳嗽频仍,寒从背起。此名肺疟,乃疟之至浅者。肺疟虽云易解,稍缓则深,最忌用治疟印板小柴胡汤,以肺去少阳半表半里之界尚远也。宜杏仁汤以清宣肺气。

杏仁汤方

杏仁三钱,黄芩一钱五分,连翘一钱五分,滑石三钱,桑叶一钱五分,茯苓五钱,白蔻皮八分,梨皮三钱。水三杯,煎二杯再服。

瘅　疟

《金匮》云：阴气孤绝，阳邪独发。则热而少气烦冤，手足热而欲呕，名曰瘅疟。若但热不寒者，邪气内藏于心，外舍分肉之间，令人消灼肌肉。

嘉言曰：仲景云弦数者，风发也，以饮食消息止之。谓弦数之脉，热盛生风，必侮土而传热于胃，坐耗津液，阳愈偏而不返，倘不以饮食消息，急止其矽胃之热，必上薰心肺。所以云邪气内藏于心，外舍分肉之间，令人消灼肌肉。饮食消息，即梨汁、蔗浆生津止渴之属，正《内经》风淫于内，治以甘寒之旨也。

璜按：此症热重者，以白虎汤加梨浆、蔗汁；热较轻者，用叶氏银花、天花、知母、连翘水煎，和梨汁、蔗浆服，取效甚速。

暑　疟

暑疟为病，恶寒壮热，口渴引饮，脉来弦象，或洪或软。或著衣则烦，去衣则凛，肌肤无汗，必待汗出淋漓而热始退。宜清营捍疟法治之。渴甚者，麦冬、花粉佐之。

清营捍疟法　治暑疟恶寒壮热，口渴引饮。

连翘一钱五分，竹叶一钱五分，扁豆衣二钱，青蒿一钱五分，木贼草一钱，黄芩一钱，青皮一钱五分，加西瓜翠衣一片为引。

此治暑疟之法也。暑气内舍于营，故君以翘、竹清心，却其上焦之热；臣以扁花解暑，青蒿祛疟；佐以木贼发汗于外，黄芩清热于内。古云疟不离乎少阳，故使以青皮，引诸药达少阳之经。瓜翠引伏暑避肌肤之表。

附：夹痰夹食

夹痰夹食，疟疾恒有之候，湿热疟、暑疟夹痰尤多。凡疟症有夹痰者，其舌苔必白腻，胸膈必痞闷。当辨其为何症，随宜加以莱菔子、瓜蒌、贝母之属。以雷少逸之明，而仍分别门类，何其陋也！食疟亦因疟而夹食，非食之能成疟也。于当用药中，佐以消食之品为合。

寒　疟

寒疟者，但寒无热或寒长热短之谓，此症真阳素虚之体为多。古人有用露姜饮者，有用白术、生姜者，养正逐寒，每每见效。然璜三十年前曾治一杨氏，舌绛而干，但寒无热、无汗，用玄参、竹叶、连翘、青蒿梗、甘菊花、天花粉、薄荷之属，竟然得效。可知治病以审症活法变通为主，未可执一也。

虚　疟

有体虚而患疟者，有疟久而致虚者。体虚患疟，其症寒热交作，自汗倦卧，四肢乏力，饮食不进，舌唇淡白，脉象虚弱，宜补中益气汤治之。久疟体虚者，其症唇舌俱白，体瘦身黄，行动无力而喘，寒洒洒而热烘烘，脉神濡弱，宜六君子合小柴胡汤。虚寒甚者不必治疟，但补正而热自除。体肿肢冷作泻者，真武汤治之，方见《伤寒》。

劳　疟

患疟原因，据欧西学说，为由微生物入血，致坏血管之白血轮。故疟发作二三回，其面色立转黄白，即其据也。若缠绵日久，气血俱虚，干咳盗汗，未有不成劳者，以人参养营汤、秦艽鳖甲汤治之。更月因愈而复作，遇劳即发，或寒或热，昼夜无常。或气虚，食少多；或血虚，午后微寒发热，至晚发汗乃解。误为疟治，妄行堵截剥散，亦成瘵疾。审其气虚者，以补中益气汤治之；血虚者，以当归建中汤治之；气血俱虚者，八珍汤加柴胡、黄芩治之。方俱见《医方集解》。

疟　母

久疟致成痞块，谓之疟母。其原因由疟之微生物破坏红血轮致血薄化成余剩，而蓄泄于脾，乃脾肿大而坚结也。旧说言瘀血则是，言食积、痰涎则非。脾位在左，故其痞结亦在左。当归建中汤或六君子汤加桃仁、红花、鳖甲、牡蛎、青皮、蓬莪等，往往获效。金匮鳖甲煎丸亦佳。

少阴疟　厥阴疟

少阴疟、厥阴疟，旧说以三日疟为三阴疟，厥少二阴即该于三阴疟内。其实乃别有一种原虫在血内，须三日乃孳生一次，故发为此病也。亦须分寒、热二证，寒重者或寒热俱轻者，陈修园用近效白术汤有效。其偏于热重而舌绛者，非益阴无以解热，近人用玄参、龟版、炒鳖甲、知母、黄柏、青蒿、地骨皮、花粉、甘菊之属，出入为方，往往获效。

此外更有疟发则齿痛，疟止则齿痛亦止者，方书少见，乃胃与少阴俱病，以牙龈为胃所属，齿为肾之余故也。仿景岳玉女煎治之屡效，方用玄参、生地、知母、粉甘草、生石膏、淮牛膝，水煎服。又有患疟而吐蛔者，即风木化虫之症。更有疟将起即泄泻数次，乃发寒热者，方书不载，亦可名之为厥阴疟。以肝主疏泄故也。俱用仲景乌梅丸治之，均可获愈。

伏暑晚发

《内经·四时调神论》曰：逆夏气则伤心，秋为痎疟，奉生者少，冬至重病。此即伏暑晚发之明文也。人身气体不能出四时支配之外，故气候病独多。夏秋暑邪内伏，深入重围，根深蒂固，故其化为似疟之症，必多延日期。调理得法，方能向愈。此等伏邪，届霜降后冬至前，或疟痢交作，或热重于寒，其受病深而且重，不似疟之分清，故曰冬至重病。且其症，脉必滞，舌必滞，脘痞气塞，渴闷烦冤，每到午后则甚，入暮更剧，热至天明，得汗则诸恙稍缓。日日如是，必得二三候外，方得全解。倘调理非法，不治者甚多。不比风寒之邪得汗则解，温热之气投凉则安。考诸《叶案指南》及雷氏《时病论》，其阐发病情与东西医肠窒扶斯[1]之病候绝肖。依璜生平所阅历，此等症夏秋冬三时皆有，但夏秋为多，故前人伏邪诸说，后人不无非议。究之，无论伏邪非伏邪，能以湿热病治法，察其外候如何而施治，总属愈者多而不愈者少。雷氏初起用清宣温化法，其方即连翘、杏仁、瓜蒌、陈皮、茯苓、半夏、佩兰等味，分开湿滞以除脘闷，仍不外宣化湿热，使从肌表透出之治法。倘温运或伤其液，其舌苔渐黄渐燥、渐黑渐焦，雷氏于本方加洋参、麦冬、生地、玄参治之。依璜愚见，犹嫌太腻。盖此时热邪尚盛，黄燥黑焦，阳明之热已灼及少阴，自应以流动生津之品，豁痰解热润肠，如玄参、知母、芦根、花粉、冬瓜子、蒌仁、石膏、梨汁、蔗浆之属。舌不绛者，去玄参加莱菔汁，养其津即以润其肠，清其热即以下其秽。倘大便一通，热降津回，舌之黄燥黑焦自然退却。此屡试屡验之法。雷氏此方犹嫌手段太少，恐不足以胜病也。究之，此等症遵照薛生白《湿热篇》治法，已无余蕴。解从开湿化痰生津，自然头头是道。近贤陈莲舫[2]主用甘寒，犹是未达一间也。

---

① 肠窒扶斯：即斑疹伤寒，乃由立克次体属所引起之相关传染病。

② 陈莲舫：名秉钧，清末上海青浦人，著有《陈莲舫先生医案秘钞》、《十二经分寸歌》、《御医请脉详志》、《莲舫秘旨》、《医案拾遗》、《女科秘诀大全》、《加批时病论》、《加批校正金匮心典》等。

秋　燥

论秋燥者，首推嘉言，次则沈目南[①]、吴鞠通。嘉言论燥气行于秋分以后，谓初秋尚热，则燥而热；深秋既凉，则燥而凉。并引《大易》水流湿、火就燥之义，乃论燥之复气也。沈目南谓燥属凉，谓之次寒，乃论燥之胜气也。吴鞠通论燥则谓有胜气复气、正化对化、从本从标之说，可谓定论。林羲桐[②]则谓燥为阳明秋金之化，有外因、内因二病：因乎外者天气肃而燥胜，或风热致伤气分，则津液不腾，宜甘润以滋肺胃，佐以气味辛通；因乎内者精血夺而燥生，或服饵偏助阳火，则化源日涸，宜柔腻以养肝肾，尤宜血肉填补。叶氏则以上燥治气、下燥治血二语概括之。《性理大全》又有燥为次寒之说，良以秋分以后，凉风飒飒，火令无权，金气本寒，其化以燥也。深秋燥令气行，人身之肺气应之，故其为每先犯肺。喻氏以诸气膹郁，诸痿喘呕，皆属肺燥，以清燥救肺汤主之。燥气化火，为干咳，喉或作痛，旧法用琼玉膏，尚嫌太腻，宜借用吴鞠通桑菊饮加玄参、射干为妥。若初感燥气在表，头微痛畏寒，咳嗽，无汗鼻塞，舌苔白薄，雷氏主用苦温平燥法。如咳逆胸疼，痰中带血，是肺络被燥火所劫，仍宜以桑菊饮加丹参、丹皮、竹茹治之。倘燥伤脾胃之阴，为热壅食不下，以金匮麦门冬汤主之。胃脘[③]有死血，干燥枯槁，食入即痛，反胃，便秘，丹溪韭汁牛乳饮治之。胃热善消水谷，丹溪消渴方或甘露饮治之。如燥乘大肠，为大便燥结，一切风秘血燥，概以润燥清津汤主之。俗医一遇秋后发热，便称秋燥，失之远矣。

此外更有燥火致痉之症，乃由温热烧烁，劫液动风，不必由秋燥而发。凡四时杂感，热炽津枯多有之。小儿阴液未充，尤易染此症。必鼻窍无涕，目干无泪，面色枯憔，神昏痉厥，势甚危急。速用犀羚白虎汤加紫雪丹救之，或竹叶石膏汤去半夏加羚羊角、竹沥、竺黄、郁金、菖蒲、连翘及清心牛黄丸、安宫牛黄丸等，往往获效。

清燥救肺汤　方义见《温病条辨》、《温热经纬》。

---

① 沈目南：名明宗，字目南，号秋湄，清代檇李（今浙江嘉兴人县）人，为清初名医石楷之高弟。著有《伤寒六经辨证治法》8卷、《伤寒六经纂注》24卷、《金匮要略编注》（又名《张仲景金匮要略》）24卷、《虚劳内伤》2卷、《温热病论》2卷、《妇科附翼》1卷、《客窗偶谈》1卷，刊行于世。

② 林羲桐：名珮琴，清代江苏丹阳人，著有《类证治裁》八卷。

③ 胃脘：原作“胃婉”，据文意改。

桑菊饮　见《温病条辨》。

苦温平燥法　治燥气侵表，头微痛，恶寒无汗，鼻塞咳嗽。

杏仁三钱，陈皮一钱五分，苏叶一钱，桔梗一钱，荆芥穗一钱五分，桂枝一钱，白芍一钱，前胡一钱五分。水煎温服。

方解见《时病论》。

韭汁牛乳饮　韭汁、牛乳，有痰加姜汁。

消渴方

黄连、花粉、生地汁、藕汁、牛乳。

甘露饮　方见修园《时方歌括》。

润燥生津汤　当归、白芍、熟地、天冬、麦冬、瓜蒌、桃仁、红花。

瓒按：何氏说，凡治燥病先辨凉温。王孟英曰：以五气论，则燥为凉邪，阴凝则燥，乃其本气。但秋承夏后，火之余焰未息，火既就之，阴竭则燥，是其标气。治分温润、凉润二法，良以初秋尚热，则燥而热；深秋既凉，则燥而凉。

治法　凉燥初起，宜用辛润以开达气机，如杏仁、牛蒡、葱白、豆豉、前胡、甘菊，即其法也。寒重者，加以温润，如蔻仁、橘红、朴花、蜜砂壳之属。燥在上焦，挟痰壅塞，咳嗽胸闷，宜加通润以宣膈气，如远志、苏子、紫菀、百部之属；在中焦，脘闷呕恶，嗳腐吞酸，宜消降以通胃气，如莱菔子、生萝卜汁、蜜枳实、鲜佛手之属；在下焦，里气不畅、大便躁结者，宜辛滑以通畅下气，如炒姜皮、生薤白、郁李仁、甜杏仁、春砂仁之属。服数剂后，气机一开，大便自解，汗亦自出，既不伤津，又能滑降。躁郁夹湿者宜之。即或凉躁之气搏遏湿热，昏迷神识，清窍为蒙，急宜辛开淡渗，如石菖蒲、连翘心、生薏仁、灯心草、川郁金、牛蒡子、粉白芷、白芥子、细辛、瓜蒌之属。此方辛开上达，首推细辛，以其辛润而细，善能开达。用量多则二三分，少则一分。其次芥子辛润而圆，善能流走；牛蒡子润而香，善能开透。又次白芷、翘心，气香味辛，质又极滑；瓜蒌、郁金，甘滑豁痰，又善助其滑降。总上诸药，开表通里，两擅其长，历验不爽。再加芦笋、冬瓜子尤妙，良以气机一展，神识自清。苦燥已化热及新感温燥，则宜辛凉甘润，以清燥热而达气机。辛润如薄荷、葱白、桑芽、连翘、炒牛蒡、青蒿、滁菊、银花之类，甘润如茅根、芦笋、瓜蒌皮、梨皮、蔗皮、梨汁、蔗汁、竹沥、柿霜、西瓜皮、绿豆衣、生荸荠汁、生藕汁之类。于辛润之剂，酌加三四品清润豁痰以解其热，热解则津液流行，气机通畅，亦自汗出而解。阴虚便结者，辛润剂中酌加生地、玄参、麻仁、白蜜、淡海蛰之类。有伏暑，酌加冬瓜皮子、滑石、淡竹叶、甘菊花、车前子等之淡滑清渗。生山栀、青蒿子、霜桑叶、鲜竹叶、鲜瓜络、萝卜缨之轻苦微燥，清灵流利，以解蕴伏之暑湿。其浊热粘腻，依附肠胃，渣滓凝结不通者，则攻下一法，又不可缓施。或用苦泄如枳实汁、酒浸生军汁之类，或用咸润如风化硝、元明粉之类，或用滑降如泻叶、蒌皮、鲜圆皂仁、郁李仁之类，但下宜适中，不可太过。且上焦邪气开通，天气下降，地气自随之以运行，不必用峻下法也。其有燥热伤阴，邪闭心宫，舌绛无苔，神昏谵妄，或昏迷不语者，虽宜清润开透，但用药最要通灵，如犀角尖、生地、连翘心、银花、鲜石菖蒲、芦笋、梨汁、竹沥和姜汁少许之类。凉药热饮，取其流通，此治新感秋燥初、中、末用药之大法也。

冬　温

叶天士曰：冬令应寒，气候反温，当藏反泄，即能致病，名曰冬温。此为新感言也，病属轻症。其有引动伏气而发者，《内经》谓之阴气先伤、阳邪独发，乃冬令温燥之重症也。故治冬温者，必先辨其冬温兼寒或冬温伏暑，以清界限。

由于新感而发者，是谓冬温兼寒。其症头痛有汗，咳嗽口渴，不恶寒，反恶热，或咽痛，或胸疼，阳脉浮滑有力者，此温邪入肺之候。其由于伏暑者，一起即头痛壮热，咳嗽烦渴，或无汗恶风，或自汗恶热。始虽咽痛，继即下利，甚则目赤唇红，咳血便脓，肢厥胸闷，神昏谵语。或不语如尸厥，手足瘈疭，状若惊痫，胸腹灼热，大便燥结，溲短赤涩，舌多鲜红深红，甚则紫红干红，起刺开裂，或夹黑点，或夹灰黑。

冬温多在肺肾，以肺近咽喉，肾气亦上通于咽喉故也。其为病每见咳嗽、喉痛、齿痛、耳下肿痛等症。重者为喉痹喉痈，甚至溃烂，且兼便闭溺赤等症。

治法　冬温兼寒者，俞根初[①]主以葱豉桔梗汤加瓜蒌皮二钱至三钱、川贝母三钱至五钱，辛凉宣肺以解表，表解则寒除。胁痛咳血者，桑丹泻白汤加地锦五钱，竹沥、梨汁各一两，泻火清金以保肺。余则用吴氏桑菊饮加瓜蒌、白滁菊。喉痛者，以鸡舌黄五钱同煎服，每每神效。喉痛者，竹叶石膏汤

① 俞根初：名肇源，清代浙江绍兴人，精通伤寒，为绍派伤寒的创始人。著有《伤寒通俗论》，后人称赞为“酌古斟今，通变宜俗”之佳作。

去半夏加制月石[①]四分至五分，青箬叶三钱至五钱，大青叶四钱至五钱，玄参三钱至四钱。外吹加味冰硼散，辛甘咸润，以肃清肺胃。余则用玉女煎熟地改生地去牛膝，加白菊花、金银花、杜牛膝治之，见效亦速。

冬温兼伏暑者，病较秋燥伏暑尤为晚发而深重。初起无汗恶风者，先与辛透邪，七味葱白汤。阴虚者，加减萎甤汤，使其阴气外溢，漐漐微汗以解表，表解则伏暑自溃。咽痛下利，口干舌燥者，伏暑内陷少阴心肾也。猪肤汤加鸡子白两枚，鲜茅根一两，茄楠香汁四茶匙，甘咸救阴以清热。余则仍用前玉女煎加减法，再入黄芩二钱、天花粉三钱并服，奏功亦易。

神识昏蒙，谵语或不语者，伏暑内陷手厥阴包络也。若痰迷清窍，玳瑁郁金汤以开透之；瘀塞心孔，犀地清络饮以开透之；痰瘀互结清窍，犀羚三汁饮以开透之；痉厥并臻，状各惊痫者，伏暑内陷足厥阴肝藏也，羚角钩藤汤加紫雪，熄风开窍以急救之。第服以上开窍诸方而神识不回者，往往不治。目赤唇红、咳血便脓者，白头翁汤加竹茹、地锦各五钱，大青叶、滁菊花各三钱，尤为周到。男子遗精梦泄，女子带多血崩者，伏暑下陷冲任也，滋任益阴煎加醋炒白芍四钱、东白薇五钱、陈阿胶三钱、清童便一杯冲，清滋冲任以封固之。甚则冲咳、冲呃厥者，伏暑挟冲气上逆也，新加玉女煎清肝镇冲以降纳之。冲平气纳，终用清肝益肾汤以滋潜之。若胸腹灼热、便秘溺赤者，伏暑里结胃肠也，养营承气汤润燥泄热以微下之。阴液枯者，张氏济川煎去升麻加雪羹，煎汤代水，增液润肠以滑降之。此皆为阴虚多火者而设，若肥人多湿，可仿前湿热病治法。总之，冬温变症甚速，宜详参诸湿热症治法，庶触处洞然，自有条理耳。

方　药

葱豉桔梗汤（辛凉透汗法）

生葱白三枚至五枚，苦桔梗一钱，焦山栀二钱，淡豆豉三钱，苏薄荷一钱，青连翘二钱，生甘草六分，鲜竹叶三十片。

方解　何秀山曰：肘后葱豉汤本为发汗之通剂，配合刘河间桔梗汤，君以荷、翘、桔、竹之辛凉，佐以栀、草之苦甘，合成轻扬清散之良方。善治风热等初起病症，历验不爽。惟刘氏原方尚有黄芩一味，而此不用者，畏其苦寒

---

① 月石：即硼砂。

化燥、涸其汗源也。若风热证，则可酌加。

俞氏加减法咽阻喉痛者，加紫金锭两粒，磨冲，大青叶三钱。如胸痞，原方去甘草，加枳壳二钱，白蔻末八分冲；发疹，加蝉衣十二双，皂角刺五分，大力子三钱；咳甚痰多，加苦杏仁三钱，广橘红钱半；鼻衄，加生侧柏四钱，生茅根四钱。如热盛化火，加条芩二钱，绿豆清二两煎药；火旺化燥，加生石膏八钱，知母四钱。

桑丹泻白汤（清肝保肺法）

霜桑叶三钱，生桑皮四钱，淡竹茹二钱，清炙草六分，粉皮钱半，地骨皮五钱，川贝母三钱，生粳米三钱，金橘脯一枚，大蜜枣一枚。

何秀山[①]曰：肝火烁肺，咳则胁痛不能转侧，甚则咳血，或痰中夹有血丝血珠，最易酿成肺痨，名曰木叩金鸣。故以桑、丹辛凉泄肝为君，臣以桑皮、地骨，泻肺中之伏火；竹茹、川贝，涤肺中之粘痰。佐以炙草、粳米，温润甘淡，缓肝急以和胃气；使以橘、枣微辛甘润，畅肺气以养肺液。此为清肝和肺、蠲痰调中之良方。然惟火郁生热，液郁为痰，因而治节不行，上壅为咳喘肿满者，治为相宜。若由风寒而致者切忌，误服多成痨嗽。学者慎之！

桑菊饮，方见《温病条辨》。竹叶石膏，方见《伤寒论》。玉女煎，见后。

七味葱白汤（养血发汗法）

鲜葱白三枚，生葛根一钱，细生地钱半，淡豆豉二钱，麦冬一钱，生姜一片。百劳水四碗煎药。以长流水盛桶中，以竹杆扬之数百，名百劳水。

何秀山曰：葱白香豉汤药味虽轻，治伤寒寒疫三日以内头痛如破，及温病初起烦热，其功最著。配以地、麦、葛根，养血解肌。百劳水轻宣流利，即治虚人风热、伏气发温及产后感冒，靡不随手获效，真血虚发汗之良剂。凡夺血液枯者，用纯表药全然无汗，得此阴气外溢则汗出。

玳瑁郁金汤（清宣包络痰火法）

生玳瑁一钱（研碎），生山栀三钱，细木通一钱，淡竹沥二钟（冲），广郁金一钱，连翘二钱（带心），粉丹皮二钱，生姜汁二滴（冲），生菖蒲汁二小匙（冲），紫金片开水（烊冲）。先用野菰根二两，生卷心竹叶四十片，灯心五六

① 何秀山：清代浙江绍兴人，为著名医家何廉臣祖父，与俞根初为莫逆之交。根初所撰《通俗伤寒论》未刊行，后经秀山及其孙何廉臣并加按语而刊行。

分,用水六碗,煎成四碗,取清汤分作二次煎药。

方解　热邪内陷包络,郁蒸津液而为痰,迷漫心孔,上干脑髓,即堵其神明出入之窍。其人即妄言妄见,疑鬼疑神,神识昏蒙,咯痰不爽,俗名痰蒙,西法谓之热冲脑髓。故以介类通灵之玳瑁、幽香通窍之郁金为君,一则泄热解毒之功,同于犀角;一则达郁凉心之力,胜于黄连。臣以带心连翘之辛凉,直达包络以通窍。丹皮之辛窜苦清络热以散火。引以山栀、木通,使上焦之郁火屈曲下行,从下焦小便而出。佐以姜、沥、石菖蒲汁辛润流利,善涤络痰。使以紫金片芳香开窍,助全方诸药以通灵。妙在野菰根功同芦笋,而凉利之力捷于芦笋,配入竹叶、灯心,轻清透络,使内陷包络之邪热,及迷漫心孔、上干脑髓之痰火,一举而肃清之。此为开窍透络、涤痰清火之良方。服一剂或二剂后,如神明妄乱不安、胸闷气急、壮热烦渴,此内陷包络之邪热欲达而不能遽达也。急用三汁宁络饮,徐徐灌下令尽,良久渐觉寒战,继即睡热,汗出津津而神清。若二时许不应,须再作一服。历试辄效。

三汁宁络饮　附方(开窍透络兼解火毒法)

何秀山验方　白头活地龙四条,水洗净,入砂盆内,研如水泥,滤取清汁。更用龙脑、西黄、辰砂各一分,研匀,生姜汁半小匙,鲜薄荷汁二小匙,用水半杯,入脑、黄、辰砂三味。

璜按:此宣窍通络、解热提神之妙方也。神者,心与脑之所自出,痰热闭塞窍道,心与脑受病,则神气为之不清。本方用三汁之辛润活络者以宣窍,用龙脑、西黄、辰砂之芳香提神者以通窍,俾痰热一清,神明自复。何氏制此方,自谓灵验异常,得辛润芳香宣窍之效也。方下注云:如嫌西黄价昂,用九制胆星八分代之,亦验。

犀地清络饮　(清宣包络瘀热法)

犀角汁四匙(冲),粉丹皮二钱,带心青连翘钱半(带心),淡竹沥二盅(和匀),鲜生地八钱,生赤芍钱半,原桃仁去皮(九粒),生姜汁二滴(冲)。

先用鲜茅根一两,灯心五分,煎汤代水。鲜菖蒲汁煎汤冲。

方义　此即千金犀角地黄汤加入豁痰清瘀、解热宣窍之良法也。热陷神昏,在温热病中往往由膈间痰瘀挟热冲脑而致,与仲景书所言邪入于腑则不识人者有别。陆九芝仅据仲景此言,以辟叶氏邪入心包之说,乃由临证太少、未经阅历之过也。夫热陷神昏,非痰迷心窍,即瘀塞血管,无不与脑神经有直接之关系。俞根初特取用轻清通灵之品,开窍透络,以安神经。以犀角、地黄能上升顶巅，以清脑热而凉血散瘀，主以千金犀角地黄汤。凉通脑系为君，臣以带心翘，透包络以清心，桃仁入心经以活血。且络瘀者必有黏痰，故又佐姜、沥、菖蒲三汁，辛润以涤痰涎，而石菖蒲更有开心孔之功。妙在使茅根之交春透发，以凉血而清热；灯心之质轻味淡，以清心而降火。合之为轻清透络、安脑泄热之良剂。倘佐以紫雪丹或安宫牛黄丸，厥功尤历历可纪。

犀羚三汁饮（清宣包络痰瘀法）

犀角尖一钱，带心翘二钱，东白薇三钱，皂角刺三分，羚角片钱半，广郁金三钱，天竺黄三钱，粉丹皮钱半。先用犀、羚二角，鲜茅根五十枚，灯心五分，活水芦笋一两煎汤代水。临服调入至宝丹四丸，和匀化下。

何秀山曰：邪陷包络，挟痰瘀互结清窍，症必痉厥并发，终日昏睡不醒，或错语呻吟，或独语如见鬼，白睛多见红丝。舌虽纯红，兼罩痰涎。明明痰瘀积热，直冲脑髓，故神经为之昏蒙，最为危急之候。故以犀、羚凉血熄风，至宝芳香开窍为君，臣以带心翘，宣包络之气郁。郁、丹通包络之血郁，白薇专治血厥，竺黄苦开痰厥。尤在佐角刺三汁，轻宣辛窜，直达病所，以消痰瘀。使以芦笋、茅根，轻清透络，庶几痰开瘀散，积热一清，脑神经亦可复其常度。此为开窍清神、豁痰通瘀之第一良方，但病势危笃至此，亦十中救一而已。

羚角钩藤汤（凉熄肝风法）

羚角片钱半（先煎），霜桑叶二钱，京川贝四钱，鲜生地二钱，双钩藤三钱（后入），滁菊花三钱，茯神木三钱，生白芍三钱，生甘草八分，淡竹茹（鲜刮）五钱，与羚角片先煎代水。

璜按：凉肝熄风之法，叶天士最擅其长。俞根初制此方，乃取叶天士治肝风而化裁之也。肝风上攻顶巅，每见头晕目眩、耳鸣心悸、手足颤振，甚则躁扰瘈疭、狂乱痉厥。方用羚、藤、桑、菊，熄风定痉为君；臣以川贝、茯神，解肝郁而定心悸。肝风由于血燥，最易劫伤津液，佐以芍、甘、生地，苦甘化阴、滋血液以缓肝急；使以竹茹，和胃热、育胃阴即以通肝络。此为凉肝熄风、养液舒筋之良方。凡病属肝风挟火上逆者，仿用此方，均可变通以神其用。若夫孕妇子痫、产后惊风，得此方间或有效，但不若沈尧封女科效力尤笃也。倘肝风鸱张，液燥便秘，尤当酌用咸润下法，急泻肝火，庶可转危为安。用此等方，尤恐力量太少，不足胜病也。

滋任益阴煎(清肝滋任法)

龟版四钱,春砂仁三分(捣),大熟地四钱,猪脊髓一条(洗均),生川柏六分,白知母二钱(盐炒),炙甘草六分,白果十粒(盐炒)。

何秀山曰:冲任隶于肾,主精室,亦主胞胎。凡肝阳下逼任脉,男子遗精,妇女带多以及胎漏小产等症,虽多属任阴不固,实由于冲阳不潜。故以龟版滋潜肝阳,熟地滋养阴任阴为君。臣以知柏直清肝肾,治冲任之源以封髓;佐以脊髓、炙草,填髓和中;使以白果,敛精止带。方从大补阴丸及封髓丹套出,遂为清肝滋任、封固精髓之良方。

新加玉女煎(清肝镇冲法)

生石膏六钱(研),紫石英四钱(研),淮牛膝钱半,大熟地六钱(切丝),灵磁石四钱(研),东白薇四钱,石决明五钱(杵),麦门冬三钱,知母二钱,秋石一分(化水砂),青盐陈皮一钱。先用熟地丝泡取清汤,先煮三石百余沸,代水煎药。

璜按:景岳制玉女煎,以白虎汤加熟地、淮膝等类,盖为肝肾阴虚兼胃有实热者而设。俞根初仿广济疗风痫镇摄浮阳之意,加入紫石英、灵磁石、生决明、青盐以清肝镇冲;以白薇除浮热,麦冬凉肺胃,合入白虎汤大清大降。凡肝逆上冲之属热者,皆能治之,真能开后人治病之无数法门也。夫冲为血室,上属阳明胃腑,下隶厥阴肝脏。平人则饮食入胃,散精于肝,化而为血,从肝络下输冲脉。倘热烁阴伤,肝阳不藏,挟腑火上逆,直冲心肝,心中疼热,甚则为气咳、呃逆、昏厥,故名冲咳、冲呃、冲厥。纯是胃热烁津、肝阳不藏,以成此亢逆之病状。自非大清大降,用石药以镇肝,用地麦养胃液以滋肝阴,并仿《洪范》润下作咸之意,用秋石水炒知母,咸寒以达下而清热;用青盐陈皮和胃以疏中而去滞,不足以降胃逆而潜肝阳。用方极有巧思。

清肝益肾汤(又名龟柏地黄汤)

生龟版四钱(杵),生白芍三钱,砂仁三分(杵),大熟地五钱,生川柏六分(醋炒),丹皮钱半,山萸肉一钱,淮山药三钱,辰茯神三钱,青盐陈皮八分。

何秀山云:肝阳有余者,必须介类以潜之,酸苦以泄之。故以龟版、醋柏介潜酸泄为君。肝阴不足者,必得肾水以滋之,辛凉以疏之,故臣以熟地、萸肉酸甘化阴。丹、芍辛润疏肝,一则滋其络血之枯,俾阳亢者潜伏;一则遂其条畅之性,俾络郁者亦舒。但肝强者必多弱,肾亏者必多虚,故又佐以山药培补脾阴，茯神交济心肾；佐以青盐陈皮，咸降辛润，舒畅胃气以运药。此为清肝益肾、潜阳育阴之良方。然必胃气尚强能运药力者，始为相宜。若胃气已弱，必先养胃健中，复其胃气为首要，此方切勿轻投。

养营承气汤（润燥兼下结热法）

鲜生地一两，生白芍二钱，小枳实钱半，真川朴五分，油当归三钱，白知母三钱，生锦纹一钱。

璜按：此方用四物汤去川芎之辛窜，合小承气汤之攻下，加入知母以润燥通便而除结热。吴又可制此方法，无甚深意，然为液枯热结而便秘者却亦有用处。妙在重用生地及知母滋液润肠，而以枳实、川朴行气开降，以大黄下燥粪以解结热，俾热降而阴液自回。吴鞠通重用生地、玄参、麦冬，合调胃承气，名曰增液承气汤。较此方滋液润肠以通燥粪而解结热，力量尤大。

张氏济川煎（增液润肠兼调气法）

淡苁蓉四钱，淮牛膝一钱，升麻五分（蜜炙），油当归三钱，福泽泻钱半，枳壳七分（蜜炙）。

璜按：张景岳制此方，为病浅虚损、大便不通、不利于硝黄等剂者而设。盖仿通幽汤之意，去大黄、桃仁而加减之也。凡肠燥液枯之因于虚者，以此方去泽泻加麻仁、郁李仁，以通大便，最为稳安。盖血燥者其肠必枯，苁蓉、当归、牛膝养血即以和胃润肠，升麻、枳壳一升一降，升泄即以通便。制方颇有法度，惟滑降之力不足，若加麻仁、郁李仁，则力量尤充，用者审之。

参校门人姓氏一览表

姓名	次章	籍贯	住址
李在宽	敬敷	龙溪	厦门市厦禾路门牌405号健民药局
陈影鹤		同安	厦门马巷三恒内
李礼臣	子敬	同安	同安县东门外街泰兴堂药房内
许廷慈	兀公	厦门	厦门港澳水社门牌第48号
刘羲尊	铁庵	厦门	厦门联溪保顶井仔巷门牌23号
邱立塔		晋江	厦门港演武场厦门大学校内
黄尔昌		同安	厦门禾山庵兜社杏春园医药局
傅赓声		安溪	厦门市山仔顶门牌第19号
史悠经	字敬亭号少春	厦门	厦门大中保草埔尾门牌35号史存耕堂
张子贞	雪痕	晋江	厦门市中山路中华书局
林秋瑞	春畴	南安	泉州西门外石坑乡
廖碧溪	字为德号玉磐	安溪	厦门市厦禾路门牌154号
汪　洋	应龙	厦门	厦门城内瓮王门牌57号
林学琛	献亭	厦门	厦门城内墙仔顶门牌45号
吴庆福	茗泉	同安	厦门开元路82号退补斋医药局
郑耀经		龙溪	厦门大同路裕兴参行
孙博学	文广	同安	厦门开元路50号广回春医药局
杨太龄		龙溪	石码后街生生居药局
林锡熙	绩臣	厦门	厦门市中华路育和医药局
潘翀鹤		惠安	厦门市大元路太和医药局
吴钟廉		同安	厦门禾山梧沧社恒丰冰糖厂
陈昶方	竹亭	同安	厦门角尾路门牌250号
黄淑顺	佩贞	厦门	厦门中山公园南路慈仁医药局

郭斐成	伯章	南安	厦门城内民国路门牌120号
施玉燕	怀贞	安溪	厦门市妙香路门牌17号二楼
陈佩瑶	淑善	厦门	厦门中山公园南路慈仁医药局
余小梅	登榜	厦门	厦门思明南路门牌371号天水医药局
陈清溪	映云	同安	厦门大中保菜妈街门牌47号万源纸郊
黄奕昌	僈夫	同安	厦门禾山寨上社保元医药局
曾秀华	缎卿	厦门	厦门道平路门牌10号
郭天南	蓝田	厦门	厦门港中埔头门牌37号
陈德深	长恩	漳平	漳平永福圩卫生药房
吴仓庆		同安	厦门禾山梧沧社延德堂医药局
蔡奕川		晋江	晋江金井区坑西乡
张志民		龙溪	漳州南门蔡坂社
刘腾蛟	翼翔	南安	南安码头区刘林乡
黄瑶卿	延香	同安	同安铜鱼馆保元医药局
蔡仲默		晋江	晋江金井区玉山乡
林康年		厦门	厦门大同路56号
黄逸鹤	应南	龙岩	龙岩城内中兴街信利号内
洪文壬	绍南	同安	厦门马巷东坑乡
朱清禄	樱寿	同安	同安马巷状元街
王筠梅		同安	厦门莲河珩厝乡建安医药局
林玉琨	友农	莆田	莆田城内驿前春芳医药局
洪文富	子海	莆田	莆田城内桃巷洪宅
黄南寿	廷献	厦门	厦门福茂宫名牌61号三楼
林景炯		厦门	厦门联溪保霞溪路门牌191号
郑伟铭	泰精	厦门	厦门中山路门牌16号
林大木	庆祥	安溪	厦门太平路林安春医药局
刘荣祺		龙岩	龙岩上井头成记纸栈
颜西林	紫峰	金门	金门后浦大街存德医药局
陈枫林		晋江	世泽痔疮专门院
翁清吉	钟英	安溪	厦门港太平桥街古天医药局
翁乃恭	克让	安溪	厦门港太平桥街古天医药局

刘俊瑛	冰冷	龙溪	漳州西门街天生药房
魏志坚		金门	金门县后浦东门境
王子中	济人	晋江	晋江金井区蓝田村
黄庆石	金载	连江	厦门市横竹路南丰参行
林有华	奕朱	闽侯	厦门市中山路万记药局
陈惜珍		海澄	浮宫大街振荣号
陈雨秋		龙溪	漳州东街天一贻号记
张琢成		龙岩	龙岩西门外门牌 19 号
陈汉相	国材	海澄	海澄县第六区新垵乡明慎医药局
施锦德	甘霖	晋江	晋江金井区溜江乡瑞和医药局
吴序斗		南安	厦门禾山寨上社礼拜堂前
吴碧霞		晋江	泉州新门外浮桥竹脚尾门牌 2 号
叶振成	东崑	台湾	台南市东町四丁目九三番

中西药物学讲义

吴锡璜　撰述
张亮亮　校注

内容提要

《中西药物学讲义》，私立厦门国医专门学校教材之一种，吴瑞甫撰。现存油印本，似为未定稿之作本，仅存三万余字。从编撰来看，是书之编，力求从中西医学两种角度去阐述传统中药。如第一章所选章次公之《论麻黄、杏仁、厚朴之定喘》，是立足传统经验借助西医学解释麻黄、杏仁、厚朴定喘机理的佳作。而第三章则选摘了《神农本草经疏》中传统药物配伍理论经典文献。第二章药物学讲义对每种药物的目次安排既有传统的原植物、释名、产地、形状、性味、功用等，又有西医研究成果，如近人研究、近世发明等。整体安排均体现出对中西医学的兼容并包之意，惜其为未竟稿。但零金碎玉，片羽吉光，有缘者得之皆自有会心处。故仍整理出版，以飨读者。

目　　录

中西药物学讲义

第一章　药物课外读物

一、晋陵下工《大蒜之研究》[①]

【别名】　葫葷、天师葫。

【基本】　系属百合科蒜之球根。

【形态】《本草纲目》曰：家蒜有二种，根茎俱而瓣小辣甚者，此小蒜也；根茎俱大而瓣多，辛而带甘者，大蒜也。

蒜为田园所栽植，多年生草本，臭气强烈，地下有大鳞茎，谓之大蒜，供药用。叶类水仙，细长扁平，且颇柔软。夏月于叶间抽花轴，类似葱花之白色小花，作伞形花序排列，后结球形之实。茎之外皮作淡红色，簇生六七瓣，作簃状。叶枯时采掘大蒜，将茎相结成束，悬室中。

【成分】　含有发挥性之含硫油及大蒜油。

【效能】《本草》谓：辛温有毒，治霍乱、腹中不良，叶亦能治中冷、霍乱及时气、温病，止截疟疾。大约其作用，不外利尿、祛疫、杀虫。

【单方】　腹肿大，扣之为鼓鸣者，用大蒜，去根皮，裹棉使温，放入肛门。冷则易之，如此数次。大便不通之病，亦可用此法。衄血不止，用大蒜捣如泥，作成厚二分许、大一寸四分，贴于脚底。患鸡眼者，用大蒜捣碎，贴局部，每日取换，隔日用灰洗。阴门频痒，用大蒜煎汤，时时洗之。

荷兰《药镜》曰："球根味辛热刺激，有不佳之臭味，如阿魏，贴于肌肤，则焮肿发泡。此根含酷属之挥发油，内服之，其气钻透，迅达全身，稀释疏解，排泄发汗，利小便。惟干则油气消失，失却效力。过用之，则冲动血液。凡体质脆弱者，尤易触动，或恶液壅郁，刺激各部，或多血壮热而生焮热症，故用之有害。惟一切寒性粘液质人之虚冷症，用之良佳。

此根又为杀虫良药，杀蛔虫、蛲虫，尤能驱绦虫。取根之扁切者二三片，

---

① 晋陵下工，即丁福保。《大蒜之研究》，丁福保译日人小泉荣次郎之作，初刊《中西医药报》1930年第10期。

不须嚼碎，空心咽下；或浸水服，或细锉，用水或乳汁送下；或乳汁煮服；或细锉，掺于饮食物中食之。此根用于诸药罔效之虫症，能将虫驱泄而出，胜于各种苦味杀虫药。

小儿虫症，用此根捣烂，取一盎斯（即一英两）浸入乳汁十二盎斯内，空心服二盎斯至四盎斯。或置乳汁中煮之，加糖，使甘美可口，每次服一二碗，能杀虫驱泄于大便中；或用此根水煮，捣烂成泥，贴脐及胃部，亦下虫。

条虫用此根一二个锉细，每日空心用茶汤或冷水送下，连服数日，则其臭气钻透，刺激条虫，且增肠[①]之蠕动，致使条虫不能吸附于肠而随大便泄下。

或云：有于七日中服大蒜二三次至四次，后服泻剂则虫下者；或每朝服大蒜二三个，十日而下条虫者。

一男子患条虫诸症多年，服大蒜六个月，一泻下死块甚多而愈。惟服此时，宜时时兼用泻剂，将虫驱除。蛲虫，捣此根进汤中，用其蒸气，时时熏肛门，则虫死下泄。

二、章次公《论麻黄、杏仁、厚朴之定喘》[②]

其气逆而上行，冲冲而气急，喝喝而息数，张口抬肩，摇身滚肚，是为喘也。（见《伤寒明理论》[③]）喘之成因亦多矣，其病与本章无干者，皆略而不言。今兹所论，则为世俗所称之痰喘。痰喘者，或因痰而喘，或喘则生痰，其间病因虽异，证则略同，辨之不清，药乃罔效。不佞治医十年，痰饮一门，自诩有得，顾一年前曾治此症，亦尝有以药试病之讥。过后思量，良用愧恧[④]。当日所处方剂，仿佛忆之，为录于后。

朱先生痰喘有年，遇寒则发，病作时，喉中吼吼有声，气息窒碍，胸脘苦

---

① 肠：原作“虫”。

② 章次公，名成之，字次公，号之庵，江苏镇江丹徒人，著名医学家。曾编著《药物学》5卷，收常用中药95味，每一味均介绍名称、科属、品考、产地、形态、修治、性味、成分、用量、方剂名称、作用、效能、禁忌、编者按。章次公《论厚朴、麻黄、杏仁之治喘》一文，刊登于《自强医学月刊》1930年第7、10期。

③ 《伤寒明理论》：宋金时期著名医学家成无己编撰的中医伤寒病著作。该书简要地辨析了伤寒50种症候的病状和病理，并选《伤寒论》常用方20首，分析其主治，着重强调方药配伍的关系。

④ 愧恧：惭愧。

闷。处方当温肺，以化痰饮，仲景小青龙汤，莫妙于此。麻黄二钱，白芍二钱，五味二钱，淡干姜二钱，川桂枝三钱，甘草钱半，细辛钱半，半夏四钱。上药凡三剂，病虽略瘥，而大效不见，以为病重药轻，乃更制一方。麻黄加至三钱，细辛加至二钱，更增三钱附子。药二服，病势视前略减，而康健未能恢复。然愚毕竟聪明人也，五进小青龙而痰喘不除，宁敢扬帆迎风，一往直前，于是乃推敲其究竟，因悟及病者嗜烟酒，好膏肥，湿痰必盛。此病当着眼祛痰，缘改拟一方。药五服，所病松退，然小青龙只能治痰喘之标，非根治之法。今从事燥湿，直捣巢穴。川朴二钱，半夏五钱，细辛三钱，茅山术三钱，莱菔子、杏仁。药二服，痰去喘平，起坐如常矣。不佞自有此经验后，稽覆古籍，兼参西说，再以苦思，恍然有悟。夫朱君喉际吼吼痰声，兼有喘促，是喘促之来，正因痰涎壅阻肺之道路，障碍呼吸之故。痰为病之主因，喘为病之副证，治疗当以祛痰为先，不当以定喘为亟。麻黄之主要功效在定喘，故第一方用之无效。然三服小青龙，病亦见减轻者，诚以原方有桂枝、细辛、半夏亦能祛痰。用之治因痰而喘，不能立时见效则有之，用之立生他变则未必耳。

朱君之喘，既因痰而喘，第二方侧重燥湿祛痰，故能奏效。吾从此将解仲景喘家作桂枝汤加厚朴、杏仁之理。东洞先生《类聚方》[①]谓此方治桂枝汤证而胸满微喘者，其意以去满之功归诸厚朴，绝不认朴有定喘之故。东洞先生学说特长在辨证用药，而其失则在太拘泥，读东洞书者，宜知之。

燥其湿，则痰自除，吾又悟及时医治此等证，恒用苏杏二陈合三子养亲，参、桂、术、甘亦能奏功之理，可知治病当以病为主，有此病用此药。但问其药是否有效，至仲景方、后世方、苏派方之成见，应一概破除矣。

附：时方之治痰喘处方式

新寒引动痰饮，渍之于肺，咳嗽气急。又发形寒怯冷，苔薄腻，脉弦滑，仿金匮痰饮之病，宜以温药和之。桂枝、云苓、白术、杏仁、炙草、半夏、桔红、远志、苏子、旋覆花、莱菔子、鹅管石。按：疾多者，加白茄子。

然则厚朴定喘之学理究竟如何？曰：厚朴之定喘，为间接作用，直接在能祛痰。考日本长井药理学理学博士言，中国产厚朴挥发性、芳香性成分，类似苍术，并发现同一挥发性、芳香性结晶体。又考之久保田晴光《药物学

① 《类聚方》：方剂著作，日本近世江户时代汉方医学家吉益为则（号东洞）撰著，一卷，刊于1762年。该书选录《伤寒论》《金匮要略》二书中的方剂二百二十余首，依类编次。

讲义》,凡挥发油类之药品,均有祛痰作用。凡祛痰,用挥发油类内服时,用通常量,虽不现吸收作用,然其一部则自肺排出,有稀释粘液,使痰容易咯出之功效。然则古籍谓苍术、厚朴有燥湿祛痰之用,殆以此也。

复次当论麻黄。麻黄,《本经》则称其治咳逢上气,后世论定喘之药,靡首推麻黄。近世西洋从麻黄中提出有效成分爱非特林(亦名麻黄精),主要功用在治气管支喘息。按:喘息原因虽有种种,然不论其原因如何,主症候总不外乎气管支节之痉挛。爱非特林能使痉挛之气管支弛缓,气管支弛缓之后,则腔径开大而气喘自平。吾友张伯瑜医师述近日德意志医界不特赏用麻黄之治气管支喘息,并有人能用华方以治气喘者。其师某当任职上海宝隆医院时,则有手订治疗气喘之华方,且将药品储诸西式药瓶,以备不时之用。就中麻黄,并知恪遵古法,先煎去沫,亦趣闻也。方如下:

麻黄八分(先煎,去沫),白果三粒,炒苏子钱半,款冬花钱半,姜夏钱半,杏仁钱半,川朴,紫菀钱半,甘草八分。

准如上述,麻黄之定喘,其适应症为气管支喘息。所谓气管支喘息者,以国医病名与之对照,实难确切。德人手订之华方,原为气管支喘息而设,然亦以气喘为言者,盖沿用普通社会对喘症之笼统称谓耳。吾侪欲求使用麻黄之无错误,则气管支喘息之病理不得不有相当之了解。□采关于气管支喘息之本态,有种种学说,主要者:(一)横隔膜之强直性痉挛说。但现今借X光线之力,于病发作时检查横隔,仍然运动,故此说依旧失败;(二)细小气管支粘膜之急性肿胀,则脉运动神经及分泌神经之变调;(三)细小气管支之痉挛。

现今一般学者赞成第三说,即气管支筋之痉挛,并同时发现粘膜之急性肿胀……血管之扩张与因渗出而起气管支粘膜之肿胀,惹起气管支腔之狭窄。……为喘息之本态。气管支喘息,又可称为神经性喘息。夫气管支之血管及筋肉,皆受植物性神经之支配。夫植物性神经之领域,厥为交感神经与副交感神经,此二者互相拮抗、互相牵制。治生理学者,类能言之。交感神经、副交感神经之分布于肺脏者,交感神经司弛缓气管支滑平肌之紧张,及制止粘液痰汁之分泌。副交感神经则司促进气管支滑平肌之紧张,而缩气管支及粘液痰汁之分泌。气管支喘息之原因,虽有种种,主症候总不外气管支痉挛,前已言之。气管支之所以痉挛,非交感神经麻痹,则副交感神经兴奋。气管支喘息,用麻黄所以奏效之理由,即在爱非特林用于气管支痉挛时,曰交感神经末梢之刺激,及肌肉之麻痹而已,痉挛之气管支得以弛缓,于是呼吸困难得以缓解。况刺激交感神经末梢之后,血管得以收缩,同时急性之粘膜得以减退。……吾人于气管支喘息之病理，麻黄奏效之理由，了然于心，从可知麻黄之治喘息，以气管之痉挛为鹄的，喘息而气管支不痉挛者，无用麻黄之必要。

朱性第一案，多年痰喘，遇寒则发，此症实则西医籍中之慢性气管支炎。慢性气管支炎，气管并不痉挛，麻黄非必用之药。然而服小青龙，其病轻减者，便知朱性之病是慢性气管炎与气管支喘息并发性。服麻黄后，气管支痉挛得以弛缓、扩大，然不能绝痰之来路，其后以化痰为主，是为根治之法，故取效甚速。

读者观于麻黄、厚朴定喘之作用，便知慢性气管支炎，主因在痰；气管支喘急，主因在喘。吾曹欲求应用二药之无模糊，则二证之鉴别诊断，当有深切注意。慢性气管支炎之喘息与神经性喘息之异点：慢性气管支炎续发之喘息，因细小气管支因炎症粘膜发生肿胀，气管支腔狭窄，因之呼吸不能畅快而现喘息症状，是为持续性且常有嗽、咯痰之合并症；神经性喘息，因细小气管支之痉挛，并同时发现粘膜之急性肿胀，致气管支腔窄狭，而喘息作焉，是为一时性的，且为发作性。而发时症状甚剧烈，但并不咳嗽。气喘将平时，乃咯白色结晶样之痰。此时气喘停止，此病不论长幼均患之。

或曰：上列二症之病理症状，甚属详尽，嗣后吾人于此二症之命名，将拾西人之唾余耶，抑以固有之病名称之。且慢性之气管支炎与神经喘息，在西医有听诊上之鉴别，中医无此等手续，则将如何？答曰：二症在国医殊无严格之病名，无已，慢性气管支炎姑以久嗽称之。其发作之剧者，亦可以痰喘称之。气管支喘息，可以哮喘称之。前贤论痰喘，其喘必有痰声，哮喘则呼吸急促而无痰声。国医诊断，全恃四诊，虽无机械之助力，若辨证精详、经验丰富，亦能应付一切。则如痰喘、哮喘，其喘之声息，正自不同。痰喘之喘声，其人喉际呼呲作响。其病若是痼疾，喘病虽平，其人偶一呼吸，必闻有徐徐之音。若哮喘则声随喘止，喉中不留有任何声息。且二症之来路，亦迥然有异。病痰喘者，每多嗜好烟酒，气管支日受烟酒之刺激，因而发炎。于是黏膜分泌液增多，此名为痰。病剧者，恒经年不愈，轻者亦频发于秋冬之际。痰喘，近世每以“老痰饮”混称之。痰饮，盖谓其嗜好烟酒，湿甚生痰，老则谓其病之缠绵不易愈焉。至若哮喘之起因，则因人而异。麻疹、便秘、鼻病、脏燥、酷暑、烈风之侵袭，心身之感动，均能诱发本病。更有某种特殊之臭味，其人不宜嗅觉者，如煤烟、熬油、漆气之类。更有某种食品，病人以为发物而禁忌者，如黄鱼、麦粉、葱酒之类。至其病之发作，亦各个不同。有年余一作者，有一月二三作者，有一日二三度发者，更有多于夜间发病，此亦为普遍之事矣。痰喘之病根，在气管支素有炎症，哮喘之病根，是受植物性神经之影响。吾人于此二症，果能根据远西之病理，闻问之诊察，虽因症施治，庶几其不错矣。

小孩之顿咳，名虾蟆咳，即西籍所谓百日咳。始则黏膜发炎，终则入于痉挛期，有特异痉挛性咳嗽发作。古方治此病，亦有用麻黄者，如鸬鹚涎丸。古人谓本病困于风寒伏肺，麻黄能宣利肺气，故治之。实则麻黄之治此病，亦不外弛缓痉挛而已。或曰麻黄之用，在弛缓气管痉挛，谨闻命矣。

小儿痧子后，每见气急鼻扇，麻杏石甘汤是要方。则小孩痧子后气急鼻扇，亦属之气管痉挛乎？答曰：非是。小儿痧子后，气急鼻扇，是卡答性肺炎现象。肺循环每多郁血，郁血之结果，呼吸发生困难，故鼻乃为之扇动。西医恒用强心剂疗治，使肺循环郁血。

大论：汗出而喘，无大热者，可与麻黄杏仁甘草石膏汤。近贤恽铁樵氏《伤寒辑义》按：以为麻杏石甘总非有汗之病可服，本条经文，似当作无汗而喘大热者，则无疑义矣。恽氏此说，实为一孔之见，想是经验太少之故。自汗出身无大热之喘息，吾人平日临症，不时遇之，审为肺循环郁血或气管支喘息，总以麻黄为主药，而以他药副之，病无不愈。宗人太炎先生论肺炎之治，咳嗽、发热、喘息不甚者，无汗宜小青龙加石膏汤，有汗宜麻杏石甘汤，何尝以有汗而禁绝麻黄不用？故凡以有汗、无汗定麻黄去取，殊不尽麻黄之用，其失盖与恽氏同矣。

麻黄定喘之效，已如上述，今当申论杏仁矣。杏仁者，非定喘之药也，呼吸镇静药而已。杏仁主成分则为辖[①]酸，有镇静呼吸中枢之效。病者当呼吸困难时，用之能使呼吸安静。辖酸有麻醉作用，故《本经》谓其止咳逆上气下气。杏仁既为呼吸镇静药，则呼吸困难之来源，吾曹先事计，然后应用本品，庶几无误。

呼吸困难之来由，大别之可分为二：（一）呼吸性困难；（二）血行性呼吸困难。呼吸性呼吸困难者，乃呼吸运动及空气进入有障碍之症候。例如因胸腔蓄水，肺脏被压迫，或因患肋膜痛、肋膜间神经痛等而起呼吸运动抑制，或因横膈膜之痉挛及麻痹等而起呼吸障碍，或者因气道之窄狭，肺胞中之分泌物、血液等之蓄积，或因肺胞之病变等所起之呼吸障碍皆属之。血行性呼吸困难者，乃因积久之原因。肺脏起血行障碍，或血液起变性时，例如中毒时，血液失其摄取养气之能力，或者又为脑之血行起障灌流，呼吸中枢之血

① 辖：同“氰”。

量不充分等时，主要皆因血行起障阻而起之呼吸困难。

凡治疗呼吸困难，务必除去其原因，方为根治之法。如其病因为血行性时，则不得不用对血行器有作用之药品。杏仁用于此等病，仅为副药，所以麻杏石甘汤杏仁与麻黄同用，麻黄能亢进血压，除去肺循环郁血，是为原因治疗。杏仁则能镇静呼吸中枢，使病者减除苦闷，是为对症治疗。古人于喘促浮肿，有用杏仁为治者，此则因胸腔蓄水压迫肺脏，于是呼吸困难，此等病用杏仁，亦是治标之法。然东洞先生从《伤寒》《金匮》考证药效，特谓杏仁主治胸间停水，此未免有本末倒置之谓矣。故凡胸间停水以致喘满者，当以治水为主，杏仁特为副庸。准以上之说，杏仁之呼吸困难以及喘欬，仅为此等病之佐药，而不可认作此等病之主药亦明矣。

结论：喘家之用厚朴，目的在祛痰，祛其痰，则呼吸不致障碍而气喘自平，故厚朴之适应症为痰喘。喘家之用麻黄，目的在弛缓气管支痉挛，减退粘膜急性肿胀，于是呼吸无所阻滞而气喘自平，故麻黄之适应症为气喘、哮喘、小儿鼻病等。至于杏仁矣，论气喘、哮喘、小儿鼻扇等，皆用为副药，其目的在镇静呼吸中枢，使病者暂时减去苦楚，其作用为对症的、一时性的。

第二章　药物学讲义

人　参(强壮剂)

【原植物】 属五加科，为多年生草。初年一茎生三叶，二年生二枝，每枝生五叶，三四年生三枝五叶。茎高达二尺余，叶为掌状复叶，类七叶树叶。花小，作淡绿色，有五瓣，类似五加花，作伞形花序排列。实扁平，初绿色，熟则呈红色，中有种子二三。(《植物学辞典》)

【释名】 人葠[①]、高丽参、血参。

【产地】 高丽、我国、美国、日本。

【形状】 人参种类颇多，故其形状亦有种种，但一般则以类似人形者为贵。其最佳品并不在根之大小，以作鸡腿形或人形、质重呈饴色、内部温润稍透明、味甘稍有苦味者为上。(《新本草纲目》)

【采时】 秋冬采者坚实，春夏采者虚软。

【性味】 甘温，平，微苦。

【功用】 《本经》[②]：疗肠胃中冷、心腹鼓痛、胸胁逆满、霍乱吐逆。调中，止消渴，通血脉，破坚积。《别录》[③]：主五痨七伤，虚损痰弱，止呕哕，补五脏六腑，消胸中痰，治肺痿及痫疾、冷气逆上。凡虚而多梦纷纭者宜之。甄权[④]：止烦躁，变酸水。

【主治】 男、妇一切虚证，肺胃阳气不足、恶心呕吐、滑泻久痢、心悸怔忡、小便频数、脱血症、妇人血崩。

【入药部分】 根。

【禁忌】 阴虚火旺、咳嗽喘逆、血压高而脉有力者，心下痞硬而非机能

---

① 葠：同“参”。

② 《本经》：考原文当为《别录》。

③ 《别录》：考原文出处，当为《本草纲目》引甄权文。

④ 甄权：考原文出处，当为《本草纲目》引李珣文，

衰减者,痧痘瘢毒欲出未出,但热闷不见点者,均不可用。

【近世应用】 补元气,益血生津,安五脏,宁神益智。

【用量】 一钱至五钱。

【配合】

参附汤:人参、附子。阴阳气血暴脱。

人参汤:人参、白术、干姜、桂枝、炙甘草。中焦阳虚之胸痹,及虚多热少之挟热而□,心下痞硬,表里不解。

生脉散:人参、麦门冬、五味子。热伤元气,气短倦怠,口渴出汗,昏厥脉绝。

四君子汤:人参、白术、茯苓、甘草。脾胃虚弱,呕吐泄泻,食少肢困,脉象细软。

【前代记载】 弘景曰:人参为药切要,与甘草同功。好古曰:人参甘温,补肺之阳,泄肺之阴,肺受寒邪,宜此补之。肺受火邪,则反伤肺,宜以沙参代之。

王纶曰:酒色过度,损伤肺肾,阴虚火动,劳嗽、吐血、咳血等证勿用之。盖人参入手太阴,能补火,故肺受火邪者忌之。若误服参、芪甘温之剂则病日增,服之过多则死不可治。盖甘湿助气,气属阳,阳旺则阴愈消,惟宜苦寒之药生血降火。老人不识,往往服参、芪为补而死者多矣。

肉 桂(强壮剂)

【原植物】 樟科樟属,为常绿树,高二三丈,叶互生而革质,作长椭圆形,前端尖,面有大脉络。夏月,于枝梢及叶腋开淡绿色小形花,作聚伞花序排列。花落,结黑色长椭圆形果实。

【释名】 官桂、上猺桂、安南桂、交趾桂、油肉桂、甜肉桂。

【形状】 为瓦砖状或卷绻状之树皮,其质坚且赤褐色,表面纵行隆线。

【产地】 中国为原产地,此外东印度、安南等处亦产之。

【性味】 辛温。

【成分】 为挥发油、树脂、胶质等。

【功用】 补命门火不足,益阳消阴,疏通百脉,能抑肝风而扶脾土,引无根之火降而归原。通经,推生堕胎。

【主治】 治沉寒痼冷之病,下焦腹痛、奔豚疝瘕、虚寒恶食、湿盛泄泻、咳逆结气、目赤肿痛、上热下寒等证。《本经》:上气咳逆结气,喉痹吐吸,利关节，补益气。久服通神、轻身、不老。《别录》：心痛胁痛，温经通脉，止烦出汗，利肝肺气，心腹寒热冷疾，霍乱转筋，头痛、腰痛，止唾咳嗽，鼻痈、堕胎，温中，坚筋骨。好古：补命门不足，益火消阴。

【禁忌】 阴虚内热而有实火者禁用，孕妇尤忌。火及葱皆不可近。

【近世应用】温通肝肾，引火归元。

【用量】 三四分至钱许。

【炮制】 除去粗皮，割用。

【配合】

崔氏桂附地黄丸：肉桂、附子、山萸肉、淮山、丹皮、泽泻、茯苓、地黄。治命门火衰、脾胃虚寒而成一切疾病。

济生肾气丸：即前方加车前、牛膝，治小便不利、身肿腹胀、便溏喘急。

东垣滋肾通关丸：肉桂、黄柏、知母，治水亏火炎，小便点滴不通。

【前代记载】 凡元虚不足而亡阳厥逆，或心腹腰痛而吐呕泄泻，或心肾久虚而痼冷怯寒，或奔豚寒疝而攻冲欲死，或胃寒蛔出而心膈满胀，或血气凝冷而经脉阻遏，肉桂均能治之。（倪朱谟《本草汇言·卷八》）李时珍曰：《医余录》云有人患赤眼肿痛，脾虚不能饮食，肝脉盛，脾脉弱，用凉药治肝则脾愈虚，用暖药治脾则肝愈盛。但于温平药中倍加肉桂，杀肝而益脾，故一治而得之。此皆《别录》桂利肝肺气，牡桂治胁痛、肠风之意相符，人所不知者，今为拈出。

【生理作用】 入胃，能使胃液及唾液之分泌增加，振起其消化机能。胃内之胆汁一遇肉桂，即与肉桂内单宁酸和胃内未消化之蛋白起化合作用，成为蛋白单宁酸，此物有收敛制酵之功。余一部分之单宁酸由肠壁吸入血中，有凝固白血球之力，而肉桂粘在胃中，与膵液化合，至小肠始被吸收而至血中。有促进血液、振兴精神之功，且同时能使肠内膜之微血管收缩，阻止过量之分泌。（《新书药》第三页）

【医治作用】 肉桂为香药与消胃药，少有收敛性，能治呕吐之病，又能治胃中发气与肚痛，为泄泻病常用之药，与他药配合。又如身体软弱，亦可合与他药服之，以其性能补敛。若入补剂，可止痛，治气臌，又能祛风。（《化学实验新本草》）

【近人研究】 冯瑞生曰：肉桂之成分，内有一种肉桂酸，发明于瑞士康佛生氏，证明此种肉桂酸确有减退肺痨病骨蒸潮热之功效甚大。查肺病潮热之起源，本因人体内肺结核菌毒之影响所致，欲使肺病热度平复如常，又非抵抗此毒质之归于消减不可。再肉桂酸与安息香酸配合，能使结核菌或其他病原菌，如连锁状球菌、葡萄状球菌等之毒性完全减弱。但服此品后可使浓厚之痰化为稀液，足证肉桂酸之功效，对于肺痨病之骨蒸潮热，实为近世新药中最好之良药也。(《医药卫生通俗报》第七十期，《旧药新用之大发明》)

薏苡仁(强壮剂)

【基本】 系属禾本科薏苡之子仁，为一年生草，园圃常栽植之。茎高四五尺。七月中旬，于梢上叶腋开白色数花，后结淡褐色、有光泽之椭圆形小实，之中有孔，以指头压之，则薄皮自破。

【释名】 回回米、薏珠子、米仁、苡仁、起实。

【形态】 薏苡仁似麦粒而狭长，外部被有淡褐色薄皮，内部白色，味之如糯米饴著□□□。

【性味】 甘淡微寒。

【功用】 健脾利湿，补肺清热，为最易消化、最富滋养之食品。

【主治】 水肿湿痹，脚气疝气，肺痿肺痈，泄痢热淋，风湿拘挛，小便不利。《本经》：主筋急拘挛，不可屈伸，风湿痹，下气。久服，轻身益气。李时珍：健脾益胃，补肺清热，去风胜湿。炊饭食，治冷气；煎饮，利小便热淋。《别录》：阴筋骨中邪气不仁，利肠胃，消水肿，令人能食。孟铣：去干湿脚气，大验。甄权：治肺痿肺气，积脓血，咳嗽涕唾，上气。煎服，破毒肿。东洞《药征》：主治浮肿也。

【近世应用】健脾，浮肿，利水。

【用量】 小量三钱，中量一两，大量三两。

【禁忌】 津枯便秘者勿用。

【前代记载】 宗奭曰：苡仁，《本经》云：微寒，主筋急拘挛。拘挛有两等，《素问》注中，大筋受热则缩而短，故挛急不伸。此是因热而拘挛也，故可用薏苡。若《素问》言因寒筋急者，不可更用此也。盖受寒使人筋急，寒热使人筋挛，若但受热、不曾受寒亦使人筋缓，受湿则又引长无力也。此药力势和缓，凡用须加倍则见效。震亨曰：寒则筋急，热则筋缩，急因于坚强，缩因于短促。若受湿则弛，弛则引长，然寒与湿未尝不挟热。三者皆因于湿，然外湿非内湿，启之不能成病。故湿之为病，因酒而鱼肉继之，甘滑、陈久、烧炙并辛香，皆致湿之因也。时珍曰：薏苡仁属土，阳明药也，故健脾益胃。虚则补其母，故肺痿、肺痈用之。筋骨之病，以治阳明为本，故拘挛筋急风痹者用之。土能胜水除湿，故泄痢水肿用之。按：古方小续命汤注云，中风筋急拘挛，语迟脉弦者，加薏苡仁，亦扶脾抑肝之义。又《后汉书》云：马援在交趾尝饵薏苡实，云能轻身省欲，以胜瘴气也。又张师正《倦游录》云：辛稼轩忽患疝疾，重坠大如杯，一道人教以薏珠用东壁黄土炒过，水煮为膏，服数服即消。程沙随病此，稼轩授之亦效。本草薏苡乃上品养心药，故此有功。

【配方】 仲景师薏苡附子败酱散：薏苡仁十分，附子二分，败酱五分。肠痈，其身甲错，腹皮急，按之濡，为肿状，脉数者。

又方：麻黄杏仁薏苡甘草汤，麻黄、甘草、杏仁、薏苡仁。一身悉痛，发热剧，或浮肿者，薏苡仁同五加皮、牛膝、石斛、生地黄、甘草。治筋脉拘挛，同芦根、桔梗、防己、桃仁、贝母、瓜蒌、杏仁、甘草。

鲜地黄

【基本】 系属玄参科地黄之根。

【释名】 苄、芑、地髓、鲜生地、细生地。细小二者乃生地旁生之枝，近世多以之治痘疹、疮疡、湿热等病。

【形态】 为多年生草本，苗高一尺上下，块根长三五寸，横径二三寸，有肥厚之轮状及稍深之纵皱，剖视之，外面黄赤色，内面呈黄白色，富有浆液汁。

【产地】 产于山野之间，河南怀庆产此最佳，浙产此次之。

【性味】 甘寒。

【主治】《本经》：主折跌，绝筋，伤中，逐血痹，填骨髓，长肌肉。作汤，除寒热积聚、除痹。生者尤良，久服，轻身不老。《别录》：治妇人崩中血不止，及产后血上薄心闷绝，伤身胎动下血，胎不落堕，踠折，淤血，留血，鼻衄，吐血，皆捣汁饮之。甄权：解诸热，通月水，利水道，捣结小肠性消□血。元素：凉血生血，补肾水真阴，除皮肤燥，去诸湿热。《药征》：主治血证及水病也。

【近世应用】 凉血。

【用量】 小量二钱，中量五钱，大量两许。

【炮制】 由土掘起，洗净切用，酒炒用。

【入药部分】 块、根。

【成分】 含有铁质、糖质、淀粉、苦味质。

【东洋应用】 止血强壮药及肺结核患者之咯血，并除去日晡潮热。

【配方】

《千金》地髓煎：生地十斤（洗净捣汁），鹿角胶一斤半，生姜半斤（绞取汁），蜜二升，酒四升，文武火煮地黄汁数沸，即以酒研紫苏子四两，取汁入煎一二十沸，下胶，胶化，下姜汁、蜜再煎，候稠，瓦器盛之。每空心，酒化一匕服，大补益。

化斑汤：石膏、玄参、知母、甘草、犀角、粳米、鲜生地、银花、丹皮、大青叶。治湿邪斑毒、神昏。

增液汤：大黄、芒硝、枳实、甘草、当归、人参、生地、红枣、桔梗。治温热便秘。

琼玉膏：生地、茯苓、人参、白蜜。治阴虚干咳。

天王补心丹：酸枣仁、当归、生地、柏子仁、天冬、麦冬、远志、五味子、茯神、人参、丹参、玄参、桔梗。治心血不足，怔忡健忘。

导赤散：生地、木通、甘草、竹叶。治口糜，小溲淋痛而因于心火者。

【前代记载】 张秉成：生地黄经蒸晒，即今之所谓鲜生地，色黄、味甘、性寒，专入脾胃，散血消热。凡热邪内于荣分、胃阴告竭者，颇属相宜。

干地黄

【形态】 内部中心呈紫色，周围灰黑色。

【性味】 甘寒。

【主治】《本经》：伤中，逐血痹，填骨髓，长肌肉。作汤，祛寒热积聚，除痹，疗折跌绝筋。《别录》：主男子五劳七伤，女子伤中胞漏下血，破恶血溺血，利大小肠，去胃中宿食。补五脏内伤不足，通血脉，益气力，利耳目。《大明》：助心胆气，强筋骨，治惊悸劳劣，心肺损，吐血鼻衄，妇人崩中血逆。

【近世应用】 滋水。

【配方】

《保庆集》：妇人发热痨病，肌瘦食减，经候不调。地髓煎：用干地黄一斤为末，炼蜜丸梧子大，每酒服五十丸。

【前代记载】 节录黄宫绣说：其心紫入心，中黄入脾，病人而有热者，咸宜用之。戴元礼曰：阴微阳盛，相火炽强，来乘阴位，日渐煎熬，阴虚火旺之症，宜地黄以滋阴退阳。同人参、茯神、白蜜，名琼玉膏，治虚痨、咳嗽、吐血、同天麦冬、熟地、人参，名固本丸，治老人精血枯槁。于固本丸中加枸杞熬膏，名集灵膏，治虚羸咳嗽乏力。

熟地黄

【形态】 全部变为添黑色，质软而重。

【性味】 微苦，微温。

【主治】 时珍：填骨髓，长肌肉，生精血，补五脏，内伤不足，通血脉，利耳目，黑鬓发。男子五劳七伤，女子伤中胞漏，经候不调，胎产百痨。元素：补血气，滋肾水，益真阴，去脐腹急痛，病后胫股酸痛。《本草从新》：滋肾水，封填骨髓，利血脉，补益真阴，聪耳明目，治劳伤风痹，阴亏发热，干咳疾嗽，久泻，气短喘促，胃中空虚觉馁，痘证血虚无脓。

【近代应用】 温肾。

【炮制】 酒浸，蒸。

【配方】

《圣惠方》：病后虚汗，口干心燥，熟地黄五两，水三盏，煎一盏半，分三服，一日尽。

《百一□遗方》：肠风下血，熟地、生地并酒浸，五味子等分为末，以蜜炼丸如梧子大，每服下七十丸。

玉女煎：石膏、知母、麦冬、熟地、牛膝。养阴清胃，治温热伤阴。

柏子仁丸：柏子仁、牛膝、卷柏、熟地、续断、泽兰。治血少便闭。

【前代记载】 张石顽：生地黄治心热、手心热，益肾水，凉心血，若脉洪实者宜之。若脉虚者，则宜熟地黄。钱氏六味地黄丸以之为君，天一所生之源也。若命门真火素弱者，必须崔氏八味丸，得桂、附共襄之力，方得阴阳兼济之功。汤液四物汤以之为主，乙癸同源之治也。……盖脐下痛属肾藏精伤，胫股酸痛是下元不足，目□如无所见，乃水亏不能鉴物，皆肾所主之病，非熟地黄不除。今人治目翳内障，往往用六味丸配磁朱丸服，良非所宜。地黄禁铁，磁为铁之母，安得不忌。

【近人研究】 赵苊臣曰：按东医、中医之学说，地黄之功用，而疗阴亏、阳盛、肾虚之症候，调养人身之阴阳、气血、脑髓，似又优于东医者也。以实验而言，鲜生地对于因热出血诸证，及湿热病□证缺乏时用之确有特效，但在中国北方，苦于无人栽培，难得应用。干地用于身体衰弱者、湿热潮热失血燥结等证，用以凉血、止血、润燥，尤在于凉血润燥之中寓有注重滋阴强血之意。干地黄之修治，则有晒干、焙干之区别，功效则有凉血滋阴之偏胜，是又为用药之要。……

山　药

【基本】 属薯蓣科山药之自生根。

【形态】 山野自生之宿根蔓延，春发新芽，渐蔓延于地上。茎细长，叶为心脏形而略长，末端尖而有长叶柄，对生。花开于大暑之候，叶腋间淡绿色也。小花朵朵，缀为穗状，栽于园圃者名。

【产地】 闽、广山野多有之。

【成分】《和汉药考》：山药之有效或未详，根中之粘质物含有一种蛋白质约有 8%。若依营养分析之，则水分 80.74%，脂肪 0.16%，碳水化合物 15.09%、纤维 0.90%，灰分 0.64%。

【性味】 甘温，平。

【功用】 补脾肺，镇心神，固肠胃，益肾气，涩精气，壮筋骨。

【主治】《本经》：伤中，补虚羸，除寒热邪气，补中益气，亦长肌肉、强阴。《别录》：主头面游风，头风眼眩，下气，止腰痛。治虚劳羸瘦，充五脏，除烦热。《大明》：强筋骨，主泄精健忘。时珍：益肾气，健脾胃，止泻痢，化痰涎，润毛皮。

【近世应用】 补肺脾肾，涩精止带。

【用量】 小量二钱，中量四钱，大量两许。

【入药部分】 根。

【名称】 怀山药、炒山药、淮山、薯蓣。

【炮制】 竹刀刮去黄皮，切片，洗去粘液，焙干，名炒山药。切片晒干，名生山药。

【禁忌】 铁。脾虚有湿者勿用。

【配方】

妙香散：治梦遗失精，惊悸郁结。山药、人参、黄芪、远志、茯苓、茯神、桔梗、甘草、木香、射香、辰砂。

八味肾气丸：治虚劳里急、少腹拘挛、小便不利。山药、地黄、茱萸、丹皮、泽泻、茯苓、附子、桂心。

普济方：脾胃虚弱、不思饮食。山药、白术各一两，人参七钱半，为末，水糊丸，小豆大，米饮下四五十丸。

【医案示例】 叶天士：渴饮频饥，溲溺浑浊，此属肾消，阴精内耗，阳气上燔，舌碎绛赤，乃阴不上承，非客热也。此乃脏液无存，岂是平常小恙？山药、熟地黄、茱萸肉、茯神、牛膝、车前。

【前代记载】 张秉成：山药养胃健脾，益肺阴，固肾脱，凡脾虚泄泻，肺虚咳嗽，肾虚遗精等证，皆可用之。……但性偏腻涩，脾虚湿盛之人不可用。

【近世发明】 近时发明此药为治糖尿病之特效药。(《汉药神效方本草略解》)

【近人研究】 张锡纯曰：山药色白入肺，味甘归脾，液浓益肾，能滋润血脉，固摄气化，宁嗽定喘，强志育神。性平可以常服，多服宜用生者，煮汁饮之，不可炒用，以其含蛋白质甚多，炒则其蛋白质焦枯，服之无效。若作丸散，可轧细蒸熟用之。

华实孚曰：西人论糖尿病疗法之外，以戒糖及禁忌五谷粉食为紧要摄生法，因淀粉经消化作用，可变为糖而使糖尿增剧也。余以为糖尿病绝对忌糖，乃西医因噎废食，须知糖尿病之原因为淀粉质新陈代谢机能不趋正轨所致。盖患者肠内所吸收之淀粉、糖质，既不似常时之贮藏于肝内，其大部分均入血液而自尿质排出。今再禁绝食料中之糖质，是出纳不相符，而人体中需要之糖质必日形亏乏，则糖尿病又能望其能愈？国医以山药治糖尿病有效者，以山药富于淀粉，既能增加人体中缺乏之糖质，山药治精带有效，其粘涩之性，更能遏止人体向外渗漏之糖质。准以上言之，西医糖尿病忌糖而病难愈，国医不忌糖而病更愈。嗣后，山药治糖尿病，果愈试而屡验，则西医治糖尿病绝对忌糖之学理，将有根本动摇之一日也。

杜 仲

【基本】 属大戟科。

【形态】 树高数丈，叶似辛夷及柘叶。其皮析之，生细白色如蚕丝，因之不易切断。

【性味】 甘辛，微温。

【释名】 思仲、思仙、木绵。

【产地】 河南、河北等地。

【主治】 《本经》：腰膝痛，补中益精气，坚筋骨，强志，除阴下痒湿，小便余沥。《别录》：脚中酸痛，不欲践地。好古：润肝燥，补肝经风虚。

【近世应用】 补肾。

【用量】 二钱至五钱。

【炮制】 去粗皮，作薄片，盐水炒，炒至丝断用。

【禁忌】 恶玄参、蛇退壳。

【著名方剂】

史国公药酒方:治中风,语言蹇涩,手足拘挛,半身不遂,痿痹不仁。羌活、防风、白术、当归、牛膝、萆薢、杜仲、松节、虎胫骨、鳖甲、蚕砂、秦艽、苍耳子、枸杞、茄根。为粗末,绢袋盛,浸无灰酒三十斤,并热饮之。

【前代记载】 时珍曰:杜仲,古方只知滋肾,惟王好古言是肝经气分药,润肝燥,补肝虚,发昔人所未发也。盖肝主筋,肾主骨,肾充则骨强,肝充则筋健。屈伸利用,皆属于筋。杜仲色紫而润,味甘微辛,其气温平,甘温能补,微辛能润,故能入肝而补肾。……庞元英《谈薮》:一少年新娶后,得脚软病且痛甚,医作脚气,治不效。路钤孙琳诊之,用杜仲一味,用半酒水一大盏煎服,三日能行,又三日全愈。琳曰:此乃肾虚,非脚气也。杜仲能治腰膝痛,以酒行之,则为效容易矣。

枸杞子

【基本】 属茄科。

【形态】 为类似蕃椒之红色圆形,或椭圆形,浆果中有无数种子。

【释名】 天精子、地仙子、枸棘子、却老子。

【性味】 甘,微温。

【主治】《本经》:五内邪气,热中消渴,周痹风湿,久服坚筋骨,轻身不老,耐寒暑。孟说:坚筋骨,耐老,除风去虚劳,补精气。时珍:滋肾,润肺,明目。

【近世应用】 养肝益肾。

【用量】 一钱至五钱。

【禁忌】 便滑者勿用。

【配方】

四神丸:枸杞子一斤(好酒润透),分作四分。四两用蜀椒一两炒,四两用小茴香一两炒,四两用脂麻一两炒,四两用川楝子一两炒炼。拣出枸杞,加熟地黄、白术、茯苓各一两为末,炼蜜丸服。

还少丹:治脾胃俱虚,饮食无味,面少精采,腰膝无力,梦遗或少年阳痿等症。山茱萸、山药、茯苓、熟地黄、杜仲、牛膝、苁蓉、楮实子、小茴香、巴戟天、枸杞、远志、石菖蒲、五味子各三两,红枣一百粒,姜煮去皮核,炼蜜丸如梧子大,每日淡盐汤送下。

龟鹿二仙胶：大补精髓，益气养神。鹿角血十斤，龟板十斤，枸杞二十两，人参十五两，熬膏服。

七宝美髯丹：补肝益肾。何首乌、菟丝、牛膝、茯苓、补骨脂、枸杞、当归。

【前代记载】 李时珍曰：……其苗乃天精，苦甘而凉，上焦心肺客热者宜之。根乃地骨，甘淡而寒，下焦肝肾虚热者宜之。……至于子，则甘平而润，性滋而补，不能退热，只能补肾润肺，生精益气。……张秉成曰：枸杞子……能入肝肾，生精益血，精血充则目可明、渴则止，筋骨坚利，虚劳等证患除矣。

【医案示例】 王旭高：肾藏精而主骨，肝藏血而主筋，肾肝精血衰微，筋骨自多空隙，湿热痰涎乘虚入络，右偏手足无力，舌根牵强，类中之根。温补精血，宣通精络，兼化痰涎，守服不懈，加以静养，庶几却病延年。苁蓉、党参、牛膝、半夏、杞子、陈皮、续断、茯苓、巴戟、桑枝。叶天士《六淫门》：立冬后三日，诊得左脉小弦动数，右手平和略虚，问得春夏平安，交秋后有头晕、左目流泪，足痿无力、不能行走；舌生红刺、微咳有痰。此皆今年天气大热已久，热则真气泄越，虚则内风再旋。经言：痿生大热，热耗津液，而舌刺、咳嗽、流泪者，风阳生升于上也，上则下焦无气矣。故补肝肾以摄纳肾气为要，而清上安下，其在甘凉不伤脾胃者宜之。制首乌、杞子、天冬、茺蔚子、稆豆衣、菊花、茯苓、小石斛、虎骨胶。

何首乌

【基本形态】 何首乌属蓼科。

【形态】 何首乌、夜合、交藤。

【释名】《新本草》：何首乌为蔓性植物如藤，茎蔓呈紫色，叶似薯蓣而无光。夏天开黄白色花，结子如棱似荞麦。根大者如拳，表面多凹凸，其状如山岳鸟兽之形。

【产地】 日本、朝鲜、西洛、嵩山及河南柏城者为胜。

【性味】 苦涩，微温。

【主治】《开宝》：瘰疬，消痈肿，疗头面风疮，治五痔，止心痛，益血气，黑髭发，悦颜色。久服长筋骨，益精髓，亦治妇人产后及带下诸疾。《大明》：久服，令人有孕。

【近世应用】 补肾，养血。

【入药部分】 根。

【炮制】 竹刀刮皮,切片,入柳甑砂锅上九蒸九晒。

【禁忌】 铁器、莱菔。

【验方】 瘰疬结核,或破或不破,下至胸前者皆治之。用何首乌根洗净,日日生嚼,并取叶捣涂之,数服即止。小儿龟背,用龟尿调何首乌,贴背上骨节,久久自安。(《圣惠方》)

【配方】

七宝美髯丹:何首乌、菟丝、牛膝、茯苓、补骨脂、枸杞、当归。补益肝肾。

【时方】 王旭高:肾藏精而主骨,肝藏血而主筋,肾肝精血衰微,筋骨自多空隙,湿热痰涎乘虚入络,右偏手足无力,舌根牵强,类中之根。温补精血,宣通精络,兼化痰涎,守服不懈,加以静养,庶几却病延年。苁蓉、党参、熟地、麦冬、枣仁、巴戟、归身、萆薢、茯神、牛膝、半夏、天冬、陈皮、杜仲、虎骨、菖蒲、杞子,制炒研末,用重量首乌和竹沥汁捣,再加入白蜜为丸,如黍米大,每朝开水送下。

【前代记载】 张秉成:首乌之补益肝肾阴血,与地黄相同,却无地黄之凝滞。性虽固涩,而又流利血脉,大抵生用则流利,制用则固补。

【近人研究】 曹拙巢曰:何首乌有滋养之力而性滑利,能使人洞泻。尝有江阴人盛姓医制服之,其人素肥胖,服后大泄,连服则连泄,惧而止,其人已如甄博士矣。后又继服,则又泄,因不敢多服,稍稍服之,三月而尽,其人寿至九十余,筋力强健,每夏当风而卧亦无病也。其后有人效其法服之,洞泻而死。

顾惕生曰:日本人咸称何首乌治痨,鄙人亦尝试服。首乌与六味丸之主药地黄,皆含铁之有机体物。服首乌之法,每首一斤,加茯苓半斤。咳者,加五味子半斤。欲求子者,加枸杞半斤。中药不但令人愈病,且能令人有子,斯为奇也。(节录《医光·肺痨病食养疗法》[①])

【掌故】 唐《李文公集·何首乌录》云:僧文象好养生术,元和七年朝茅山,遇老人于华阳洞口,告僧曰:汝有仙相,吾授汝秘方。有何首乌者,顺州南河县人,祖龙嗣,本名田儿,天生阉,嗜酒。年五十八,因醉夜归卧野中,见藤相交,久乃解,解合三四,心异之,遂掘根,晒而干之。有乡人陵良戏使之饵,经七宿,忽思人道,娶寡妇曾,遂生男,乡人异之。十年生数男,俱号为药,告田儿曰:此交藤也,服之可寿百六十岁,而古方本草不载,吾传之师,亦

① 《肺痨病食养疗法》:顾惕生、恽铁樵所撰写,发表于《医光》1928 年第 1 卷第 1 期,1929 年第 1 卷第 2 期。

得之南河。吾服之有子，以此药害于静，因绝不服，汝偶饵之，乃天幸。因为田儿尽记其功，因改田儿名龙嗣焉，年百六十岁乃卒，男女十九。子延服，亦百六十岁，男女三十七人。子首乌服之，年百三十岁，男女二十一人。有李安期者，与首乌乡里亲善，遂叙其事，传之云：交藤，味甘温无毒，主五痔，腰腹中宿冷气，长筋益精，令人多子。一名夜合，雄者苗色黄白，雌者黄赤，夜则蔓交，或隐化不见。春末、夏中、秋初三时采之，晒干散服酒下良。凡服偶日，二四六八日足服讫，以衣覆汗出导引，尤忌猪羊肉血。老人言讫而去，行如疾风。浙东知院殿中孟侍御识何首乌，尝饵其药，言其功如所传，出宾州牛头山，苗如萆薢，蔓生根如杯拳，削去乌皮，生啖之，南人因呼为何首乌焉。审是，则唐以前本草并无是名，其药本为交藤，因何首乌服食羊百余岁而发犹黑，遂以名之耳。

肉苁蓉

【基本】 属别当[①]科。

【形态】 寄生植物，生于高山树上，其全体均可作药用。高五六寸至尺余，茎为肉质，叶似鳞状，夏日叶腋中间有黄褐色唇形花。

【释名】 肉苁蓉、黑司令、别当。

【性味】 甘温。

【主治】《本经》：五劳七伤，补中，除茎中寒热痛，养五脏，强阴，益精气，多子。妇人症瘕，久服轻身。甄权：益髓，悦颜色，延年，大补壮阳，日御过倍，治女人血崩。大明：男子绝阳不兴，女子绝阴不产，润五脏，长肌肉，暖腰膝。男子泄精血遗沥，女子带下阴痛。

【近世应用】 补肾填精。

【用量】 二钱至五钱。

【配方】

还少丹：治脾肾虚寒，血气羸乏，不思饮食，发热盗汗，遗精白浊，肌体瘦弱，牙浮齿痛。熟地、山药、牛膝、枸杞、山茱、茯苓、杜仲、远志、五味、楮实、小茴、巴戟、苁蓉、石菖蒲。加枣肉蜜丸。

天真丸：治一切血过多，形槁肢羸，饮食不进，肠胃滑泄，津液枯竭，久服生血，益气暖胃。羊肉、苁蓉、山药、当归、天冬，为末，安羊肉内，用无灰酒四

① 别当：即列当科。

瓶者，令酒干，入水二斗，煮烂再入后药。黄芪、人参、白术为末，糯米饭作饼焙干和丸，温酒下。

【前代记载】 好古：命门相火不足者，以此补之，乃肾经血分药也。凡服苁蓉以治肾，必妨心。震亨：峻补精血，骤用反动大便滑也。宗奭：洗去黑汁，气味皆尽矣。然嫩者方可作羹，味苦，入药少则不效。

茯 苓

【基本】 为菌类中不完全之种植物，在四五十年生之松根及其附近土中发现之。

【形态】《植物学》：芝栖科之地中菌，寄生于山林之松根。其形成块球，大者如婴儿之头，外皮黑色皱缩，内部白皮或淡赤色，其含松根者曰茯神。

【产地】 滇、川均多产生，云南产者为第一，川产者次之。今浙江亦有之，并以种植茯苓为专祭。

【性味】 甘平，无毒。

【主治】《本经》：胸胁逆气、忧恚、惊邪、恐悸、心下结痛、寒热烦满、咳逆、口焦舌干，利小便。久服，安魂养神，不饥延年。《别录》：止消渴，好唾，大腹淋沥，膈中痰水，水肿淋结，开胸府，调脏气，伐肾邪，长阴益气。甄权：开胃，止呕逆，善安心神，主肺痿痰壅，心腹胀满，小儿惊痫，女人热淋。元素：止渴，利小便，除湿益燥，和中益气，利腰脐间血。好古：泻膀胱，益脾胃，治肾积奔豚。

【药征考征】 主治悸及肉瞤筋伤，旁治小便不利，头眩烦躁。

【近世应用】 利水化痰，和中益脾。

【方剂名称】 云茯苓、白茯苓、连皮苓。

【炮制】 阴干，除去外皮，切成薄片。其不去皮者，即所谓连皮苓。

【用量】 三钱至五六钱。

【前代记载】 黄宫绣曰：茯苓，色白入肺，味甘入脾，味淡渗湿，故书皆载：上渗脾肺之湿，下伐肝肾之邪，其气先升后降。凡人病因水湿而见气逆烦满、心下结痛、呃逆呕吐、口苦舌干、水肿结淋、忧恚惊恐及小便或涩或多者，服此皆能有效。故入四君则佐参、术以渗脾家之湿，入六味则使泽泻以行肾邪之余，最为利水除湿要药。书曰：健脾则水去而脾自健之谓也。又曰：定魄则水去而魄自安之意也。且水既去，则小便自开，安有癃闭之虑乎？

水去则内湿已消，安有小便多见之谓乎？故水去则胸膈自宽而结痛烦满不作，水去则津液自生而口苦舌干悉去。惟水亏精滑、小便不禁、非由水湿致者，切忌！恐其走表泄气故耳。

【配方】

茯苓汤：治痢后遍身浮肿。茯苓、白术、泽泻、防杞、黄芩、射干、桑白皮。以水和大豆，合煎服。

五淋散：治膀胱有热，水道不通，淋沥不宣。茯苓、当归、甘草、芍药、栀子，水煎服。

交感丹：治健忘，心窍壅塞。生附、茯苓、干姜，炼蜜制之。

玄菟丹：治思虑太过，心肾虚损，真元不固，便溺余滴白物，梦遗。茯苓、菟丝、莲肉、五味。上酒糊丸如梧子大，每服二十丸，温酒下，盐汤亦可。

苍　术

【原植物】《植物学大辞典》：菊科，苍术属，多年生草本，生于山野中，春月自旧根出稚苗，多披白色之软毛，至秋茎高二三尺。下部为水质，叶为单叶椭圆形，亦有三裂颇深者……互生。秋月梢头开……白色或淡红色花……

【品考】 产于茅山，坚小而有朱砂点者良。

【性味】 苦温辛烈。

【主治】《本草从新》：……发汗除湿，能升发胃中阳气，止吐泻，逐痰水，消肿满，辟恶气，散风寒湿，为治痿要药。又能总解痰火气血湿食六郁，及脾湿下流、肠风带浊。《本草便读》：……芳香质壮，宣中解郁并驱邪，破水结之澼囊，浊痰尽化……

【入药部分】 根。

【近世应用】 渗湿逐水。

【东医应用】 利水发汗，健胃消化。有此等之效，故常用于尿利困难、水肿、慢性肠胃、卡答儿。又精神沉郁，能收发扬之效，并治头痛。（《和汉药物学》）

【方剂名称】 制苍术、生苍术、茅山术。

【用量】 二钱至三四钱不等。

【炮制】 切片，蜜炒，米泔水浸。

【配方】

苍术白虎汤：苍术、石膏、知母、甘草、粳米。治湿温之见阳明证及足冷者。

平胃散：苍术、川朴、陈皮、甘草。治胃呆纳少，胸腹胀满。

【医案示例】 湿温一侯，身热汗自出，大渴嗜热饮，寤则烦躁，寐乃谵语，舌前半白、后黄腻。际此关头，处方亦颇不易，盖湿为粘腻之邪，最难骤化，苦燥既有妨于阳明之热，辛凉有碍于太阴之湿，进退维谷，棘手之至，始拟复方图治，以冀万一。生石膏、知母、制苍术、黄芩、芦根、淡竹叶、天花、生苡仁、茵陈。

【前代记载】 许叔微曰：苍术能破水饮之澼囊，盖燥脾以去湿，崇土以补脾也。朱丹溪曰：实脾土，燥脾湿，是治痰之本。其诸郁者，皆因传化失常，不得升降。病在中焦，将欲升之，必先降之；将欲降之，必先升之。越鞠[①]丸用苍术、香附，苍术能径入诸经，疏湿阳明之湿，香附乃温中快气之药，一升一降，故郁而平。

【先辈治验】 《本事方》许叔微曰：微患饮澼三十年，后左下有声，胁痛，食减，嘈杂，饮酒半杯即止。数十日必呕酸水数升，暑月止右边有汗，左边绝无，自揣有澼囊（胃弛缓、胃扩张），如水之有窠臼，窠不盈则不行。但清者可行而浊者停滞，无路以决之，故积至五六日，必呕而去。脾土恶湿而水则流湿，莫若燥脾以去湿，崇土以填窠臼，乃悉屏诸药，只以苍术、麻油、大枣为丸，服三月而疾除。自此常服，不呕不痛，胸膈宽利，食如故。

菖　蒲

【基本】 属天南星科。

【形态】 为多年生草本，根基长大，叶状如剑具中肋筋，大者长至三四尺，皆簇生，筋茎俱有一种香气。初夏叶间开淡黄色之小花，相缀而成穗状。

【释名】 荃、白菖、水剑草、苍蒲。

【性味】 辛温。

【主治】 《本经》：风寒湿痹，咳逆上气，开心孔，补五脏，通九窍，明耳

---

① 鞠：原作“菊”。

目，出音声。主耳聋痈疮，温肠胃，止小便利。久服轻身，不忘、不迷[①]惑，延年[②]、益心智，高志不老。《别录》：四肢湿痹，不得屈伸。甄权：治耳鸣、头风、泪下，杀诸虫，恶疮疥瘙。大明：除风下气，丈夫水脏，女人血海冷败，多忘，除烦闷，止心腹痛、霍乱转筋及耳痛者，作末炒，乘热裹□，甚验。

【近世应用】 宣通窍。

【用量】 八分至钱许。

【医案示例】 张乃修：偏枯三载，饮食如常，五六日前大拇指忽发疔疮，阳明湿热之盛，略见一斑。前晚恶热，欲去衣被，昨晨复食面包，胃气壅塞，甲木之气不能下降，遂致肝风挟痰上升，清窍为之蒙闭[③]，神昏不语，喉有痰声，脘腹饱满，头汗津津而汗有秽气，脉象弦滑，舌红苔黄，中心霉黑，唇口蠕动，痰火蒙闭于内，湿热薰蒸于上。恐蒙闭不开，风阳震动而致厥脱，勉拟清泄痰火、芳开蒙闭请商。乌犀角五分，天竺黄二钱，白蒺藜三钱，粉丹皮二钱，胆星八分，钩藤三钱，菖蒲根三钱，瓜蒌皮三钱，半夏一钱五分。至宝丹（一丸，菖蒲汤化服）。

【前代记载】 《发明》：古方有单服菖蒲法。蜀人治心腹冷气搊痛者，取一二寸捶碎，同吴茱萸汤饮之。亦将随行，卒患心痛，嚼一二寸，热汤或酒送下，亦效。杨士瀛曰：下痢口噤，虽是脾虚，亦热气闭隔心胸所致。俗用木香，失之温；用山药，失之闭。惟参苓白术散加石菖蒲、粳米饮调下，可用参、苓、石莲肉少入菖蒲服，胸次一开自然思食。

茯　神

【基本】 茯苓之抱根者。

【性味】 甘平，无毒。

【主治】 《别录》：辟不祥，疗风眩、风虚、五劳、口干，止惊悸，多恚怒，善忘，开心益智，安魂魄，养精神。甄权：补劳乏，主心下急痛、坚满，人虚而小肠不利者加而用之。

【近世应用】 安心宁神。

【用量】 三四钱。

---

① 迷：原作“善”，据《神农本草经》改。

② 延年：原作“与延年”，据《神农本草经》改。

③ 闭：原作“痹”。

【方剂名称】 抱茯神、朱砂拌茯神。

【医案示例】 张乃修:体丰于外,气瘠于内,气弱则脾土少运,生湿生痰。痰生于脾,贮于胃,胃为中枢,升降阴阳,于此交通,心火府宅坎中,肾水上注离内,此坎离之既济也。水火不济,不能成寐,人尽知之。不知水火之不济,非水火之不欲济也,有阻我水火相交之道者,中枢是也。肝木左升,胆木右降,两相配合。中虚夹痰,则胃土少降,胆木不能飞渡中枢而从下行。于是肝木升多,胆木降少,肝升太过矣。太过而不生风,不鼓动阳气也得乎。胆木升浮,上为耳聋等症,病绪虽繁,不越气挟痰也。脉左弱缓大,右关带滑,问与切亦属相符,治法当务其要,不寐是也。《经》曰:胃不和则卧不安。古圣于不寐之病,不曰心肾,独曰胃不和,岂无意哉?中枢之论非臆说也,明者当能察之。参须、炒枳实、广皮、煅牡蛎、茯苓神、炒竹茹、枣仁、煅龙齿、白蒺藜、上濂珠、西血珀、川贝母。

【前代记载】 李时珍曰:《神农本草》止言茯苓,《名医别录》始添茯神,而主治皆同。后人治心病必用茯神,故洁古张氏于风眩心虚非茯神不能除,然茯苓未尝不治心病心也。黄宫绣曰:茯神功效与茯苓无异,但神抱心以生,苓则不从心抱,故苓则能入脾与肾,而神则入心耳。书曰:服此开心益智,安魂定魄,无非入心导其痰湿,故能使心与肾交通之谓耳……

赤茯苓(附茯苓皮)

【主治】 甄权:破结气。时珍:泻心、小肠、膀胱湿热,利窍行水。

【近世应用】 湿热。

【前代记载】 陶弘景:茯苓,色白者补,赤色者利。……宗奭:茯苓,行水之功,多益心脾,不可缺也。李杲曰:……白者入壬癸,赤入丙丁……时珍曰:茯苓、茯神只当云赤入血分,白入气分,各从其类,如芍药、丹皮之义,不[①]当以丙丁、壬癸分也。若以丙丁、壬癸分,则白茯神不能治心病,赤茯苓不能入膀胱矣。

茯苓皮

【主治】 时珍:水肿肤胀[②],开水道,开腠理。

---

① 不:原缺,据《本草纲目》补。

② 肤胀:原作“虚涨”,据《本草纲目》改。

吴茱萸

【基本】 属芸香科所结之果实。

【形态】 此植物为落叶亚乔木，多自生暖地，高自六七尺至丈余。树干直立坚实，枝展开作十字形，树皮滑泽，色暗褐而有白圈围之。叶对生，为奇数之羽状复叶，小叶作椭圆形，前端尖，末端圆，全缘及叶脉、叶柄、嫩枝，俱密生软毛。五六月间，叶腋开黄绿色之小花，缀为短圆锥状花序，苞叶五裂若鳞片，果实为小蒴果，带红紫色，干则变黑色。外皮坚似革，作五棱。油腺为无数之小孔，暴露于外，内分五房，每房藏种，种子两粒，滑泽而作倒卵圆形。味颇辛烈，香气亦甚。(《新本草纲目》)

【产地】 中国之江、浙、蜀等处，日本木城洲、纪州等处。

【性味】 辛温。

【主治】《本经》:温中下气，止痛除湿，血痹，逐风邪，开腠理，咳逆，寒热。《别录》:利五脏，去痰冷逆气，饮食不消，心腹诸冷绞痛，中恶心腹痛。甄权:霍乱转筋，胃冷吐泻，腹痛，产后心痛。

厚 朴

【基本】 木高三四丈，径一二尺，肤白肉紫。春生叶如槲叶，四季不凋。皮鳞皱而厚，紫色多润者良。五六月开细红花，结细实如冬青子，生青熟赤。

【产地】 陕西、湖南、蜀川。

【性味】 苦温。

【主治】《本经》:中风伤寒，头痛、寒热、惊悸、气血痹。《大明》:健脾，治反胃，霍乱转筋，冷热气泻，膀胱及五脏一切气，妇人产前产后腹脏不安，杀肠中虫，明耳目，调关节。甄权:治积年冷气，腹内雷鸣，宿食不消，去结水，破宿血，化水谷，止吐酸，大温胃气，治冷痛，主病人虚而尿血。好古:主肺气胀满，膨而喘咳。

【名称】 金星朴、紫油朴、姜川朴。

【近世应用】 行气散满。

【用量】 一钱至三钱。

【医案示例】 串青:久咳痰多，数日来中脘结聚有形，食入痞阻，痰喘气逆，脉象沉弦，舌苔淡白。此带病感寒，寒湿痰交阻肺胃，大节在迩，有喘脱之虞，用《金匮》桂枝加厚朴杏子汤。桂枝、川朴、海蛤壳、炒苏子、橘红、白芥子、砂仁、沉香、茯苓、枳壳、杏仁泥、白芍、炙草。

【处方】

平胃散：除湿散满，驱瘴岚调胃。苍术、陈皮、川朴、甘草。

【前代记载】 宗奭：厚朴平胃散中用药调中，至今此药盛行，既能温脾胃，又能走冷气，为世所需也。元素：厚朴之用有三，平胃一也，去腹胀二也，孕妇忌之三也。虽除腹胀，若虚弱之人，宜斟酌用之，误服脱元气，惟寒胀大热药中兼用，乃结者散之之神为也。好古：《本经》言厚朴治中风、伤寒、头痛，温中益气，消痰下气，厚肠胃去腹满，果泄气乎，果益气乎。盖与枳实、大黄同用则能泄实满，所谓消痰下气是也。若与桔皮、苍术同用，则能除去实满，所谓温中益气是也。与解前药同用，则厚肠胃，大抵其性味苦温，用苦则泻，用温则补也。故成无已云厚朴之苦以泄腹满。

杜 仲

【基本】 属大戟科杜仲之树皮。

【形态】 外部呈暗褐色，欲横断之，则从皮部生细白色蚕丝状纤维。其丝如棉，因之不易切断。

【产地】 河南、河北、陕西诸省。

【性味】 辛平。

【主治】《本经》：腰膝痛，补中益气，坚筋骨，强志，除阴下痒，小便余沥，久服轻身耐老。《别录》：脚中酸痛，不欲践地。大明：治肾劳腰脊挛。好古：润肝燥，补肝经。

【近世应用】 补肾，腰膝酸痛。

【名称】 炒杜仲炭。

【用量】 二钱至五钱。

【配方】

杜仲丸：治妊娠三月胎动腰痛欲坠者。杜仲、续断研细末，水煮枣肉和丸。

杜仲酒：疗率然腰痛，杜仲、丹参、川芎酒浸服。

【前代记载】 时珍曰：杜仲古方只知滋肾，惟王好古言是肝经气分药，润肝燥，补肝虚，发昔人所未发也。盖肝主筋，肾主骨，肾充则骨强，肝充则筋健。屈伸利用，皆属于筋。

第三章 《神农本草经疏》[①]选录

制方七法要义

流变在乎病，主病在乎方，制方在乎人。方有七，大、小、缓、急、奇、偶、复也。制方之体，本于气味。寒热温凉，四气生于天。酸、苦、辛、咸、甘、淡，六味成于地。是以有形为味，无形为气。气为阳，味为阴，辛甘发散为阳，酸苦涌泄为阴；咸味涌泄为阴，淡味渗泄为阳。或收或散，或缓或急，或燥或润，或软或坚，各随脏腑之症而施，药之品味乃分。七方之制也，故奇、偶、复三方也。大小缓急，四制之法也。故曰治有缓急，方有大小。

十剂要义

刘元素曰：制方之体，欲成七方、十剂之用者，必本于气味也。寒、热、温、凉，四气生于天；酸、苦、辛、咸、甘、淡，六味成于地。是以有形为味，无形为气。气为阳，味为阴。阳气出上窍，阴味出下窍。气化则精生，味化则形长。故地产养形，形不足者，温之以气；天产养精，精不足者，补之以味。辛甘发散为阳，酸苦涌泄为阴；咸味涌泄为阴，淡味渗泄为阳。辛散、酸收、甘缓、苦坚、咸软，各随五脏之病，而制药性之品味。故方有七，剂有十。方不七，不足以尽方之变；剂不十，不足以尽剂之用。方不对症，非方也；剂不蠲疾，非剂也。此乃太古先师，设绳墨而取曲直；叔世方士，乃出规矩以为方圆。夫物各有性，制而用之，变而通之，施于品剂，其功用岂穷哉？如是有因其性而为用者，有因其用而为使者，有因其所胜而为制者，有气相同则相求者，有气相克则相制者，有气有余而补不足者，有气相感则以意使者，有质同而性异者，有名异而实同者。故蛇之性上窜而引药，蝉之性外脱而退翳，虻饮血而用以治血，鼠善穿而用以治漏，既谓因其性而为用者如此。弩牙速

① 《神农本草经疏》：又名《本草经疏》，明代缪希雍撰著，共三十卷。

产，以机发而不括也；杵糠下咽，以杵筑下也。所谓因其用而为使者如此。浮萍不沉水，可以胜湿；独活不摇风，可以治风，所谓因其所胜而为制者如此。麻，木谷而治风；豆，水谷而治水。所谓气相同则相求者如此。牛，土畜，乳可以止渴疾；豕，水畜，心可以镇恍惚。所谓因其气相克则相制也如此。熊肉振羸，兔肝明视，所谓因其气由余补不足也如此。鲤之治水，鹜之利水，所谓因其气相感则以意使者如此。蜜成于蜂，蜜温而蜂寒；油生于麻，麻温而油寒。兹同质而异性者也。蘼芜生于川芎，蓬蘽并于覆盆，兹名异而实同者也。如斯之类，不可胜举。

故天地赋形，不离阴阳，形色自然，皆有法象。毛羽之类，生于阳而属于阴；鳞甲之类，生于阴而属于阳。空青法木，色青而主肝；丹砂法火，色赤而主心；云母法金，色白而主肺；磁石法水，色黑而主肾；黄石脂法土，色黄而主脾。故触类而长之，莫不有自然之理也。欲为医者，上知天文，下知地理，中知人事，三者俱明，然后可以语人之疾病。不然，则如无目夜游，无足登陟，动致颠陨，而欲愈病者，未之有也。

徐之才曰：药有宣、通、补、泄、轻、重、滑、涩、燥、湿十种，是药之大体，而《本经》不言，后人未述。凡用药者，审而详之，则靡所遗失矣。

宣 剂

之才曰：宣可去壅，生姜、桔皮之属是也。杲曰：外感六淫之邪，欲传入里，三阴实而不受，逆于胸中，天分气分窒塞不通，而或哕或呕，所谓壅也。三阴者，脾也。故必破气，药如姜、橘、藿香、半夏之类，泻其壅塞。从正曰：俚人以宣为泻，又以宣为通，不知十剂之中，已有泻矣。仲景曰：春病在头，大法宜吐，是宣剂即涌剂也。经曰：高者因而越之，木郁则达之。宣者，升而上也，以君召臣曰宣是也。凡风痫、中风，胸中诸实，痰饮寒结、胸中，热郁上而不下，久则喘嗽满胀，水胀之病生焉，非宣剂莫能愈也。吐中有汗，如引涎、追泪、嚏鼻，凡上行者，皆吐法也。完素曰：郁而不散为壅，必宣以散之，如痞满不通之类是也。攻其里，则宣者上也，泄者下也。涌剂则瓜蒂、栀子之属是矣。发汗解表亦同。好古曰：经有五郁，木郁达之，火郁发之，土郁夺之，金郁泄之，水郁折之，皆宣也。教曰宣扬，制曰宣明，君召臣曰宣唤，臣奉君命，宣布上意，皆宣之意也。

通 剂

之才曰：通可去滞，通草、防己之属是也。完素曰：留而不行，必通以行

寒，则辛能走散，真气愈虚，其寒愈甚。王安道所谓热愈投而沉寒愈滋也。二者非徒无益，而又害之，顾不悖欤！况寒热二剂，摄在补泻，义不重出。今常增入升降二剂，升降者，治法之大机也。经曰：高者抑之，即降之义也。下者举之，即升之义也。是以病升者用降剂，病降者用升剂。火空则发，降气则火自下矣，火下是阳交于阴也，此法所宜降者也。劳伤则阳气下陷，入于阴分，东垣所谓阴实阳虚。阳虚则内外皆寒，间有表热类外感者，但不头痛口渴及热有时而同为异耳，法当升阳益气，用参、芪、炙甘草，益元气以除虚寒虚热，佐以升麻、柴胡，引阳气上行，则表里寒热自解，即甘温除大热之谓。此法所宜升者也。

五脏苦欲补泻论

五脏苦欲补泻，乃用药第一义。好古为东垣高徒，东垣得之洁古，洁古实宗仲景，仲景远师伊尹，伊尹原本炎黄，圣哲授受，百世一源，靡或少异。不明此乎，不足以言医矣。何则？五脏之内，各有其神，神各有性，性复各殊，故《素问》命十二宫之名，厥有旨焉。盖形而上者，神也，有知而无质；形而下者，块然者也，五脏之体也，有质而无知。各各分断者也。肝藏魂，肺藏魄，心藏神，脾藏意与智，肾藏精与志，皆指有知之性而言，即神也。神也者，阴阳不测之谓也。是形而上者，脏之性也，惟其无形，故能主乎有形。故知苦欲者，犹言好恶也。违其性故苦，遂其性故欲。欲者，是本脏之神之所好也，即补也。苦者，是本脏之神之所恶也，即泻也。补泻系乎苦欲，苦欲因乎脏性，不属五行，未落阴阳，其神用之谓欤？自虚则补其母以下，乃言脏体之虚实，始有补母泻子之法，斯则五行之性也。明乎此，斯可以言药道矣。

附 录 五脏苦欲补泻并续解五条

肝苦急，急食甘以缓之，甘草欲散；急食辛以散之，川芎；以辛补之，细辛；以酸泻之，芍药。虚以生姜、陈皮之类补之。《经》曰：虚则补其母，水能生木，肾乃肝之母，实则白芍泻之。如无他症，钱氏泻青丸主之。实则泻其子，心乃肝之子，以甘草泻心。

肝为将军之官，言不受制者也。急则有摧折之意焉，故苦而恶之。缓之，是使遂其性也。甘可以缓，甘草之属是也。扶苏条达，木之象也；壮发开展，魂之用也。故其性散，辛以散之，解其束缚也，是散即补也。辛可以散，川芎之属是也。急者，敛也，肝性之所苦也，违其性而苦之，肝斯虚矣。补之以辛，是明以散为补也，细辛、生姜、陈皮之属是也。

心苦缓，急食酸以收之，五味子欲软；急食咸以软之，芒硝；以咸补之，泽泻；以甘泻之，人参、黄芪、甘草。虚以炒盐补之，虚则补其母。木能生火，肝乃心之母。肝，木也，以生姜补肝。如无他症，钱氏安神丸主之。实则甘草泻急，如无他症，钱氏方中，重则泻心汤，轻则导赤散。

心为形君，神明所出，其性恶散缓，而喜收敛。散缓则违其性，敛则宁静清明，故宜酸以收其缓也。软者，和调之义也。心君本自和调，邪热乘之，则躁急，故复须芒硝之咸寒，除其邪热，以软其躁急、坚劲之气，使复平也。以咸补之，泽泻导心气以入肾也。烦劳则虚而生热，故须人参、黄芪、甘草之甘温，以益元气，而虚热自退，故谓之泻也。心以下交于肾为补，炒盐之咸以润下，即得心与肾交也。大空则发，盐为水味，得之，俾心气下降，是既济之道也，有补之义焉，故软即补也。

脾苦湿，急食苦以燥之，白术；欲缓，急食甘以缓之，甘草；以甘补之，人参；以苦泻之，黄连；虚以甘草、大枣之类补之。如无他症，钱氏益黄散主之。心乃脾之母，以炒盐补心。实则以枳实泻之，如无他症，以泻黄散泻之。肺乃脾之子，以桑白皮泻肺。

脾为仓廪之官，主运动磨物之脏。燥，其性也，宜健，而不宜滞。湿，斯滞矣。违其性，故苦而恶之，急食苦以燥之，使复其性之所喜，脾斯健矣。白术之苦温是也。过燥则复，欲缓之以甘，甘草之属是矣。稼穑之化，故甘先入脾，性欲健运，气旺则行，补之以甘，人参是矣。长夏之令，湿热主之，脾气斯困，故当急食苦以泻之，黄连之苦寒是也。虚则宜补，炙甘草之甘，以益血；大枣之温甘，以益气。乃所以补其不足也。

肺苦气上逆，急食苦以泄之，诃子皮，一作黄芩；欲收，急食酸以收之，白芍药；以辛泻之，桑白皮；以酸补之，五味子。虚则五味子补之，如无他症，钱氏阿胶散补之。脾乃肺之母，以甘草补脾。实则桑白皮泻之，如无他症，以泻白散泻之。肾乃肺之子，以泽泻泻肾。

肺为华盖之脏，相傅之官，藏魄而主气者也。气常则顺，气变则逆。逆则违其性矣，故宜急食苦以泄之，黄芩之属是矣。肺主上焦，其政敛肃，故其性喜收，宜急食酸以收之，白芍药之属是矣。贼肺者，热也，肺受热邪，急食辛以泻之，桑白皮之属是矣；不敛，则气无所管束，是肺失其职也。故宜补之以酸，使遂其收敛之性，以清肃乎上焦，是即补也，五味子之属是矣。

肾苦燥，急食辛以润之，知母；欲坚，急食苦以坚之，黄柏；以苦补之，地黄；以盐泻之，泽泻；虚则熟地黄、黄柏补之。肾本无实，不可泻，钱氏止有补肾地黄丸，无泻肾之药。肺乃肾之母，以五味子补肺。

肾为作强之官，藏精与志，主五液，属真阴水脏也。其性本润，故恶涸燥，宜急食辛以润之，知母之属是矣。欲坚，急食苦以坚之。盖肾非坚，则无以称作强之职，四气以遇湿热即软，遇寒冷即坚，五味以得咸即软，得苦即坚，故宜急食苦以坚之。黄柏味苦气寒，可以坚肾，故宜急食，以遂其欲坚之性也。以苦补之，是坚即补也，地黄、黄柏是也。咸能软坚，软即泻也，泽泻是矣。虚者，精气夺也，藏精之脏，苦固能坚。然非益精，无以为补，故宜熟地黄、黄柏之属以补之。

治法提纲

病在于阴，毋犯其阳；病在于阳，毋犯其阴。犯之者，是谓诛伐无过。

病之热也，当察其源。火，苟实也，苦寒咸寒以折之；若其虚也，甘寒酸寒以摄之。病之寒也，亦察其源。寒，从外也，辛热辛温以散之；动于内也，甘温以益之，辛热辛温以佐之。经曰：五脏者，藏精气而不泻者也，故曰满而不能实。是有补而无泻者，其常也。脏偶受邪，则泻其邪，邪尽即止。是泻其邪，非泻脏也。脏不受邪，毋轻犯也。世谓肝无补法，知其谬也。六腑者，传导化物，糟粕者也，故曰实而不能满。邪客之而为病，乃可攻也。中病乃已，勿尽剂也。

病在于经，则治其经；病流于络，则及其络。经直络横，相继辅也。病从气分，则治其气。虚者温之，实者调之。病从血分，则治其血。虚则补肝、补脾、补心，实则为热、为瘀，热者清之，瘀者行之。因气病而及血者，先治其气。因血病而及气者，先治其血。因症互异，宜精别之。

病在于表，毋攻其里；病在于里，毋虚其表。邪之所在，攻必从之。受邪为本，现症为标；五虚为本，五邪为标。譬夫腹胀由于湿者，其来必速，当利水除湿，则胀自止。是标急于本也，当先治其标。若因脾虚，渐成胀满，夜剧昼静，病属于阴，当补其阴；夜静昼剧，病属于阳，当益脾气。是病从本生，本急于标也，当先治其本。举一为例，余可类推矣。

病属于虚，宜治以缓。虚者，精气夺也。若属沉痼，亦必从缓。治虚无速法，亦无巧法。盖病已沉痼，凡欲施治，宜有次第，故亦无速法。病属于实，宜治以急。实者，邪气胜也。邪不速逐，则为害滋蔓，故治实无迟法，亦有巧法。此病机缓急一定之法也。

药性差别论

药有五味，中涵四气，因气味而成其性，合气与味及性而论，其为差别，本自多途。其间厚薄多少，单用互兼，各各不同，良难究竟。是故经曰：五味之变，不可胜穷。此方剂之本也。阴阳二象，实为之纲纪焉。咸味本水，苦味本火，酸味本木，甘味本土，辛味本金，此五味之常也。及其变化也，有神明之用焉。今姑陈其略以明之。

第准经文，同一苦寒也，黄芩则燥，天冬则润，芦荟能消，黄柏能补，黄连止泻，大黄下通，柴胡苦寒而升，龙胆苦寒而降。同一咸也，泽泻则泻，苁蓉则补，海藻、昆布则消而软坚，马茎、鹿茸则补而生齿。同一酸也，硫磺味酸而热，空青味酸而寒。甘合辛而发散为阳，甘合酸而收敛为阴。人参、黄芪，阳也，甘温以除大热；地黄、五味，阴也，甘酸以敛阴精。聊采数端，引以为例，如斯之类，难可枚举。良由气味互兼，性质各异，参合多少，制用全殊。所以穷五味之变，明药物之能，厥有旨哉！顾其用纷错，其道渊微，可以意知，难以言尽。非由妙悟，则物不从心，故将拯烝民于夭枉，宜寤寐乎兹篇。

脏气法时并四气所伤药随所感论

夫四时之气，行乎天地之间，人处气交之中，亦必因之而感者，其常也。春气生而升，夏气长而散，长夏之气化而软，秋气收而敛，冬气藏而沉。人身之气，自然相通，是故生者顺之，长者敷之，化者坚之，收者肃之，藏者固之。此药之顺乎天者也。春温夏热，元气外泄，阴精不足，药宜养阴；秋凉冬寒，阳气潜藏，勿轻开通，药宜养阳。此药之因时制用，补不足以和其气者也。

然而一气之中，初中末异；一日之内，寒燠或殊。假令大热之候，人多感暑，忽发冰雹，亦复感寒。由先而感则为暑病，由后而感则为寒病。病暑者投以暑药，病寒者投以寒药。此药之因时制宜，以合乎权，乃变中之常也。此时令不齐之所宜审也。假令阴虚之人，虽当隆冬，阴精亏竭，水既不足，不能制火，则阳无所依，外泄为热，或反汗出，药宜益阴，地黄、五味、鳖甲、枸杞之属是已。设从时令，误用辛温，势必交毙。假令阳虚之人，虽当盛夏，阳气不足，不能外卫其表，表虚不任风寒，洒淅战粟，思得热食，及御重裘，是虽天令之热，亦不足以敌其真阳之虚，病属虚寒，药宜温补，参、芪、桂、附之属是也。设从时令，误用苦寒，亦必立毙。此药之舍时从症者也。假令素病血虚之人，不利苦寒，恐其损胃伤血，一旦中暑，暴注霍乱，须用黄连、滑石以泄之；本不利升，须用葛根以散之。此药之舍症从时者也。从违之际，权其轻重耳。

至于四气所伤，因而致病，则各从所由。是故经曰：春伤于风，夏生飧泄。药宜升之、燥之，升麻、柴胡、羌活、防风之属是已。夏伤于暑，秋必痎疟。药宜清暑益气，以除寒热。石膏、知母、干姜、麦门冬、橘皮、参、苓、术之属是已。邪若内陷，必便脓血，药宜祛暑消滞，专保胃气，黄连、滑石、芍药、升麻、莲实、人参、扁豆、甘草之属是已。秋伤于湿，冬生咳嗽。药宜燥湿清热，和表降气保肺，桑白皮、石膏、薄荷、杏仁、甘草、桔梗、苏子、枇杷叶之属是已。冬伤于寒，春必病温。邪初在表，药宜辛寒、苦温、甘寒、苦寒，以解表邪，兼除内热，羌活、石膏、葛根、前胡、知母、竹叶、柴胡、麦冬、荆芥、甘草之属是已。至夏变为热病，六经传变，药亦同前，散之贵早。治若后时，邪结于里，上则陷胸，中下承气，中病乃已，慎勿尽剂，勿僭勿忒，能事必矣。

以上皆四时六气所伤致病，并证重舍时，时重舍证，用药主治之大法，万世遵守之常经，圣哲复起，不可改矣。既云六气者，即风、寒、暑、湿、燥、火是也。过则为淫，故曰六淫。淫则为邪，以其为天之气从外而入，故曰外邪。

邪之所中,各有其地,在表治表,在里治里,表里之间,则从和解。病有是症,症有是药,各有司存,不相越也。此古之定法,今之轨则也。

论制方和剂治疗大法

夫虚实者,诸病之根本也;补泻者,治疗之纲纪也。何谓虚?五脏六腑虚所生病也。何谓实?五脏六腑实所生病也。经曰:真气夺则虚,邪气盛则实,虚则补之,实则泻之,此万世之常经也。以补为泻,是补中有泻也;以泻为补,是泻中有补也。譬夫参、芪、炙甘草之退劳倦,气虚发热;地黄、黄柏之滋水坚肾,以除阴虚潮热,是补中之泻也。桑根白皮之泻肺火,车前子之利小便除湿,是泻中之补也。举斯为例,余可类推矣。

升降者,病机之最要也。升为春气,为风化,为木象,故升有散之之义;降为秋气,为燥化,为金象,故降有敛之之义。饮食劳倦,则阳气下陷,宜升阳益气。泻痢不止,宜升阳益胃。郁火内伏,宜升阳散火。滞下不休,宜升阳解毒,开胃除热。因湿洞泄,宜升阳除湿。肝木郁于地中,以致少腹作胀、作痛,宜升阳调气。此病宜升之类也。阴虚则水不足以制火,火空则发而炎上,其为症也,为咳嗽,为多痰,为吐血,为鼻衄,为齿衄,为头痛,为齿痛,为眼痛,为头眩,为晕,为眼花,为恶心,为呕吐,为口苦舌干,为不眠,为寒热,为骨蒸,是为上盛下虚之候。宜用苏子、枇杷叶、麦门冬、白芍药、五味子之属以降气,气降则火自降,而气自归元。而又益之以滋水添精之药,以救其本,则诸证自瘳。此病宜降之类也。设宜降而妄升,当升而反降,将使轻变为重,重必毙矣。

论识药之功用

盖用药资乎见识,必真经炼,乃能操必胜之权。是凡药固前人经验必效者,或千载或百年积累相传,始克有药,且多不能入饮食之类,则其质性气味非平和可知,则药固非可轻于尝试者也。然则辨药者,亦因偶尔自尝而知其为药乎?抑或适见禽兽有疾,因食某树根以就愈,于以知其药能疗病乎?且问之天下各国,皆以为药之来源,未易究其底蕴,然每病时必须服药,而药到自知其合与不合。有深心者,自可于此悟矣。顾必先有成见于心,而后证之于书,验之于人。一日之见识,须费百日之参考,兢兢业业,念兹在兹,庶几参考日深、见识日广耳。夫何谓自有成见于心?设人当实热口渴之际,孰不欲得冷水而饮之，虽然凉水之于热症亦有合、有不合者，然即此一端，亦可为识药之一助云尔。且夫病更有不治而自愈者，其转机常可见之。或自汗，或自利，或泻或呕，或流鼻血，或发出皮肤而病自愈者，是皆内积成病，得外泻而自痊之理也，由是则有拟用发表之剂者焉。然必先于禽兽试之，或人偶然尝试，始知其有斯力耳。不然，何能忆其为表剂哉？厥后又有以热水之气蒸发见汗者，至今常多用之而奏效不少。其余作呕，亦有用暖水以助之者。凡此皆经前人尝试而验者，庶后人乃得用耳。顾药有始自古人而用者，彼世俗所用之药，类多纯杂弗一，惟习而不察，故未知其弊端耳。抑知药宜小心试验，慎勿轻信谚言，即服后偶有功效，亦未可遽以为实。医者须深明脏腑体用如何，然后投以药剂，使能百发百中。

且夫人类固有强弱之不同，或父母遗传单薄，加以培养失宜，居处不洁，饮食无度，种种弊端，皆身体孱弱，百病易生，凶疾丛见，纵有灵丹妙药，亦罔可有救之机，是病不足以药治者也。再论药石，更有纯杂之不一。有原质之性，有配制之性，或多或寡。有重有轻，选择不精，配合匪当，则投之无功，是又药之误病者也。故论病则极难，而用药亦非易，医者凡遇大症，须先将病之来历询明，一切随录于部，而后每日用药如何、曾否应验，亦宜陆续登志。如此则症既详明，自可变通而治也。西国良医多遵是法。至论学医之道，既须考识各药之源，尤当先明治病之理。夫何以谓之曰治？治也者，去吾体内本无之疵累，还其脏腑固有之良能也。夫人受天地以生，赋禀原无疾病，偶染之，则本来之功用必有所不安矣。然听其不安，则久之必有所损，势必设法安之，此药之所由而用也。夫药之功力为何，亦维有扶其自然之力，助其固有之功而已。故遇虚则补之，实则消之，乱则合之，塞则通之。如此，庶可安其所不安，治其所未治。至于退疾复元，犹在自然固有之力，而非独以药见功者也。由此观之，药剂固可以安功用，而功用始足以祛疾回生。故当耄期之年，功用全失，则虽圣药灵丹，亦不能延年益寿也。按病人之脏腑，虽当病时，其功用时有推疾之力。试观劳瘵之人，其肺内之坏体，常可自化而成乳饼，嗣后即可无害。此非药力所能为，而亦本来功用之良能也。然则治病之法，最妙莫如暂保其功力，使其力有可缓，则功可尽施也。再观皮外伤损，常能不治而自愈，病状虽属轻少，而究其埋口平复之力，要亦在自然之良能也。何则？大凡所伤之处，必有生长之机，既生明汁，复生珠，血管串联，肌肉弥缝，此皆自然之力。千载以来，人竟不明其理，反妄加膏丹，误施药料，倘治之不合，反增其苦，岂不误哉！且由外皮损伤，推而至皮肤疮疥，亦同其类。及凡疾病，亦皆有自然却病之理，时或力不足，未克尽退其疾，然亦未尝不可减轻其势，独是病势时重，极力亦不能祛之，则须药以助耳。然凡病必有其始，不拘何病，初起必有一处不舒，或四肢或脏腑各具自然驱病之力。譬如眼内偶为沙泥吹入，该眼必觉痛郁不舒，始则开闭阻碍，或以手擦之，继则发泪以冲之，终且血管亦胀红矣，炎肿㡭甚，或发脓，无非欲沙泥得出，此皆眼内祛逐沙泥之固有功能也。再如偶食不合之物，或令胃肉皮不安，始必发闷作呕，甚或泻，务将其物逐出乃止。此又肠胃本来之功力，医者只可用药以助之，或令其多发津液，或保其肠不失力可也。更有内受积郁，得外泻而可免病者，或流鼻血，或泻或汗而病自愈者。又有病在危急之候，忽见转机者，常于大热症见之。或一处流血，或泻或汗，或小便清长，人即清爽，此其忽愈之机必有一定之期，察内科热症，自可知之。若有自然而然之势，医者须听其自然，惟有设法以保全其力，扶助其精神则智矣。夫何谓保全其力、扶助其神？即以大热症而论，当其始也。既宁睡而□□□□语昏昧之态，自可听其转机之后，则□□戒口勿劳，静养足睡，此即莫大之功。若如法谨慎，则胜服药十倍矣。愿勿视为常而轻忽之，则幸甚！况夫病症不一，有用药而罔效者，亦有不需药而自愈者，在罔效之症，固不必论，而自愈之症则投药见效，亦不得遽以为是药之功也。

论品评药性

欲知药何以能治病，必须先明二理：一药果有愈疾之力乎？二则药何以施？对曰：药固有愈疾之力，然必用之合乎力，且必以药之力助其自然之力，则事不济矣，是非卓于识见者不可。即药之以施其力，亦更资乎见识，必久经验者，克窥其奥。且试药之法，必先于无病者，后见其功力如此，更试以禽兽，又见其彼必有确据，然后乃载之于书，行之于□。盖药原为治病之设，用药者必须深明药之功，明证斯药之效，庶几可以言药。不然，何贵有医者乎？是则为医者，固宜□药之功力，日加考核，此药之所由愈出而愈多也。且验药不独有识药之明，尤贵识病之原、验病之状，而病状之中，又有……（以下缺页）